detox
coach

Jacqueline van Lieshout

detox Coach

Das 28-Tage-Programm

Sanft entgiften, ohne auf Genuss zu verzichten

HANS-NIETSCH-VERLAG

Titel der Originalausgabe: *In 28 dagen van gifbelt naar tempel,*
erschienen bei *Kosmos Uitgevers*, Utrecht/Antwerpen

Translation Rights arranged with *Kosmos Uitgevers*, Utrecht/Antwerpen

Übersetzung: Katrin Bosse
Lektorat: Ute Orth
Korrektorat: Petra Zwerenz
Cover-Foto: Feriet Tunc
Fotos Seite 17, 187: Daniel Maissan; weitere Fotos Innenteil: Shutterstock
Cover-Design: Kurt Liebig
Layout: Peter Slager
Druck: Dimograf Sp. z o.o., Bielsko-Biała/Polen

Hans-Nietsch-Verlag
Am Himmelreich 7
79312 Emmendingen

www.nietsch.de
info@nietsch.de

ISBN 978-3-86264-349-3

Für Rita

Dank

Mein besonderer Dank geht an:

Bob Kraan, du bist „the first, the last, my everything“;

meine Freundinnen **Trudy und Saskia**, I love you!;

Wim Ubachs, du bist ein Geschenk des Himmels;

Willem Klaassen für dein Verständnis, deine Unterstützung und jede Menge Inspiration;

den Presseguru **Everaldo van Doorn** (*www.doornvogel.com*)!;

Josiene, Mark und Suzanne, ihr seid mein treues Detox-Team;

Ruud, Arnoud und Barbara für viele fröhliche Stunden und die kleinen ungesunden Sünden;

Maarten „Marty“ van den Berg, für deine göttliche Kreativität;

Jan Battem für dein schnelles und geniales Handeln;

Quirijn Bolle, Bart van Olphen, Rob Hundscheidt und **Ron Fonteine**, ihr seid Helden!;

Emy ten Seldam für all deine Geduld und dein Vertrauen;

Martine Koelemeijer für deinen kompletten Neustart;

Lillan Baruch, du bist ein Topcoach;

Ellen und Rob für mehr, als ich hier aufzählen kann;

Peter Buisman für deine Einblicke in die Toxikologie;

Peter und Paul van Lieshout, ihr seid die besten Brüder der Welt;

meine Mutter, die die grünen Bohnen noch immer um Viertel nach drei aufsetzt;

meinen Vater für deine Ansicht: „Ohne Fleiß kein Preis“, die du mir mit auf den Weg gegeben hast.

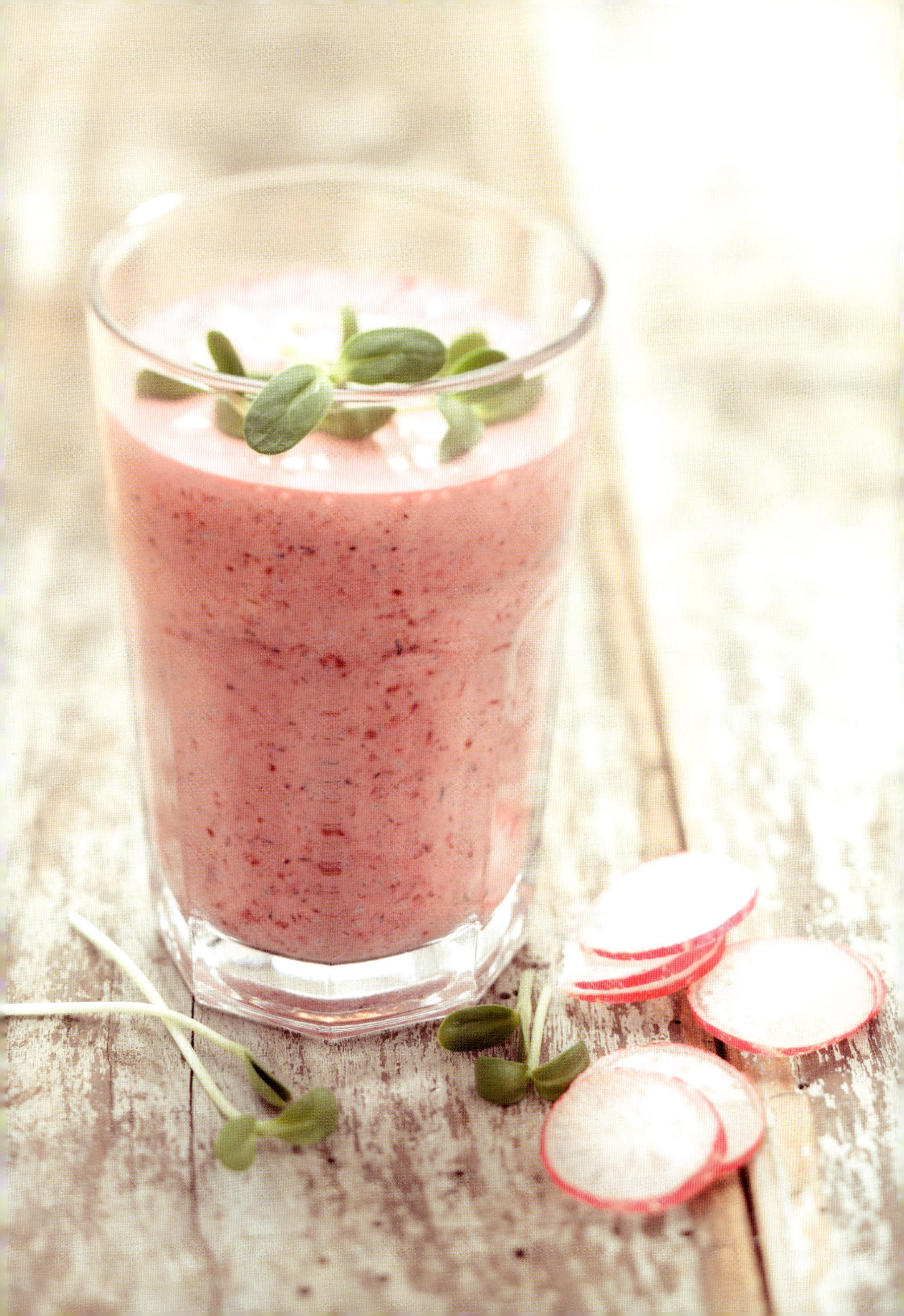

Inhalt

Teil II: Entlasten – Das Detox-Programm

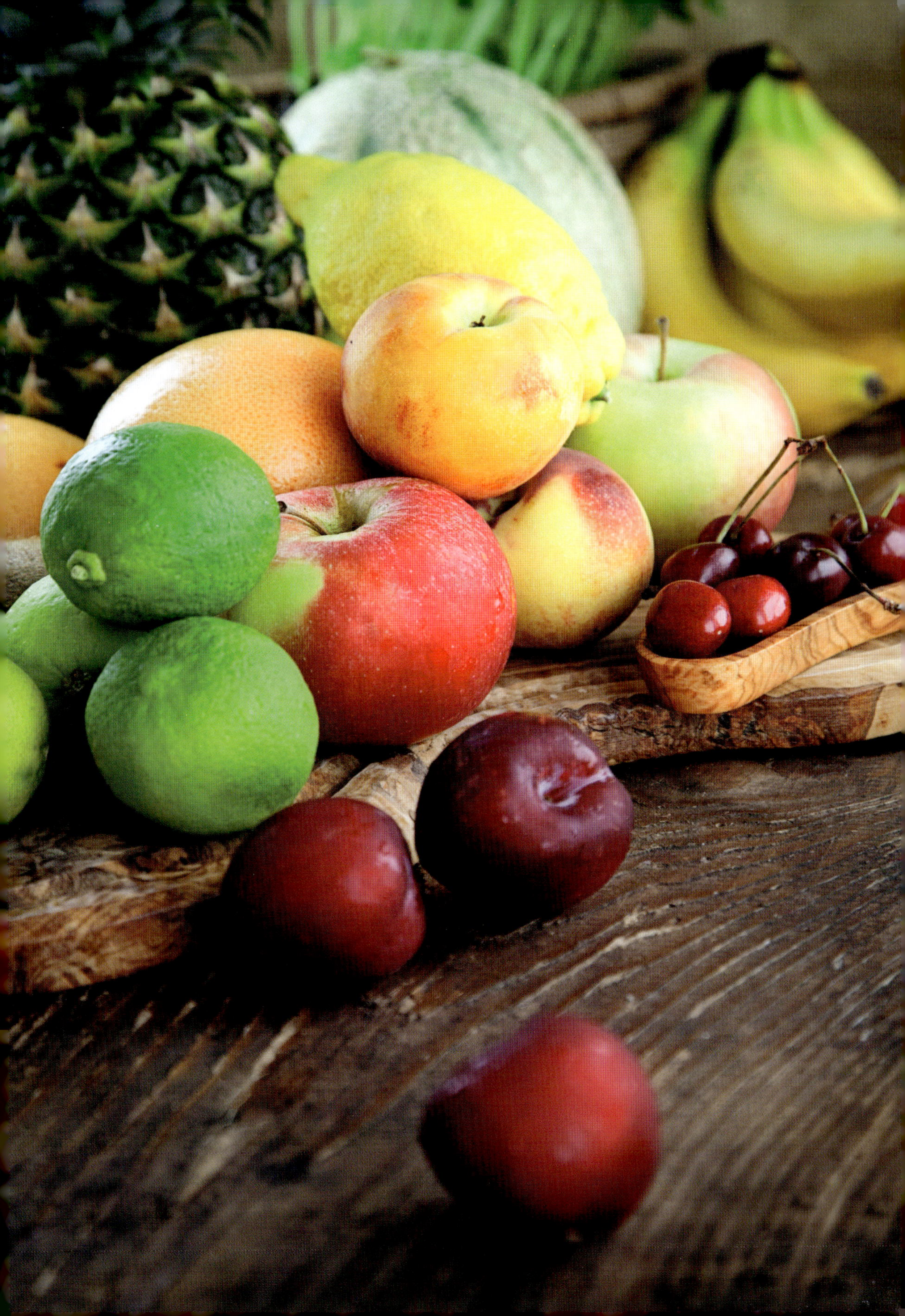

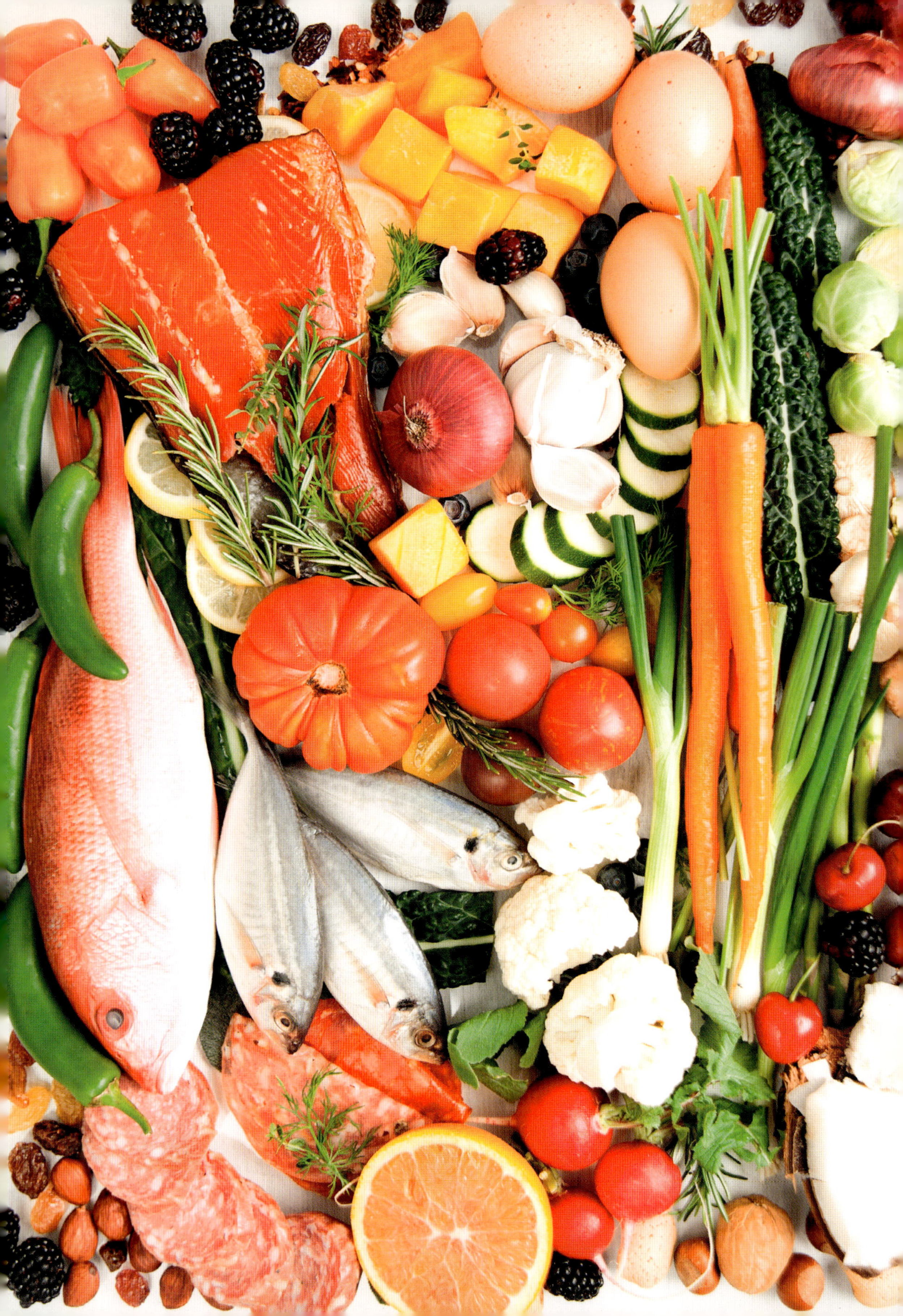

Vorwort

„Sag mir, was du isst, und ich sage dir, wer du bist."
Anthelme Brillat-Savarin

Wie wunderbar ist es doch, etwas Leckeres zu essen. Unser Leben lang widmen wir uns mehrmals am Tag dieser Beschäftigung. Wir alle haben ein Lieblingsgericht und wissen meist auch ziemlich genau, was wir nicht mögen. Leider gibt es aber auch Menschen, für die essen im Laufe ihres Lebens zu einer regelrechten Obsession geworden ist und die dann entweder viel zu viel oder viel zu wenig Nahrung zu sich nehmen. Wer kennt sie nicht, die überladenen Festtagstafeln, die sommerlichen Grillfeste, den schnellen Snack für zwischendurch oder das romantische Dinner und die Tüte Chips vor dem Fernseher. Für viele ist essen ein lästiges Übel geworden – etwas, das man einfach automatisch tut.

Zählen Sie doch einmal so schnell wie möglich alles auf, was Sie gestern gegessen haben. Nicht selten haben wir das schon längst wieder vergessen. Die meisten Mahlzeiten nehmen wir unter Zeitdruck zu uns und tun es ohne viel darüber nachzudenken. Wir haben schon lange keinen Überblick mehr über das, was wir zu uns nehmen. Und wir glauben, dass wir mit ein paar Gabeln Gemüse und einem Apfel schon durchs Leben kommen. Wir schlucken, häufig ohne es zu wissen, dubioses Zeug herunter, das in Fertiggerichten, Instant-Tüten oder Geschmacksverstärkern enthalten ist, ganz zu schweigen von Fast Food und all seinen Nebenwirkungen. Als Detox-Coach werde ich Ihnen in diesem Buch zeigen, dass eine sanfte Reinigungskur eine wunderbare Erfahrung und zudem auch gar nicht so kompliziert ist, wie viele Menschen glauben.

Wenn Sie dieses Buch gelesen haben, hoffe ich, dass es Ihnen so vorkommt, als hätten Sie die letzten Jahre in dichtem Nebel zugebracht, der sich mit einem Mal lichtet. Und dass Sie nach der Detox-Kur besser schmecken, riechen, sehen, hören, fühlen und denken können! Dass Sie einen neuen Blick dafür gewonnen haben, was Sie essen und trinken, und dass Sie dementsprechend Ihre Ernährung neu und bewusster gestalten. Ich möchte Sie gern dazu anregen, sich intensiver mit Ihrer Ernährung und alldem zu beschäftigen, was Sie täglich essen, und beim Auswählen, Einkaufen und Zubereiten von Lebensmitteln kritischer werden. Dieses Buch ist ein guter Start zu einer gesünderen Ernährung. Es kann Ihnen im Dschungel all der Meinungen, Studien, Mythen und vermeintlichen Tatsachen als Leitfaden dienen, in dem sich zahlreiche „Experten" tummeln, von denen der eine behauptet, es noch besser zu wissen als der andere. Jedem neuen „Hype" laufen wir wie fromme Lämmer hinterher und ruinieren dabei im Grunde nur unsere Gesundheit. Die Welt der Diäten ist ein boomendes Milliardengeschäft. Überlegen Sie doch einmal, welche Diät Sie bereits hinter sich haben: die Eiweißdiät, die Kohlsuppendiät, *Weight Watchers*, die Brotdiät, die Atkins-Diät, die Zone-Diät, die *South Beach*-Diät, die *Fit for life*-Ernährung, die Sonja-Bakker-Methode, die Blutgruppendiät, die Montignac-Methode, Abnehmen mit rezeptfreien Schlankheits-Produkten ... Hoffentlich hatten Sie Erfolg damit. Aber war er auch von Dauer? Mag sein, dass Ihre Pfunde schon nach kurzer Zeit gepurzelt sind, und das ist in den meisten Fällen ein Plus für Ihre Gesundheit. Aber hat eine dieser Diäten dazu geführt, dass Sie bewusster mit dem Thema „Ernährung" umgegangen sind?

Wer sein Gewicht reduzieren will, kann natürlich eine Diät machen. Doch auch Entgiftungswochen wie etwa eine einwöchige Saftkur mit Yoga-Intensivkurs am Mittelmeer oder Darmspülungen und Wasserkuren in einem asiatischen Wellness-Resort kommen mehr und mehr in Mode. Diese „Detox-Ausflüge" erweisen sich nicht selten als wichtiger Anstoß zu einer bewussteren Ernährung. Man spürt plötzlich deutlich die Wirkung all dessen, was man in sich hineinstopft. Aber solche Kuren sind in den meisten Fällen sehr radikal und äußerst anstrengend für Menschen, deren Alltag ganz anders aussieht. Für die meisten ist ein Detox-Menü ein einmaliges und außergewöhnliches Ereignis, das folglich auch keine bleibende Wirkung entfalten kann. Am Abend vor dem Abflug wird noch eine Flasche Wein geleert und am nächsten Morgen nimmt man dann bereits seine erste Portion Sauerkrautsaft zu sich. Eine Woche später kommt man vier Kilo leichter nach Hause – mit einem unsäglichen Verlangen nach einem überbackenen Schinken-Käse-Toast. Und alles beginnt wieder von vorn. Die Kur im nächsten Jahr wird es schon richten!

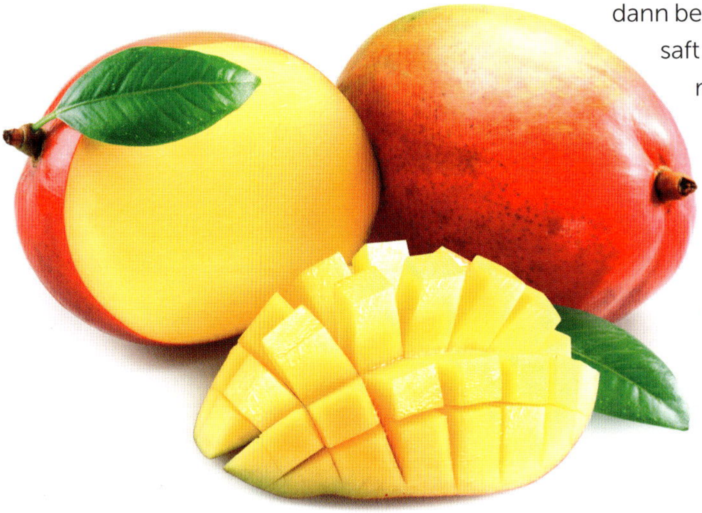

Wir alle wollen gesund, glücklich, schlank und vital sein, aber trotzdem kein enthaltsames und freudloses Leben führen. Viele Menschen glauben, dass „entschlacken" gleichbedeutend ist mit „nichts mehr essen dürfen" oder mit „nie mehr ein Gläschen Wein oder eine Tasse Kaffee trinken können" und stellen sich darunter ein Leben für Spinner – ohne jeden ohne Genuss und mit langweiligem, fadem Essen – vor.

Es wird höchste Zeit klarzustellen, dass Entschlacken nicht nur ein ausgezeichneter Weg ist, den Körper gesund zu erhalten, sondern dass dieser Weg auch noch ausgesprochen lecker ist, Spaß macht und voll im Trend liegt. Und der wichtigste Grund für eine Entschlackungskur ist folgender: Detox ist die einzige funktionierende Methode, um Übergewicht, Ekzemen, Cellulitis, grau wirkender, unreiner Haut, Verstopfung und einem anhaltenden Gefühl von Antriebslosigkeit wirkungsvoll auf den Leib zu rücken.

In diesem Buch möchte ich Ihnen viel über Ihren Körper sowie darüber erzählen, wie Sie zu einer optimalen Energiebalance finden können, und Ihnen zeigen, warum die richtige Ernährung für unseren Körper genauso wichtig ist wie das richtige Benzin für unser Auto. Ich stelle Ihnen leckere Rezepte vor, die leicht zuzubereiten sind, und gebe Ihnen Informationen zu Reinigungskuren für Darm, Leber und Nieren an die Hand und erkläre Ihnen, wofür diese gut sind. Darüber hinaus stelle ich Ihnen einen ausführlichen Ernährungsplan für vier Wochen vor, der Sie auf Ihrem Weg zu mehr Gesundheit begleiten wird. Dabei möchte ich ausdrücklich betonen, dass es im Gegensatz zu vielen anderen Büchern, die Wochenpläne enthalten, mein erklärtes Ziel ist, *in Ihnen selbst* ein Bewusstsein dafür zu wecken, was Ernährung *für Sie persönlich* bedeutet. Und wie ich bereits erwähnte: Sie entscheiden selbst, welchen Kraftstoff Sie brauchen, um Ihr körperliches Wohl zu steigern und Ihre Gesundheit zu verbessern.

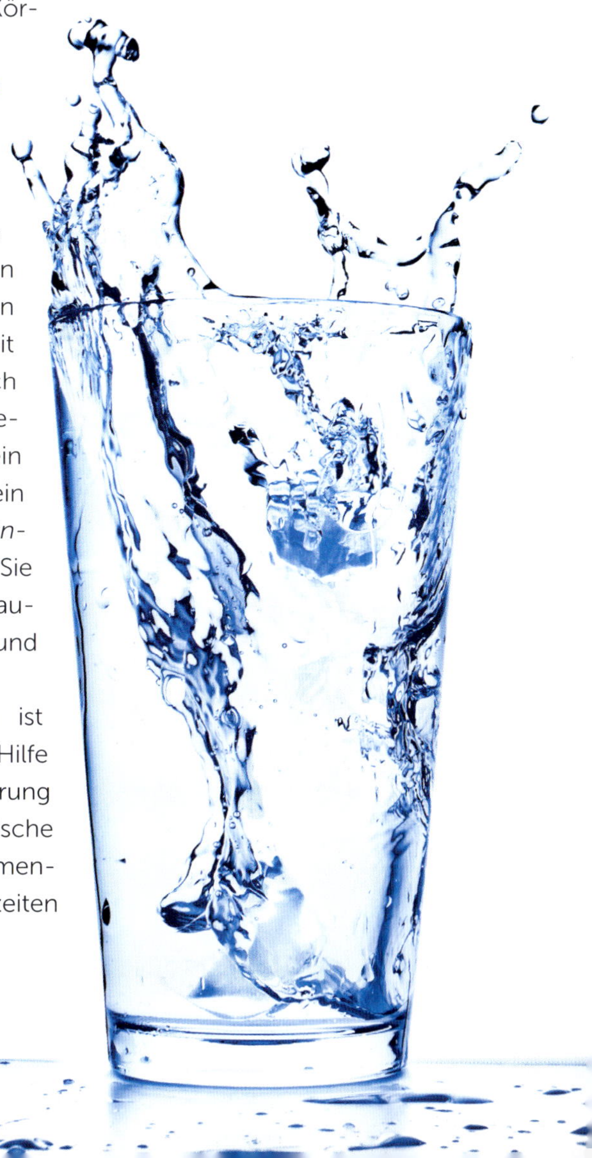

Das Detox-Programm in diesem Buch ist gewissermaßen ein Leitfaden, mit dessen Hilfe Ihnen der Wechsel zu einer gesunden Ernährung perfekt gelingen wird. Ich bin keine dogmatische Anhängerin von exakt vorgegebenen Essensmengen, strikten Uhrzeiten für einzelne Mahlzeiten oder obligatorischen Zwischenmahlzeiten. Ich gebe Ihnen möglichst viele Tipps und Ideen an die Hand, aber mein eigentliches Ziel besteht darin, dass Sie sich Ihr Leben nach Ihren eigenen Vorstellungen einrichten und nie mehr unkritisch alles Mögliche (und obendrein Ungesunde) in Ihren Einkaufswagen legen und sich dann fragen, warum Ihr Körper von ständig wiederkehrenden Wehwehchen geplagt wird.

Im Mittelpunkt dieses Buches stehen Ihre ganz persönliche Vitalität, Ihre Lebenslust und Ihr individuelles Energieniveau. Gemeinsam mit Ihnen möchte ich daran arbeiten, aus Ihrem Körper ein Optimum herausholen, indem Sie ihn entlasten, entgiften und ihn schließlich mit einer gesunden Ernährung neu aufbauen! Auf die Gefahr hin, dass ich mich wiederhole: Ich hoffe, dass Sie nach der Lektüre dieses Buches so viele Inspirationen gesammelt haben, dass Sie den Wunsch verspüren, sich noch besser zu informieren über Ernährung, Schadstoffe in Lebensmitteln, Körperpflege und andere Dinge, die Ihrer Gesundheit und der Ihrer Umwelt zugutekommen. In unserer heutigen Welt liegt der Schlüssel für ein langes und gesundes Leben voller Energie und jugendlicher Kraft darin, ein auf den einzelnen Menschen zugeschnittenes und wirklich funktionierendes Detox-Programm zu finden und dieses dauerhaft und diszipliniert umzusetzen. So können wir selbst entscheiden, ob wir nach der Detox-Kur all die Dinge, die unserer Gesundheit schaden – natürlich in möglichst reduziertem Maße –, wieder in unseren Lebensstil integrieren wollen.

Suchen Sie nach der für Sie selbst gültigen Wahrheit, die auf Ihren eigenen Erfahrungen während des ersten Detox-Monats (in dem ich Sie begleiten werde) beruht, und nutzen Sie das neu gewonnene Wissen, um den Menschen in Ihrer Umgebung ein inspirierendes Vorbild zu sein. Möglicherweise finden Sie mehr Nachahmer, als Sie denken. Auf diese Weise machen wir uns alle früher oder später auf den Weg zu einer gesunden Ernährung.

Auf Ihre Gesundheit!

Jacqueline Lieshout

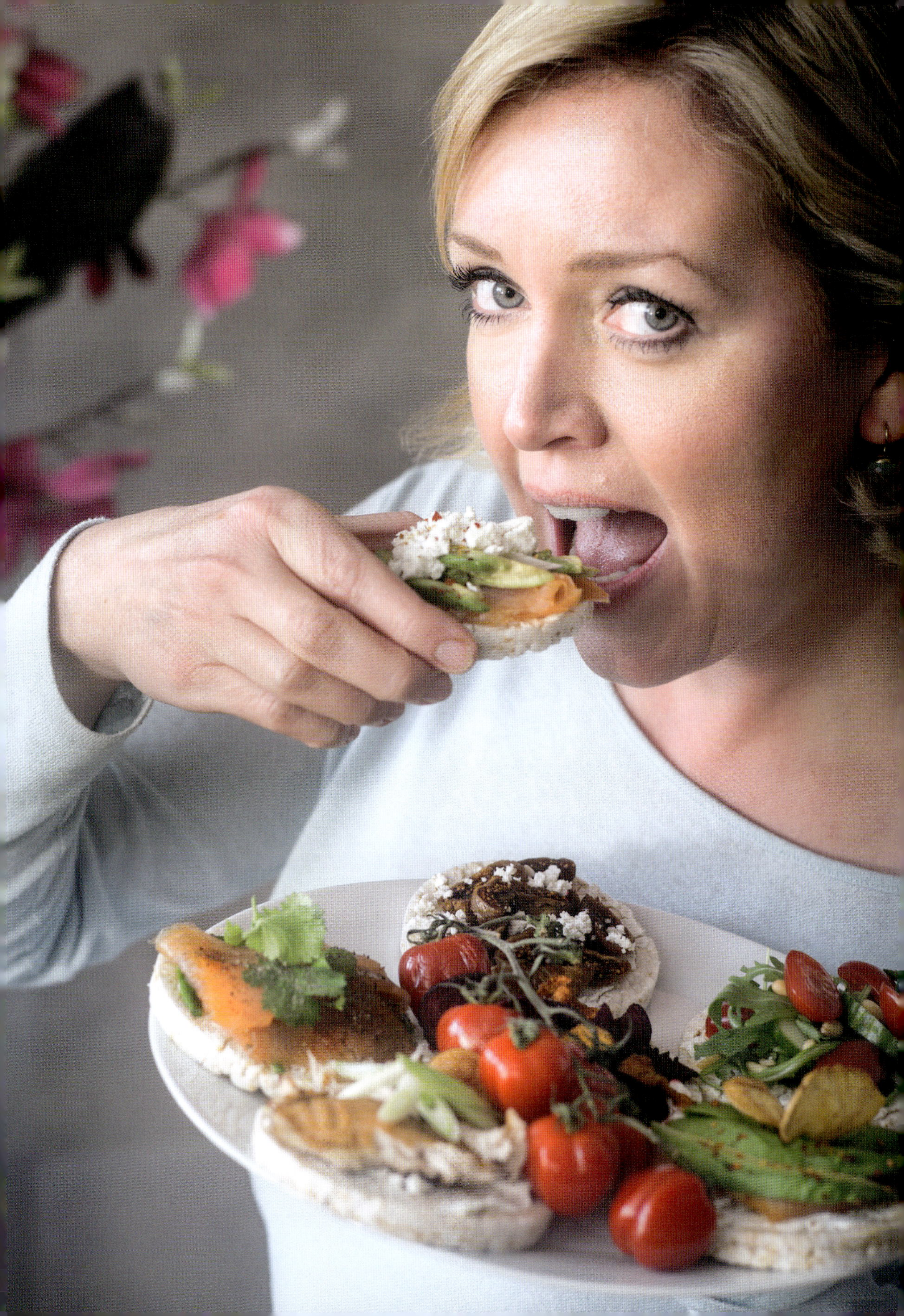

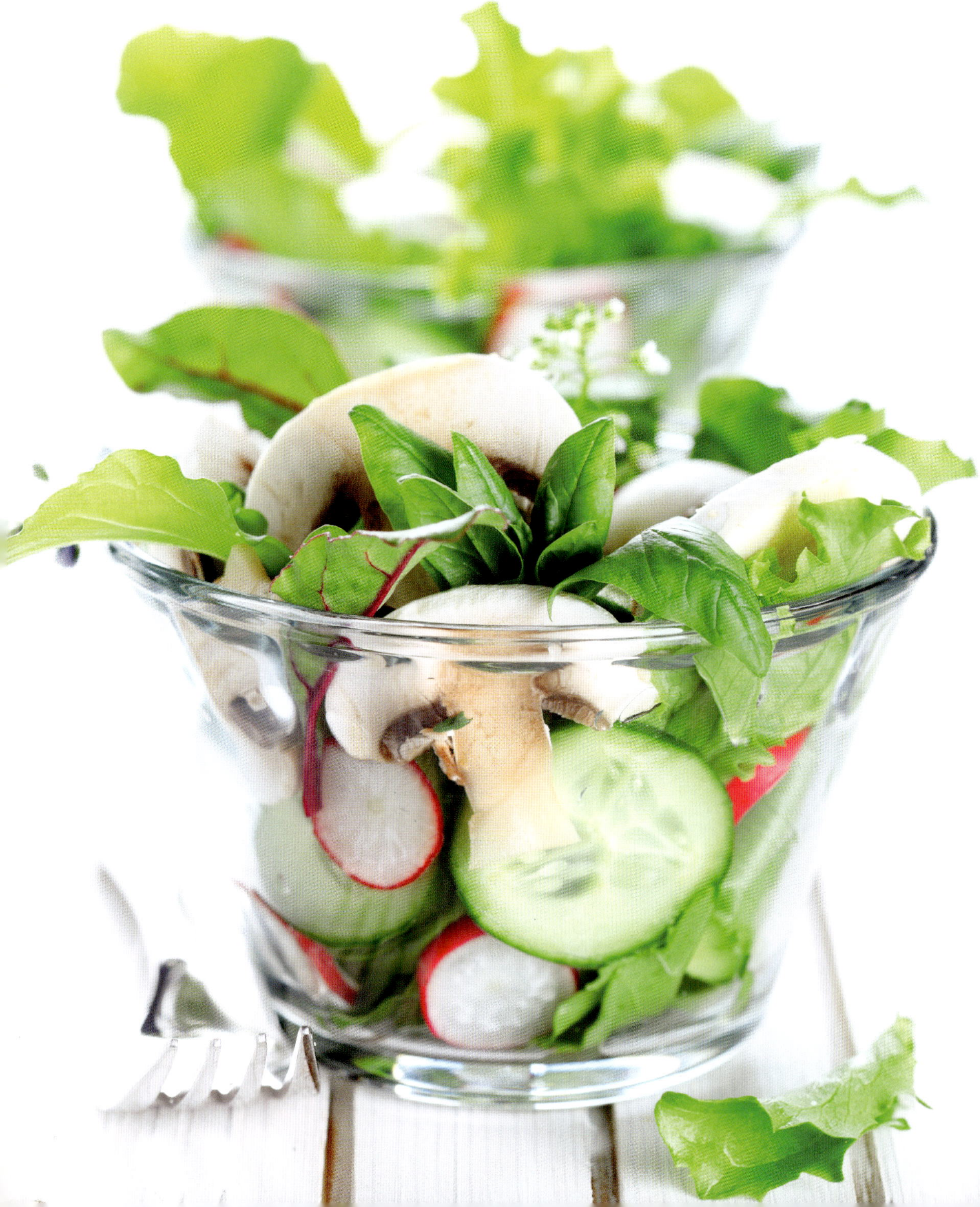

Teil 1

Entgiften – Wie wir unsere Selbstreinigungskräfte mobilisieren

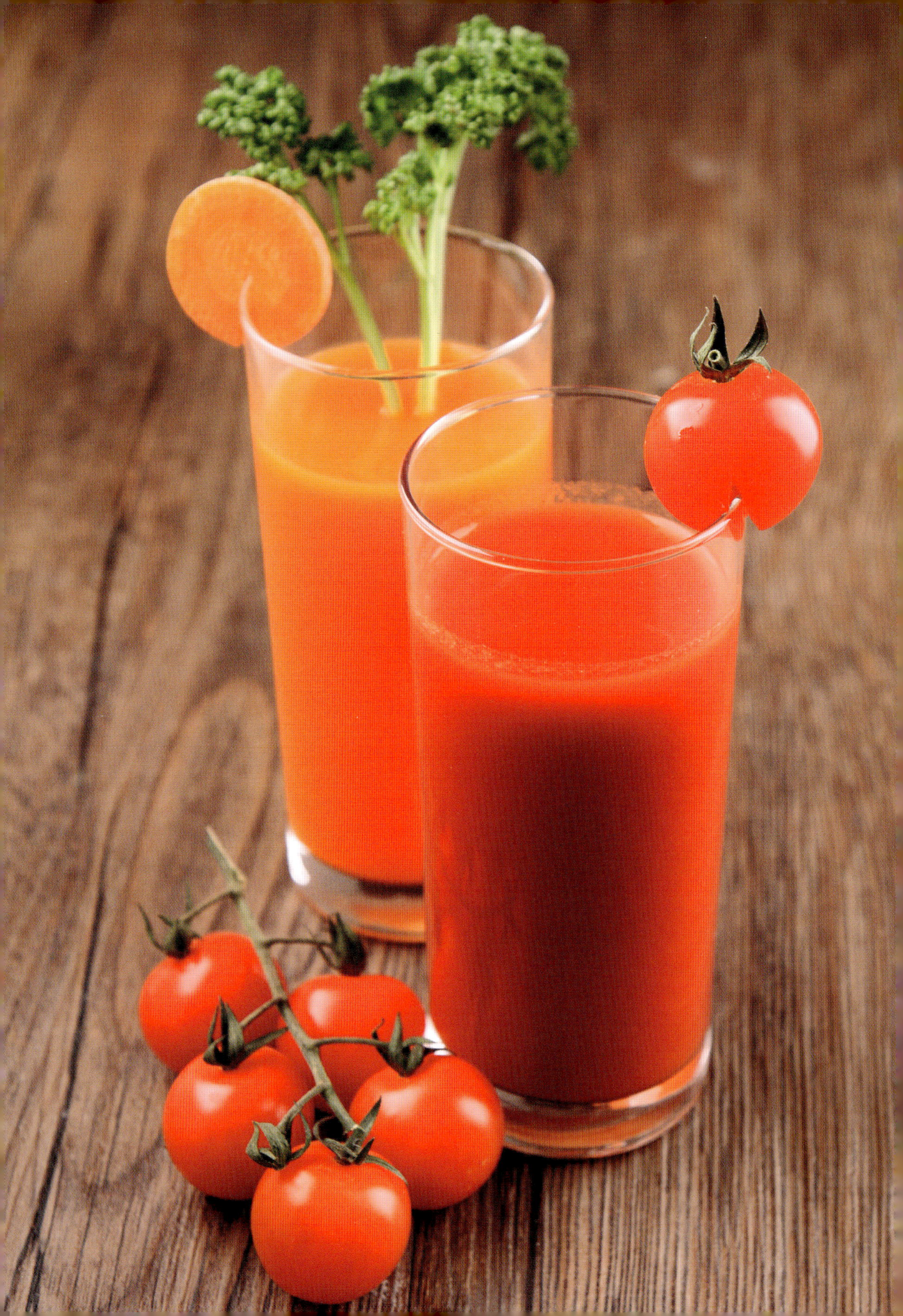

Was ist Detox?

„In den 1960er-Jahren haben wir 18 Prozent unseres Einkommens für Lebensmittel ausgegeben und 5 Prozent für unsere Gesundheit. Heutzutage geben wir nur noch 9 Prozent für Lebensmittel aus, aber ganze 17 Prozent für unsere Gesundheit. Da stellt sich doch die Frage, wofür wir unser Geld lieber ausgeben wollen?"

Michael Pollan

Worum geht es?

Der englische Begriff *detox* steht für die Ausleitung von Giftstoffen, die sich im menschlichen Körper angesammelt (abgelagert) haben. Im deutschen Sprachgebrauch wird Detox auch als „Entgiften" oder „Entschlacken" bezeichnet. In der praktischen Anwendung werden zu diesem Zweck meist Saftkuren, Heilfasten oder auch Darmspülungen (Einläufe) durchgeführt. Eine Detox-Kur kann allerdings auch auf anderen Methoden beruhen. Wenn wir nach den Ursachen für den Verlust unseres gesunden körperlichen Gleichgewichts suchen, gerät heutzutage mehr und mehr (wenn auch noch längst nicht ausreichend) unsere Ernährung in den Blickpunkt. Die meisten Ärzte lassen jedoch nach wie vor sowohl bei der Ursachenbestimmung als auch bei der Behandlung bestimmter Krankheitsbilder die Rolle der Ernährung weitgehend außer Acht, obwohl unsere Nahrung gewissermaßen der „Kraftstoff" ist, mit dem unser „Motor" betrieben wird. Wie können wir aber, um in diesem Bild zu bleiben, von einem Benzinmotor erwarten, dass er ordentlich fährt, wenn wir ihn mit Diesel betanken? Die meisten Menschen stehen auf dem Standpunkt, dass sie, nur weil sie ihren Körper mit Nahrung versorgen, von ihm erwarten können, dass er immer für sie da ist, jederzeit problemlos funktioniert und den anfallenden „Müll" reibungslos entsorgt. Ist es nicht widersinnig, dass wir dem, *was* wir ihm zuführen, so wenig Beachtung schenken? In der Regel halten wir möglichst an unseren schlechten Ernährungsgewohnheiten fest und nehmen, sobald der Körper streikt und krank wird, einfach Medikamente, um alles wieder ins Lot zu bringen. Vielleicht wäre es aber ratsam, stattdessen das eigene Ernährungsverhalten einmal kritisch unter die Lupe zu nehmen.

Schadstoffe gehören zu unserem täglichen Leben. Immer wieder werden sie unserem Stoffwechsel in Form von Abgasen, Zigarettenrauch und Alkohol zugeführt, aber auch durch eine Vielzahl von Substanzen, die in unserer Nahrung enthalten sind. Der menschliche Körper ist, was die Entsorgung all dieser Schadstoffe angeht, ein wahres Wunderwerk. Dank komplexer und exakt aufeinander abgestimmter Mechanismen leiten seine Organe die gefährlichen Stoffe aus, um uns vor ihrer schädlichen Wirkung zu schützen. Rund um die Uhr hält unser Körper diesen Entgiftungsprozess in Gang, ohne den wir keine 24 Stunden überleben würden – vor allem nicht bei unserem heutigen Lebensstil. Trotzdem kommt es aber vor, dass der Körper die zugeführten Schadstoffe nicht mehr optimal verstoffwechseln kann. Dann bleiben mehr Schadstoffe (auch „Schlacken" genannt) im Körper zurück, als ausgeschieden werden, was im Grunde einer leichten Vergiftung gleichkommt. Zwar springt uns diese bei einem Blick in den Spiegel nicht gleich ins Auge. Sie äußert sich jedoch häufig in einer Vielzahl unterschiedlicher und scheinbar wenig Besorgnis erregender Symptome und Beschwerden wie z. B. Antriebslosigkeit, Ermüdung, Reizbarkeit, Schlaflosigkeit, träge oder überaktive Darmtätigkeit und eine blasse bis graue Hautfarbe. Doch langfristig kann diese schleichende Vergiftung auch zu ernsthaften Erkrankungen führen.

Mit dem Detox-Programm in diesem Buch kann der Körper über ein verändertes Ernährungsverhalten entschlackt bzw. entgiftet werden. Er wird bei der Verarbeitung der Nahrung unterstützt und so bleibt ihm dank dieser Entlastung mehr Energie für andere biologische Abläufe. Unabhängig davon, wie es Ihrem Körper gerade geht, können Sie mithilfe des 28-Tage-Detox-Programms Ihren persönlichen Bezug zum Thema „Ernährung" für immer verändern. Ich bin mir absolut sicher, dass Sie sich nach dieser Kur wohler, ausgeglichener, energiegeladener und zufriedener fühlen werden, und vermutlich haben Sie dabei auch abgenommen! Vier Wochen lang bekommt Ihr Körper nur das, was er wirklich braucht, was ihn stark macht und ihn reinigt. Stellen Sie sich einfach einmal vor, wie groß der Energieüberschuss ist, wenn Ihr Körper nur das verarbeiten muss, was er problemlos verstoffwechseln kann. Das Programm wird vielleicht den einen oder anderen gelegentlich etwas Überwindung kosten, denn im Grunde sind alle Menschen mehr oder weniger Opfer ihrer Süchte und Gewohnheiten – und das wahrscheinlich in einem weit größeren Ausmaß, als Sie denken. Diese Detox-Kur wird Ihnen vermutlich die Augen öffnen und so zu einem unvergesslichen Erlebnis werden.

Sie machen doch sicherlich einen alljährlichen Hausputz, im Vergleich dazu können Sie diese vier Wochen als „Hausputz für den Körper" betrachten. Und er wird Ihr Leben sicherlich auf Dauer verändern.

Tag und Nacht arbeiten Leber, Nieren und Darm mit vereinten Kräften daran, alles nicht Benötigte wieder auszuscheiden. Wenn Sie diesen Organen einen Monat lang Erholung gönnen, werden Sie das zweifellos spüren. Um beispielsweise Ihre Darmtätigkeit zu unterstützen, enthält der Ernährungsplan zusätzliche Ballaststoffe. Sie werden staunen, wie viel (mehr) Schlacken Sie mit dem Detox-Programm ausleiten können – und das ganz ohne Abführmittel, sondern einfach nur, indem der Darm mehr zu tun bekommt! Alte, hartnäckige Stuhlreste können ausgeschieden werden, sodass Ihr Darm seine optimale Funktion wieder aufnehmen kann. Ihre Leberfunktion unterstützen Sie in diesen vier Wochen in erster Linie dadurch, dass Sie auf Alkohol verzichten. Für manche mag das Grund genug sein, die Detox-Kur erst gar nicht zu beginnen. Dennoch möchte ich das Programm auch diesen Menschen ans Herz legen. Und für die Nieren sieht der „Speiseplan" eine zusätzliche „Spülung" vor, da er viele Lebensmittel mit einem hohen natürlichen Feuchtigkeitsgehalt enthält. Kaffee oder kohlensäurehaltige Getränke wie z. B. Cola sind während der Detox-Wochen zudem tabu. Stattdessen trinken Sie Säfte, Kräutertees und Wasser.

Das 28-Tage-Programm kann die natürliche Reinigungsfunktion des Körpers unterstützen. Es

- stabilisiert den Kreislauf (u. a. durch Trockenbürsten und Wechselduschen);
- stimuliert die Selbstreinigungskräfte des Darms, der Nieren und der Haut;
- regt die Leber dazu an, mehr Schlacken und Schadstoffe aus dem Blut zu filtern und auszuleiten;
- ist eine gesunde Ernährungsform, die dem Körper eine breite Palette an wertvollen Nähr- und Vitalstoffen zuführt (Vitamine, Mineralstoffe, sekundäre Pflanzenstoffe usw.) und
- entlastet die inneren Organe.

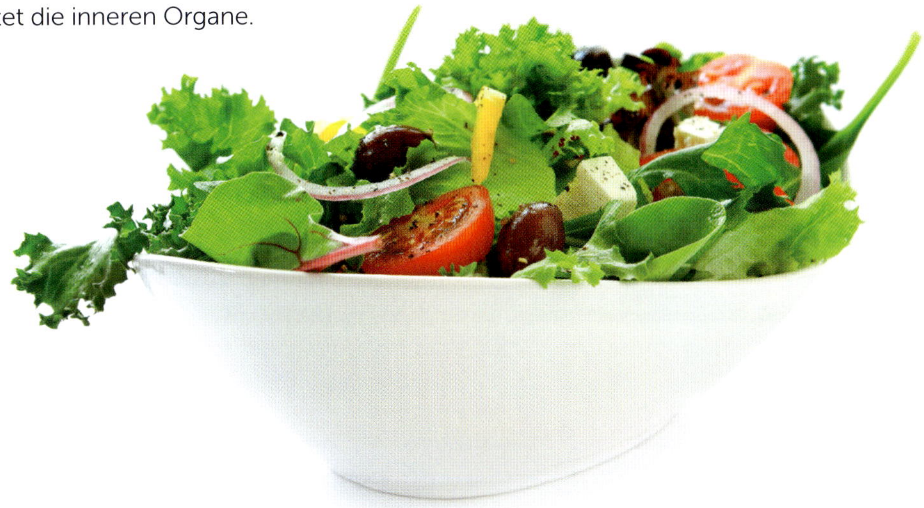

Viele Arten, zu entgiften

„Eure Nahrungsmittel sollen eure Heilmittel sein."
Hippokrates

Saftkuren: Diese Entgiftungsmethode können Sie mit oder ohne Begleitung durchführen. Über Saftkuren wurden bereits zahlreiche Bücher veröffentlicht. Darin wird für eine Saftkur meist ein Zeitraum von drei bis zehn Tagen angegeben. Auf der „Speisekarte" stehen dann Frucht- und Gemüsesäfte, wobei häufig festgelegte Mengen (wie beispielsweise kleine Gläschen oder Teelöffel voll) eingehalten werden müssen. Sollten Sie sich für eine Saftkur entscheiden, rate ich Ihnen, sich von einem/r Ernährungsberater/in oder einem/r Alternativmediziner/in begleiten zu lassen. Eine solche Kur kann jedoch heftige Nebenwirkungen auslösen und vielen Menschen geht es zu Beginn der Saftkur schlecht, weil die Körperzellen vermehrt Schlacken ausscheiden, die anschließend ins Blut gelangen. Sie können sich vorstellen, dass das nicht besonders angenehm ist und warum man eine solche Kur nur mit einer kompetenten Begleitung angehen sollte.

Fasten: In vielen Regionen der Welt fasten Menschen aus den unterschiedlichsten Gründen und das nicht nur für die Gesundheit, sondern auch aus religiöser Überzeugung. In fast allen Religionen ist Fasten für bestimmte Glaubensgruppen eine regelmäßige Praxis. In meinem Buch setze ich Fasten ausschließlich als einen Weg ein, den Körper zu reinigen und/oder zu entlasten. Heilfasten ohne jegliche Nahrungsaufnahme (außer eventuell Wasser) ist eine umstrittene Entgiftungsmethode. Manche der sogenannten Experten haben die These aufgestellt, dass der Körper beim Fasten die Gelegenheit bekommt, alle angesammelten Schadstoffe und Schlacken auszuscheiden und dadurch einen Zustand des idealen natürlichen Gleichgewichts wiedererlangen kann. Dabei durchschreitet man in der Regel eine sogenannte Heilungskrise, d. h., bevor sich eine nachhaltige Verbesserung einstellen kann, kommt es zunächst zu einer Verschlimmerung der Symptome. Fastengegner behaupten, dass sich daraus keine echten Vorteile ableiten lassen, dass diese Methode nicht unbeträchtliche Risiken mit sich bringt und dass der Körper (je nach Dauer einer Fastenkur) sogar schwerwiegende Mangelerscheinungen erleiden kann.

Sollte der Darm die freigesetzten Schlacken nicht gut ableiten können, werden diese erneut in den Stoffwechsel aufgenommen – mit den entsprechenden Folgen. Ein weiterer Grund, sich während einer intensiven Entgiftungskur von einem kompetenten Begleiter mit wachsamen Augen beraten zu lassen. Auch viele Tiere fasten, wenn sie krank sind. Das gilt im Übrigen in der Regel ebenso für uns Menschen, denn Kranke wollen häufig gar nichts essen. Ich bin absolut überzeugt davon, dass jeder auf seinen eigenen Körper hören sollte, der uns signalisiert, ob und wann er Nahrung braucht.

Darmspülungen: Es gibt unterschiedliche Methoden, eine Darmspülung durchzuführen, und sogar auf die sogenannte Colon-Hydro-Therapie spezialisierte Kliniken. Viele Menschen, die mehrmals im Jahr eine Dickdarmspülung durchführen lassen, schwören darauf. Glauben Sie mir: Die Würmer im Darm, von denen man immer wieder hört, gibt es wirklich und wohl dem, der diese unerwünschten Untermieter los ist! Immer mehr Schulmediziner sind von den Vorteilen dieser Behandlung überzeugt, dennoch gehen die Meinungen über den Sinn und Unsinn von Darmspülungen nach wie vor sehr auseinander und nicht selten begegnet man dem Einwand, dass im Zuge der Entsorgung der Altlasten die nützliche und notwendige Darmflora zum Teil ausgeschwemmt wird. Im Anhang finden Sie Informationen sowie Links zu Internetseiten, die auf dieses Thema näher eingehen (Seite 186).

Schwitzen: In fast jedem intensiven Detox-Programm, das sich nicht nur mit der Ernährung beschäftigt, wird auch die wohltuende Wirkung des Schwitzens unterstrichen. Genauso wie Kaltwasseranwendungen und Wechselbäder hilft auch das Schwitzen dem Körper, Schlacken auszuscheiden. Zu Hause bietet sich dafür in der Wanne oder unter der Dusche ein Bad oder eine Abreibung mit Meersalz an. Auch der Besuch einer Sauna ist ein ausgezeichnetes Mittel, allerdings nur, wenn man dabei die Regeln für das richtige Abkühlen befolgt. Viele Menschen wollen einfach nur die Hitze genießen und ziehen dann die lauwarme Dusche oder Schwimmbecken dem eiskalten Abkühlungsbecken vor. Diesen Fehler sollten Sie unbedingt vermeiden, da der Saunagang ansonsten keine gesundheitsfördernde Wirkung hat.

Springen Sie jedoch auf keinen Fall direkt nach dem Verlassen der Sauna ins kalte Wasser, sondern nehmen Sie sich genügend Abkühlzeit und machen Sie dann wenigstens kalte Güsse. Mehr über die heilende Wirkung von Wechselbädern (die Sie mit Sicherheit gut aushalten und bewältigen können) erfahren Sie in Teil II des Buches (Seite 80 ff.).

Yoga, Meditation, Qigong: Zum Glück gibt es immer mehr Menschen, die diese Entspannungsmöglichkeiten für sich entdeckt haben. Falls Sie sich am Tag etwa eine halbe Stunde Zeit nehmen können, sollten Sie die Übungen am besten

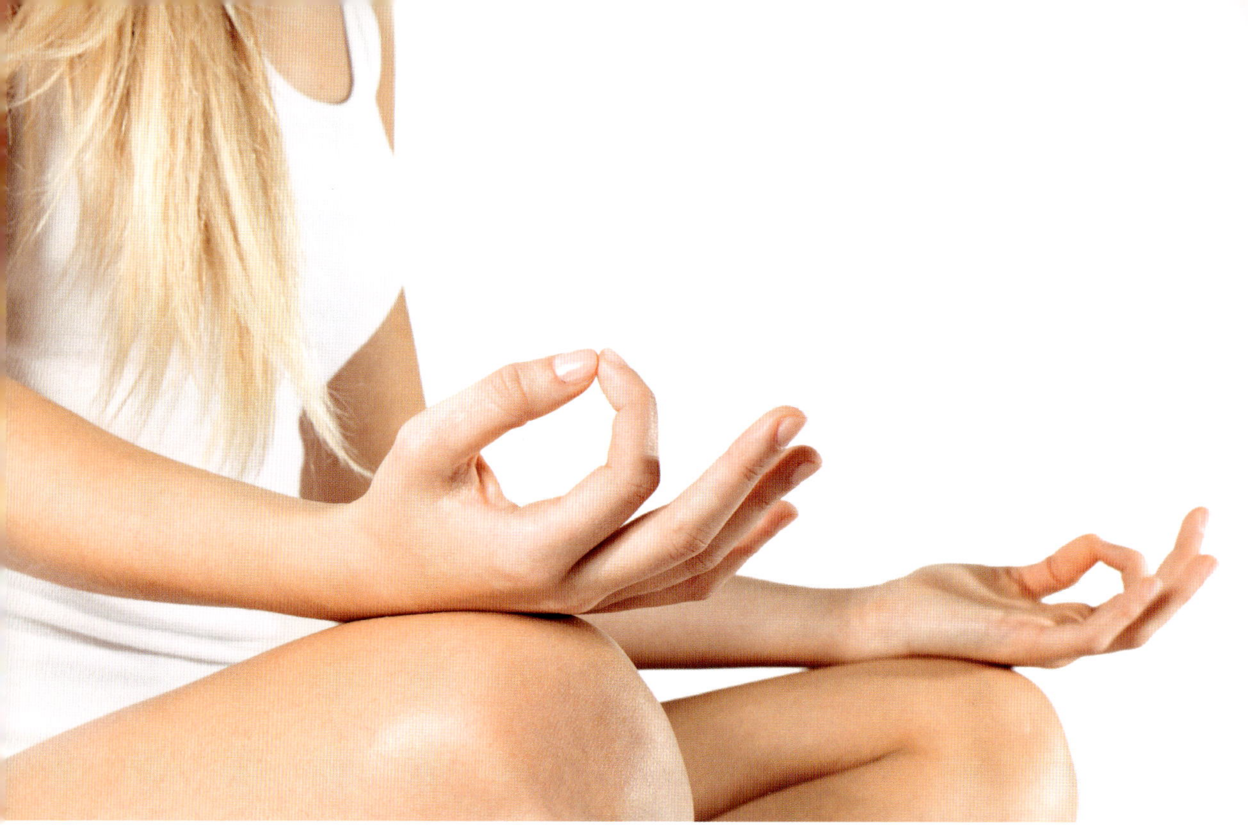

auch zu Hause machen. Oder Sie planen einmal pro Woche einen Spaziergang in der Natur ein. Mittlerweile wissen wir alle, dass Stress zu den wichtigsten krank machenden Faktoren in unserer modernen Gesellschaft gehört. Ein guter Weg, sich seiner destruktiven Wirkung zu entziehen, ist Entspannung. Über Yoga und Meditation brauche ich nicht viel zu sagen und Qigong ist, einfach ausgedrückt, ein Übungssystem mit sehr langsamen Bewegungen – bei dem ich mich schon beim Zuschauen entspanne. Diese jahrhundertealte Bewegungskunst stammt ursprünglich aus China und fördert den Energiefluss im Körper. Dabei werden die Bewegungen mit einer bestimmten Atemtechnik kombiniert. Qigong ist ein wichtiger Bestandteil der Traditionellen Chinesischen Medizin (TCM). Sie haben richtig gelesen: der Medizin! Auf der Suche nach Wegen, die uns ein langes und gesundes Leben ermöglichen, haben die Chinesen dieses Übungssystem schon vor sehr langer Zeit entwickelt.

Allerlei Pillen und Pülverchen: Immer mehr Hersteller von Nahrungsergänzungsmitteln bringen neue „Detox-Formeln“ auf den Markt. Diese werden damit beworben, dass sie das Entgiften angeblich kinderleicht machen: Man braucht nichts an seinen Ernährungsgewohnheiten zu verändern, sondern nimmt einfach ein paar Pillen ein – und fertig! Oder es wird sogar behauptet, dass man innerhalb von 24 Stunden nur durch die Einnahme gewisser Pillen, Pülverchen und Elixiere sein komplettes System entgiften könne. Das ist natürlich blanker Unsinn! Sie können sich vorstellen, dass viele gesundheitliche Probleme (die wir mittlerweile ganz normal finden), z. B. Kopfschmerzen, Verstopfung, Schlafstörungen und eine ganze Reihe anderer Beschwerden nicht über Nacht entstehen und sich daher auch nicht über Nacht aus der Welt schaffen lassen. Zudem kommen immer mehr pflanzliche Heilmittel zur Reinigung einzelner Organe auf den Markt, so beispielsweise für die Leber oder den Darm. Ich persönlich bin ein großer Fan von Produkten gegen Darmparasiten, die natürliche Zutaten wie z. B. Nelke, Eberraute und Walnuss enthalten. Wenn man allerdings ein Darmreinigungsprodukt mit einem hohen Anteil an Flohsamenschalen und vor allem Kräuterextrakten wie (abführend wirkenden) Sennesblättern einnimmt, sollte man sich während der Kur eher zu Hause und in der Nähe einer Toilette aufhalten. In Teil II (Seite 74) gehe ich noch ausführlicher auf die Nahrungsergänzungsmittel ein, die Teil dieses Detox-Programms sind, und erläutere, warum und wie Sie diese am besten anwenden. Weitere Informationen dazu finden Sie im Anhang (Seite 183 ff.).

Wozu dient Detox?

Leiden auch Sie gelegentlich (oder auch öfter) unter Beschwerden und Symptomen wie blasse oder gerötete Haut, Verstopfung, Kopfschmerzen, Stimmungsschwankungen, Schlafstörungen, übermäßiges Schwitzen, Ruhelosigkeit, häufiger Durchfall und „unerklärliche" Schmerzen in Muskeln oder Gelenken? Oder (vaginalen) Pilzinfektionen, die Sie mit den herkömmlichen Mitteln nicht in den Griff bekommen? Plagen Sie Regelschmerzen oder sexuelle Funktionsstörungen? Wiegen Sie zu viel oder zu wenig und scheint es dagegen keine geeigneten Maßnahmen zu geben? Haben Sie im Grunde keine Ahnung, was Sie Ihrem Körper täglich zuführen? Diese Liste könnte ich noch weiterführen. Mit wenigen Ausnahmen sind wir funktionierende Mitglieder dieser Gesellschaft, stopfen tonnenweise Mengen an Fertigmahlzeiten in uns hinein, sind häufig gestresst, gehen zu selten an die frische Luft essen und/oder trinken zu viel, haben zu wenig Entspannung und Bewegung und finden es normal, dass wir uns, sobald wir uns der Vierziger-Marke nähern, alt und ausgelaugt fühlen.

Außer den Giftstoffen, die wir über die Luft und unsere Nahrung aufnehmen, nehmen wir auch noch eine gehörige Ladung an Schadstoffen durch Kosmetika, diverse Körperpflegeprodukte und Hygieneartikel auf. Die Hersteller all dieser

Produkte wollen uns gern weismachen, dass wir sie unbedingt brauchen, um uns jung, schön, glücklich und energiegeladen zu fühlen. Wir aber liegen schlapp auf dem Sofa herum und ziehen uns alle möglichen „Erkenntnisse" aus Zeitschriften und diversen Fernsehsendungen rein. Wir werden bereits in der Kindheit mit ausgeklügelter Werbung bombardiert, die ihre Wirkung – bewusst oder unbewusst – in uns entfaltet, indem sie Einfluss auf unser Weltbild und unseren Platz darin nimmt. Man könnte fast einen teuflischen Plan dahinter vermuten: Wir schlingen schnell ein x-beliebiges Fertiggericht herunter, das unseren Darm belastet, weshalb wir Abführmittel nehmen, was wiederum unseren gesamten Verdauungstrakt aus dem Lot bringt. Anschließend werden wir krank und bekommen Medikamente verschrieben, deren Nebenwirkungen uns zum Teil so zu schaffen machen, dass wir uns weitere Medikamente verschreiben lassen, um diese Nebenwirkungen zu bekämpfen ...

In Wirklichkeit gibt es viele, die aus dieser Kette einen wirtschaftlichen Profit ziehen: die Hersteller der Fertigmahlzeiten, der behandelnde Arzt und ganz besonders die Pharmaindustrie, die all die bunten Pillen herstellt, die wir schlucken. Und zum Glück gibt es für jede Nebenwirkung auch wieder die entsprechenden Pillen und Tabletten. Ich höre die Kassen förmlich klingeln!

Und was geschieht dabei eigentlich mit *Ihnen*? Gehört Ihr Körper auch zu den Gewinnern? Oder eher zu den Verlierern? Können Sie es sich leisten, sich einen Monat lang besonders intensiv um Ihren Körper zu kümmern?

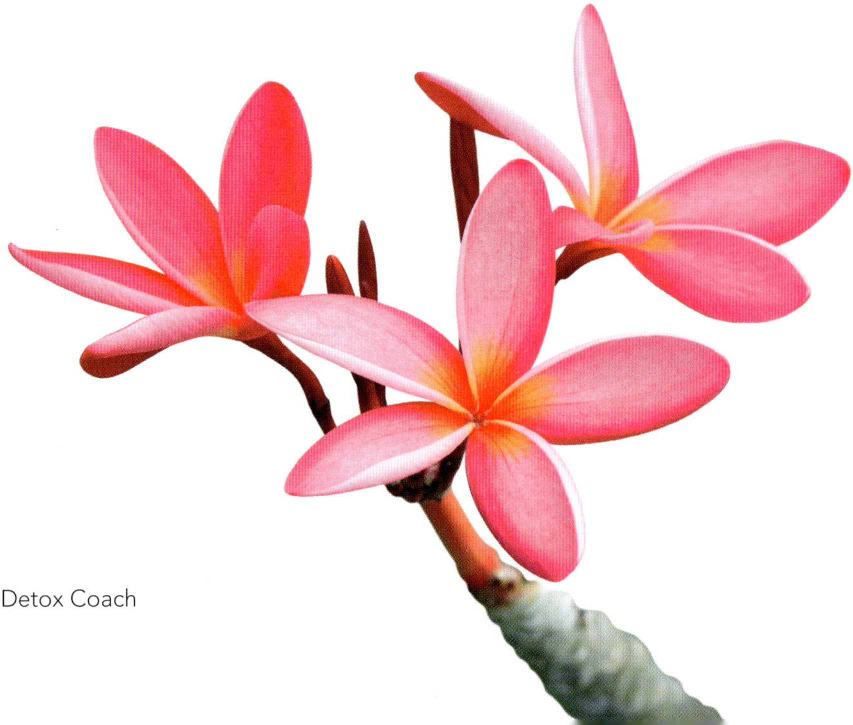

Unsere kleinen und großen Sünden

„‚Der schmeckt einfach köstlich, vielen Dank!' Das fünfte (oder sechste?) Glas Wein wird für mich eingeschenkt und ich trinke es voller Genuss. Nach dem ersten Schluck stecke ich mir auch noch genüsslich eine Zigarette an. Ein solches Szenario ist bei mir nichts Unbekanntes und kommt auch ziemlich oft vor. Wenn ich mit meinen Trinkkumpanen zusammen bin, ist das der Ablauf eines ganz normalen Dienstagabends – jedenfalls dann, wenn wir am folgenden Tag bei der Arbeit nicht so viel zu tun haben. Aber wenn ich es recht bedenke, ist es doch eigentlich ziemlich besorgniserregend. Zum Glück bin ich mittlerweile zu der Einsicht gekommen, dass ich ein Problem damit habe, maßzuhalten, und das gilt für alles, was ich lecker finde. Das sind in meinem Fall weder Kekse oder Bonbons noch irgendwelche anderen Süßigkeiten, sondern Alkohol und Zigaretten."

Marjolein V., Hilversum (Niederlande)

Für viele von uns ist maßhalten leichter gesagt als getan. Wir wissen, dass sich mit einem Limit von höchstens zwei Gläsern pro Tag an höchstens fünf Tagen in der Woche (und jeweils zwei „Ruhetagen") die Probleme in Grenzen halten. Eine gelegentliche feuchtfröhliche Feier oder eine überschwängliche Silvesternacht sind auch noch keine Katastrophe. Aber zwischen dem Wissen und unserem Handeln liegt häufig doch ein tiefer Graben. Das Problem ist, dass wir meistens und auch sehr regelmäßig über die Stränge schlagen. Häufig sogar bis zum Extrem. In Ihrem Fall braucht das natürlich nicht unbedingt der Alkohol mit seinen sehr offensichtlichen und zerstörerischen Folgen zu sein. Aber das Prinzip lässt sich genauso gut beispielsweise auf süße Teilchen vom Bäcker anwenden. Es macht überhaupt keinen Sinn, jemand anderen wegen seiner oder ihrer Exzesse zu verurteilen, denn eigentlich haben wir doch fast alle etwas, bei dem wir die Zügel schleifen lassen. Etwas, das uns Trost gibt und uns Befriedigung und Entspannung verschafft. Statt also mit anderen hart ins Gericht zu gehen, sollten wir uns den Spiegel selbst vorhalten und uns einmal fragen: Was sind eigentlich meine Suchtmittel? Eine ganze Tüte Chips statt ein paar Hände voll? Ein kompletter 500-Milliliter-Becher Eiscreme? Eine Packung Kekse? Schokoriegel? Überbackener Toast? Käsespieße (natürlich ohne Obst)? Oft liegt das Problem jedoch nicht darin, dass wir uns mal einen Ausrutscher geleistet haben, sondern dass unsere Essgewohnheiten insgesamt aus dem Lot geraten sind. Abgepackte Lebensmittel und Fertiggerichte, zu große Portionen oder eine zu einseitige Ernährung. Viele Menschen essen unterm

Strich einfach zu viel: zu viele belegte Brote, die zu dick belegt sind, und bei warmen Mahlzeiten zu große Portionen. Immer wieder hört man, dass die Portionen in Amerika besonders überdimensioniert sind, aber auch bei uns kommt das nicht selten vor. Besteht so eine Portion schlicht aus einem großen Salat, der nur frisches, rohes Gemüse enthält, dann ist das natürlich kein Problem. Doch ein Großteil unserer Lebensmittel ist heutzutage leider so stark verarbeitet und mit Konservierungsmitteln vollgestopft, dass unser Körper seine liebe Not damit hat. Und dann ist die Grenze des Erträglichen sehr schnell erreicht.

Vonseiten der Ernährungsspezialisten hört man mittlerweile wieder öfter Warnungen, dass Kohlenhydrate schädlich sein können. Natürlich sind Kohlenhydrate auch in Gemüse und Obst zu enthalten, aber ich meine in diesem Zusammenhang die raffinierten Kohlenhydrate in Brot, Salzgebäck, Zwieback, Keksen, süßem Gebäck, Reis, Nudeln sowie Kartoffelprodukten und darüber hinaus alle zucker- und stärkehaltigen Lebensmittel, also auch Mehl und Glukose-Fruktose-Sirup. Je nachdem, wie sich unsere Ernährung traditionellerweise zusammensetzt, verzehren wir diese Inhaltsstoffe täglich und das über den Tag verteilt sogar mehrmals. Das Problem dabei ist jedoch, dass diese Produkte, kurz gesagt, dafür sorgen, dass wir ein ständiges, leichtes Hungergefühl verspüren, weil unser Blutzuckerspiegel durch sie jedes Mal in die Höhe gejagt wird, um anschließend wieder stark abzusinken. Wenn wir diesen Mechanismus erfolgreich vermeiden, verbrennt unser Körper Fett statt Zucker. Dr. Robert Atkins, der im Jahre 1972 sein erstes Buch veröffentlicht hat, hat dieses Thema ausführlich untersucht und beschrieben und ist für seine Theorien im Laufe der Jahre immer wieder an den Pranger gestellt worden. Nicht zuletzt auch deswegen, weil er den Verzehr von Fetten befürwortet. Doch offensichtlich funktioniert diese Empfehlung bei Millionen von Menschen prima und es scheint dabei sogar der Hunger auf Süßes (und Brot!) zu verschwinden. Bis auf den heutigen Tag erscheinen immer wieder „neue" Bücher von anderen Verfassern auf dem Markt, die genau dasselbe predigen, wenn auch in etwas anderer Form. Die kohlenhydratarme Ernährung (engl.: *Low-Carb Diet*) ist mittlerweile ein lukrativer Trend geworden, auf den viele Hersteller aufgesprungen sind.

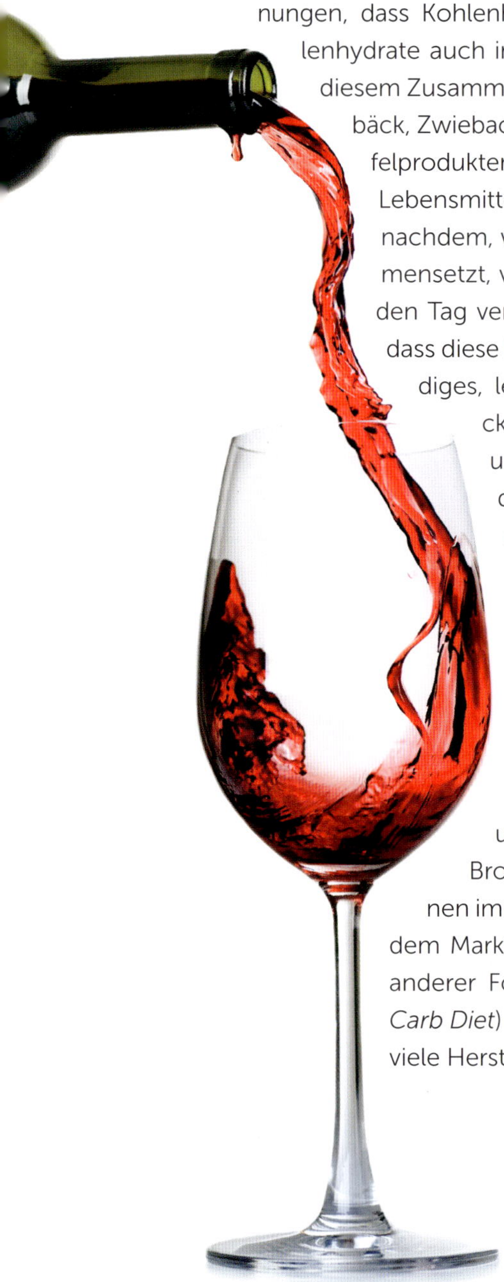

Warum ich das erwähne: Der übermäßige Verzehr von Brot, Gebäck, weißem Reis und Salzgebäck führt zu einer zu hohen Aufnahme von Zucker, die durchaus nicht ohne Folgen für uns ist. Wer denkt, dass man nur nach Alkohol oder Zigaretten süchtig werden kann, der irrt sich. Ihr persönliches Suchtmittel kann also durchaus Zucker sein, ohne dass Sie sich dessen bewusst sind. Das Problem dabei ist, dass Zucker nicht nur dick macht, sondern dass er auch aus ganz anderen Gründen schädlich für Ihren Stoffwechsel ist. Aber das wissen Sie ja bereits, nicht wahr? Für manche Menschen bedeutet es wirklich harte Arbeit, sich von ihrer Zuckersucht zu befreien, denn genau wie beim Alkohol gibt es Fälle, in denen Zucker für den Rest des Lebens tabu bleiben muss. Der Gedanke, man könne es sich leisten einfach „nur" eine normale Portion zu essen, erweist sich als Trugschluss. Bald heißt es dann „Noch ein Letztes ...", aber bei dem bleibt es nicht und schon ist der Damm gebrochen.

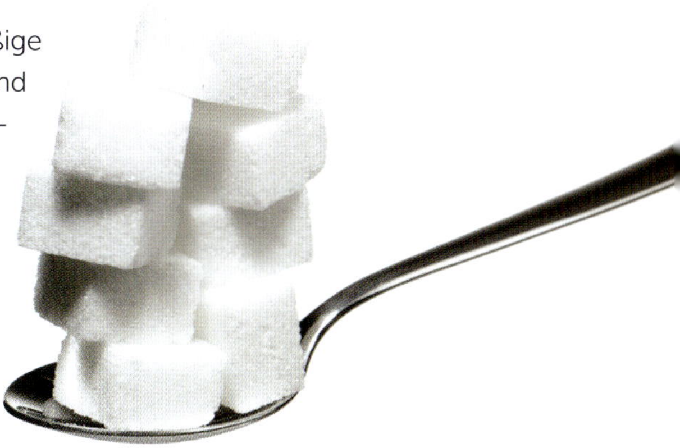

Welche Lehre wir aus alldem ziehen können, sollte klar sein: Nehmen Sie Ihre Essgewohnheiten einmal sehr kritisch unter die Lupe und finden Sie heraus, was Ihre (heimlichen) Suchtmittel sind! Im Übrigen ist auch die Durchführung dieses Detox-Programms ein hervorragender Weg, wenn Sie herausbekommen wollen, worauf Sie nur ganz schlecht verzichten können. Dabei lernen Sie auch sehr viel über sich selbst, wahrscheinlich sogar mehr, als Sie sich zu diesem Zeitpunkt vorstellen können. Und das bewirkt eine langfristige Veränderung.

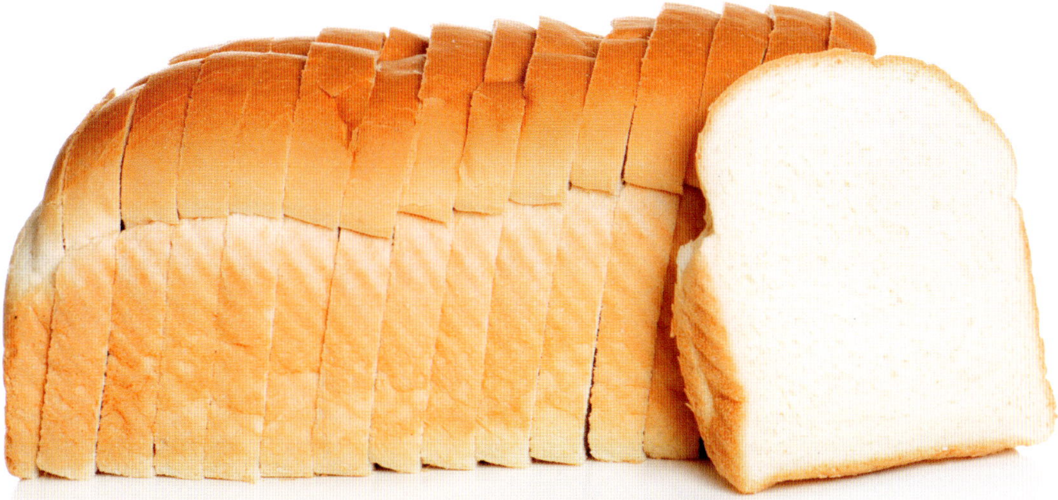

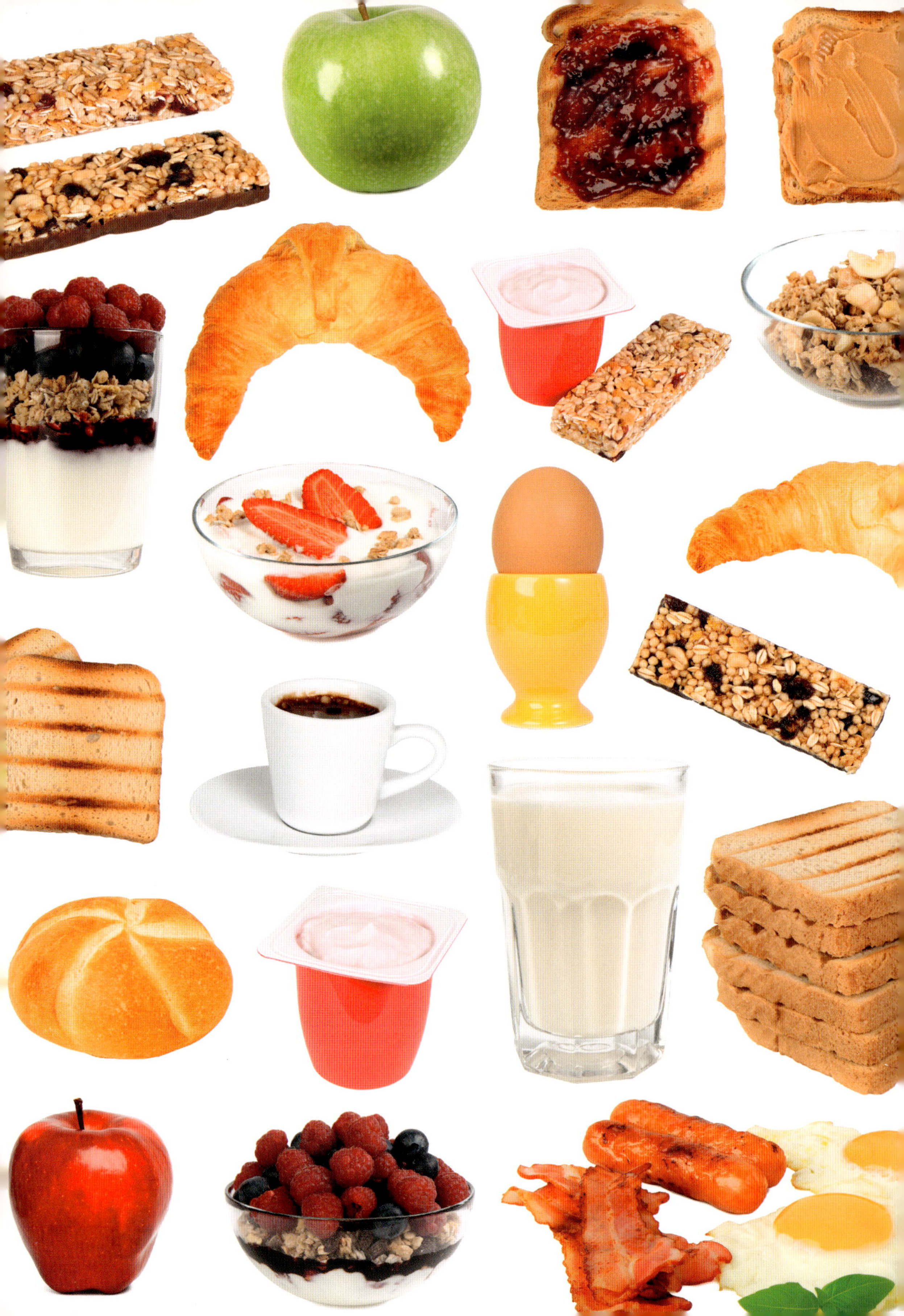

Was essen wir?

Unsere Essgewohnheiten

„Mit falscher Ernährung ist Medizin wirkungslos. Mit richtiger Ernährung ist Medizin nicht notwendig."

Altes ayurvedisches Sprichwort

Wie gut sind Sie eigentlich über die Lebensmittel informiert, die auf Ihrem Teller landen? Woher stammt das Huhn, das Sie serviert haben? Haben Sie schon einmal die Zutatenliste der Produkte gelesen, die in Ihren Schränken stehen? Wissen Sie eigentlich genau, was Sie Ihren Kindern Tag für Tag auftischen? Oder leben Sie nach dem Motto: „Wenn es im Supermarkt verkauft wird, dann muss es ja gut sein"? Haben Sie sich manchmal schon gefragt, warum Sie sich oft so schlapp und kraftlos fühlen? Oder woher all die kleinen Zipperlein kommen und warum Sie so schlecht schlafen? Ich hoffe, dass dieses Buch dazu beitragen wird, Ihnen (viel) bewusst(er) zu machen, was Sie essen. Immerhin ist es höchste Zeit, dass der Spruch „Wir sind, was wir essen" einen Platz an Ihrer Küchenwand findet.

Wie wichtig eine gesunde Ernährung ist und wie katastrophal sich schlechtes Essen auf unsere Gesundheit auswirkt – das sind die Tatsachen, die noch immer nicht genug Beachtung finden. Wann hat Ihr Hausarzt Sie das letzte Mal nach Ihren Essgewohnheiten gefragt, wenn Sie über Ihre Beschwerden geklagt haben? Die Logik dahinter ist simpel und bestechend einfach: *Input* gleich *Output*. Oder: Alles, was also in unseren Körper gelangt, muss auch wieder herauskommen. Heutzutage werden immer mehr Fälle von Gluten- und Kuhmilchallergien bekannt. Dann ist da noch das Dauerproblem „Darm" ... Ohne über die möglichen Ursachen nachzudenken, rennen wir in die Apotheke oder in den Supermarkt und kaufen „gesunde", „unschädliche" Abführmittelchen und probiotische Trinkjoghurts.

Wir denken oft, dass wir uns gesund ernähren bzw. dass wir wissen, was gesunde Ernährung ist. Aber stimmt das wirklich? Ist die Nahrung, die wir unserem

Körper zuführen, eigentlich wirklich das, was ihn tatsächlich nährt? Essen hängt in unserer Kultur von einer ganzen Reihe von Faktoren ab, die über die bloße Sorge für unsere Gesundheit (also das Tanken des „richtigen Kraftstoffs") hinausgehen. Es gibt eine Vielzahl anderer Gründe, weshalb wir essen und trinken: aus Geselligkeit, weil es uns mit anderen Menschen verbindet, aus Langeweile, als Reaktion auf Stress oder aus Zeitmangel. Und häufig auch einfach, weil sich etwas gerade vor unserer Nase befindet wie etwa der berühmte Süßigkeitenvorrat in der Schreibtischschublade.

Ganz zu schweigen von den vielen sogenannten emotionalen Essern und Trinkern, die versuchen, damit unangenehme Gefühle abzudämpfen. Dieses Essverhalten ist ein weitverbreitetes Problem. Wir essen längst nicht mehr nur, um zu überleben und aus diesem Grund essen wir durch die Bank in der Regel zu viel. Alles in allem setzt sich in unserer Gesellschaft langsam die Erkenntnis durch, dass sich dieses Zuviel an Nahrung nicht nur in Form von (Über-)Gewicht äußert, sondern auch in einer Reihe von Beschwerden, die in der Schulmedizin noch zu wenig oder überhaupt nicht mit unserer Ernährung in Verbindung gebracht werden.

Müssten wir einem Nichteuropäer beschreiben, wie in Bezug auf Essen und Trinken unser „Standardtag" aussieht, so käme dabei in etwa die folgende Liste heraus:

- 1 oder 2 Tassen Kaffee (mit Zucker/Süßstoff und/oder Milch)
- 1 Brötchen/2 Scheiben Toastbrot, mit Butter/Margarine und mit Marmelade oder Honig bestrichen oder mit Käse bzw. Wurst/Schinken belegt

- 1 Vesperbrot mit Käse oder Wurst oder ein Snack für zwischendurch
- 1 Glas Wasser oder Fruchtsaft
- 1 Apfel oder anderes Obst
- noch mehr Kaffee?

- 1 Schnitzel mit Pommes frites und Salat aus der Kantine, 1 Tiefkühl-Pizza oder 1 Teller Spaghetti Bolognese
- 1 Süßspeise (Joghurt, Pudding oder Eis)

- mindestens 1 Tasse Kaffee
- ein paar Kekse, Kleingebäck oder 1 Stück Kuchen
- 1 Glas Wasser

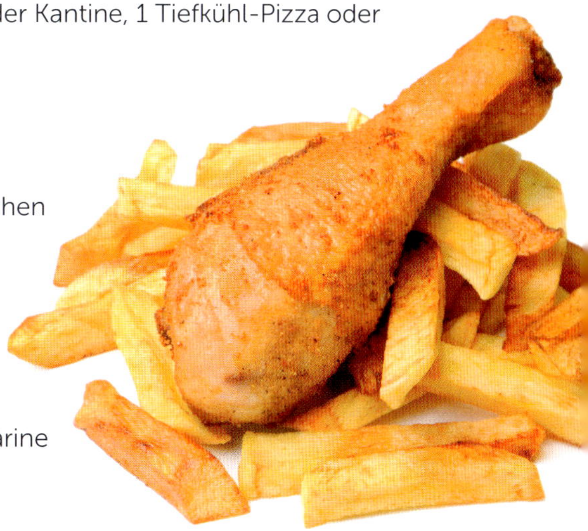

- Bratkartoffeln mit Mayonnaise/Ketchup
- 1 Portion gegartes Gemüse
- gebratenes Fleisch vom Schwein oder Huhn
- oder: 2 Scheiben Mischbrot mit Butter/Margarine und mit Käse bzw. Wurst/Schinken belegt

- mindestens 1 Handvoll Chips
- 2 Gläser Wein/Bier

Wahrscheinlich erkennen sich die meisten von uns in dieser Auflistung wieder, denn bei vielen sieht die „Speisekarte" eines durchschnittlichen Arbeitstages so oder so ähnlich aus. Auch Menschen, die sich zur Unterstützung an einen Ernährungsberater wenden, werden einen Speiseplan empfohlen bekommen, der *mehr oder weniger* dieser Linie folgt. Zwar werden einzelne Lebensmittel durch ihre zucker- oder fettreduzierte Varianten ersetzt (Knäckebrot, Brotaufstrich, Margarine, Getränke), der Rohkostanteil wird leicht erhöht sein und die Mayonnaise wird komplett gestrichen. Brot, Milchprodukte und Fleisch würden aber noch immer die wichtigsten Säulen der Ernährung darstellen.

Zum Glück ist unsere Esskultur im Laufe der Jahre durch vielfältige Einflüsse bereichert und erweitert worden und wir essen insgesamt variationsreicher. So füllen etwa Reis (die chinesische und thailändische Küche ist seit vielen Jahren etabliert) und italienische Gerichte (dazu zählen wir allerdings auch Spaghetti mit Fertigsauce – eine Abart, die ein Italiener nicht einmal als italienisch definieren würde), aber auch würzige marokkanische, türkische, griechische, mexikanische und auch französische Gerichte regelmäßig unsere Teller. Wir können es uns zwar mit Instant-Tüten und Fertiggerichten, die nur noch aufgewärmt werden müssen, einfach machen, doch dank der zahlreichen und inspirierenden Kochbücher und -shows sind wir in der Küche mittlerweile wesentlich kreativer und auch aktiver geworden. Wer heutzutage in Nachbars Küche vorbeischaut, kann dort auf sechs verschiedene Sorten Olivenöl, verschiedene Küchenmaschinen, Mörser, Töpfe mit frischen Kräutern und einen ganzen Stapel Kochbücher treffen. Der Kühlschrank hingegen erzählt nicht selten eine ganz andere Geschichte. Im Jahr 2013 wurden nach Angaben des Deutschen Tiefkühlinstituts (dti) in Deutschland 825.000.000 Tiefkühl-Pizzen verkauft. Jeder Deutsche verspeist im Jahr etwa 6 Kilo Fertiggerichte, die nur noch in der Mikrowelle aufgewärmt werden müssen. Und ein Blick in die deutschen Kantinen ergab 2013, dass neben Schnitzel mit Pommes und Salat Currywurst rot/weiß, panierter Seelachs mit Pellkartoffeln und Kräutersauce, Lasagne sowie Hühnchenfilet mit Kroketten zu den beliebtesten Mittagsgerichten gehörten.

Vor ein paar Jahrzehnten war es noch unüblich, mittags „auswärts" essen zu gehen. In den 1950er-Jahren wurde in der Regel zu Hause ein warmes Mittagessen eingenommen. Heute hingegen muss man in größeren Städten einen Tisch reservieren, wenn man in der Mittagspause schnell einen Happen essen möchte. Das Gläschen Wein gehört oft mit dazu und auch der Rest der Mittagskarte lässt sich nahezu blind aufsagen: Röstbrotscheiben mit Carpaccio und Beilagensalat, Lachssandwich mit Kapern und Zitronenmayonnaise, warmer Ziegenkäsesalat oder frische Tomatensuppe. Hier kommen neue kulinarische Trends zum Tragen, in denen Gemüse und Rohkost immer mehr an Bedeutung gewinnen und mittlerweile auf fast jedem Baguette zu finden sind. Auch Begriffe wie „unbehandelt", „frisch", „Bio" und „hausgemacht" klingen attraktiv, gesund und verlockend. Doch es ist bedauerlich, dass diese Einflüsse in unserer häuslichen Küche noch nicht angekommen sind. Supermarktketten geben sich nach wie vor größte Mühe, uns ihre abgepackten, massenproduzierten Billigprodukte anzudrehen. Regalweise wird uns der Mund mit verlockend designten Fertigmahlzeiten wässrig gemacht, die sich nach der Arbeit doch so schnell und ganz einfach auftischen lassen. Nicht weniger bedauerlich ist, dass wir Rohkost, Obst, Nüsse und Kerne noch immer nicht als „Fast Food" ansehen, obwohl sie im wahrsten Sinne des Wortes eigentlich genau das sind.

Food Incorporated – Die Macht der Lebensmittelindustrie

„Was auch immer sie uns weismachen wollen, letztlich läuft es darauf hinaus, dass es sich hier um Geschäftsleute handelt. Mit dem Verkauf von ungesunden Lebensmitteln verdienen sie Millionen und darauf würde kein Unternehmen freiwillig verzichten."

Morgan Spurlock, Super Size Me

Im Jahr 2004 kam der Dokumentarfilm *Super Size Me* von Morgan Spurlock in die Kinos. In den Augen vieler war es ein extremes Experiment: Der Filmemacher nahm dreißig Tage lang ausschließlich bei *McDonald's* gekaufte Gerichte und Getränke zu sich und zeichnete dabei auf, wie sich diese Art der Ernährung auf seinen Körper und seine Psyche auswirkte. Tatsächlich war das ein waghalsiges Unterfangen, und zwar insbesondere, wenn man sich die Ergebnisse anschaut. Ein Team von Ärzten untersuchte Morgan während dieses Monats regelmäßig und je länger das Experiment dauerte, desto besorgter beobachteten sie die körperlichen Veränderungen des Filmemachers. Seiner Freundin, einer veganen Küchenchefin, verursachte natürlich allein schon der Gedanke an das Projekt Übelkeit. Sie erzählte, dass er immer weniger Energie hatte und sich zu nichts mehr aufraffen konnte. Dieser Dokumentarfilm zeigt zudem sehr deutlich, dass Spurlock zunehmend deprimierter und antriebsloser wurde. Es versteht sich von selbst, dass es nach dem Kinostart des Films aus allen möglichen Ecken Kritik hagelte, dennoch führte er neben anderen Gründen dazu, dass die Fast-Food-Kette *McDonald's* mehr Salate in ihre Menüs aufnahm (ob die wohl tatsächlich verkauft werden?). Hoffentlich haben viele Menschen nach diesen Bildern noch einmal innegehalten und über das Für und Wider von Fast Food nachgedacht oder zumindest darüber, wie oft sie sich das noch antun wollen. Nichtsdestotrotz lässt sich im Jahr 2010 an den Gewinnen der großen Fast-Food-Ketten für die Vereinigten Staaten (und leider auch für den Rest der Welt) ablesen, dass diese nach wie vor sehr erfolgreich sind, gute Geschäfte machen und obendrein auch noch ausgiebig expandieren.

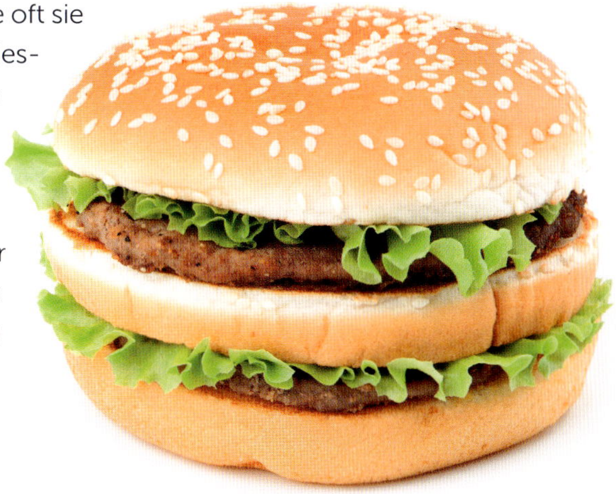

Mittlerweile ist es möglich, im Internet schnell und einfach aufschlussreiche Informationen zu erhalten. Ein kurzer Klick und schon präsentiert sich einem über eine Suchmaschine ein wahrer Schatz an Hintergrundwissen. Wer nach Filmen und Fernsehberichten über Ernährung sucht, stößt früher oder später auf die zahlreichen Dokumentarfilme über Nahrungsmittel und die Lebensmittelindustrie, die in den vergangenen Jahren veröffentlicht wurden. Diese haben zumeist die gleiche Struktur. Experteninterviews werden kombiniert mit teilweise erschreckenden Bildern aus der Massentierhaltung und Einblicken in die Abläufe von Nahrungsmittelfabriken. In manchen werden allerdings nicht nur die herrschenden Zustände angeprangert, sondern es werden auch Beispiele dafür aufgezeigt, wie die Alternative aussehen kann: nachhaltig produzierte Bio-Lebensmittel, die weder Mensch noch Tier oder der Umwelt Schaden zufügen.

Der Dokumentarfilm *Food, Inc.* erklärt, wie kompliziert, berechnend und wohl durchaus auch korrupt die heutige Nahrungsmittelindustrie ist. Wir Europäer neigen dann schnell dazu, zu behaupten: Ach ja, die Amerikaner treiben doch alles auf die Spitze! Dennoch halte ich diesen Dokumentarfilm für einen der wichtigsten Filme der letzten Jahrzehnte und das nicht nur für Amerikaner. Daneben gibt es noch weitere sehenswerte Dokumentarfilme über die Machenschaften der Lebensmittel- und Pharmaindustrie, wie z. B. *Du bist, was Du isst* oder *The End of the Line* (ein Film über die rücksichtslose Überfischung der Meere).

Vor allem in *Food, Inc.* wird deutlich, dass wir Konsumenten weder wissen, noch gezeigt bekommen (es sei denn mit versteckter Kamera), wie es in Schlachtbetrieben und Tierfabriken zugeht. Die Verantwortlichen achten streng darauf, dass wir in den Geschäften nur schöne Verpackungen und im Fernsehen fröhliche, entspannende Werbung sehen. Auf keinen Fall aber wollen sie, dass wir wissen, wie unsere Lebensmittel tatsächlich hergestellt werden: Unter welchen Bedingungen die Tiere gelebt haben, wie das Fleisch produziert wird und was es enthält. Verbraucherschutzsendungen wie etwa *Marktcheck* (SWR) oder *Markt* (WDR), aber auch *ARD-Ratgeber, WISO* und *Kassensturz* (Schweizer Fernsehen) sind gute Informationsquellen, wenn Sie mehr über die Enthüllungen dieser Branche wissen wollen.

Vor nicht allzu langer Zeit stellte sich heraus, dass der Käse auf Supermarkt-Pizza und -Lasagne gar kein echter Käse ist, also nicht aus Kuhmilch hergestellt wurde, sondern dass sein Herkunftsort in diversen Palmölplantagen liegt. Dieser industriell hergestellte Analogkäse (oder auch „Käseimitat") besteht in erster Linie aus Palmöl sowie aus Wasser, Milch-Soja oder Bakterieneiweiß, weiterhin aus Farb- und Aromastoffen, Salz und Geschmacksverstärkern. Wird es erhitzt, riecht und schmeckt das Produkt nach Käse, aber wenn es wieder abkühlt, sieht es aus wie Frittierfett und schmeckt auch so. Vor oder während der Sendung rufen die Moderatoren häufig bei Herstellern an, die derartige Produkte auf den Markt bringen. Die Kundendienstmitarbeiter (beispielsweise von Herstellern von Cornflakes, Schokocremes, Pesto oder Olivenöl) werden mit Fragen konfrontiert, auf die sie entweder keine oder höchstens ausweichende Antworten geben. Manchmal reagieren sie sogar entrüstet und verärgert. Auch das Thema „Fertigbratensaft“ passt in diese Kategorie. Das Wort weckt in uns Erinnerungen an den würzigen Fond in Omas oder Mutters Töpfen, doch dieser Instant-Bratensaft wurde im Labor zusammengepanscht und enthält nahezu kein Fleisch und auch kaum Butter. Und so schmeckt er auch. Doch die jüngere Generation weiß meist gar nicht (mehr), wie selbst gemachter Bratensaft schmeckt, weil sie schon ihr ganzes Leben lang aromatisierte Chemiecocktails aus dem Regal, in dem die Fertiggerichte stehen, vertilgt und weil in unseren Familien kaum noch gesund eingekauft, geschweige denn wirklich gekocht wird.

Die Gewöhnung an künstlich hergestellte Lebensmittel aus Massenproduktion beginnt häufig schon im Windelalter. Sie sparen viel Mühe und Zeit und früher oder später stehen sie bei den meisten jungen Vätern und Müttern im Schrank: die Gläschen mit Babynahrung. Die Hersteller versichern zwar wird immer wieder in den höchsten Tönen, dass ihre Babynahrung nach hohen Qualitätskriterien und unter regelmäßigen, strengen Kontrollen hergestellt wird. Letzteres glaube ich ihnen aufs Wort, trotzdem irritiert es mich, dass wir als Verbraucher nicht die Möglichkeit haben, einen Blick in die Produktionsstätten und auf die Herstellung zu werfen, denn das lehnen sie mit dem Verweis auf das Produktionsgeheimnis und die Hygienevorschriften strikt ab. Doch als Mutter, die für ihr Kind nur das Beste will, steht man dann im Supermarkt vor dem Regal und muss wohl oder übel den schönen Etiketten Glauben schenken – und den fröhlichen, offensichtlich gesunden Babys aus der Reklame, die sich genüsslich Rinderschmortopf mit Erbsen und Bratkartoffeln schmecken lassen. Haben Sie eigentlich den Inhalt eines solchen Gläschens schon einmal selbst probiert?

Was auf unserem Teller landet, ist letztlich das Ergebnis des technologisch Machbaren. Mittlerweile werden all diese Produkte so gut durchdacht und so rasend schnell und intelligent produziert, dass wir daran glauben, dass sie uns tatsächlich ernähren und dass das, was in der Werbung und auf der Verpackung behauptet wird, der Wahrheit entspricht. Die *Chickenwing*s (zu Deutsch: Hühnerflügel) machen einen so natürlichen, unschuldigen Eindruck. Wussten Sie, dass es mehr technologische Raffinesse erfordert, einen Hühnerflügel zu produzieren als einen Tragflügel für ein Flugzeug? Das meine ich ernst! Wir sind es gewohnt, dass die Supermarktregale von morgens bis abends gefüllt sind. Doch die Frage, die

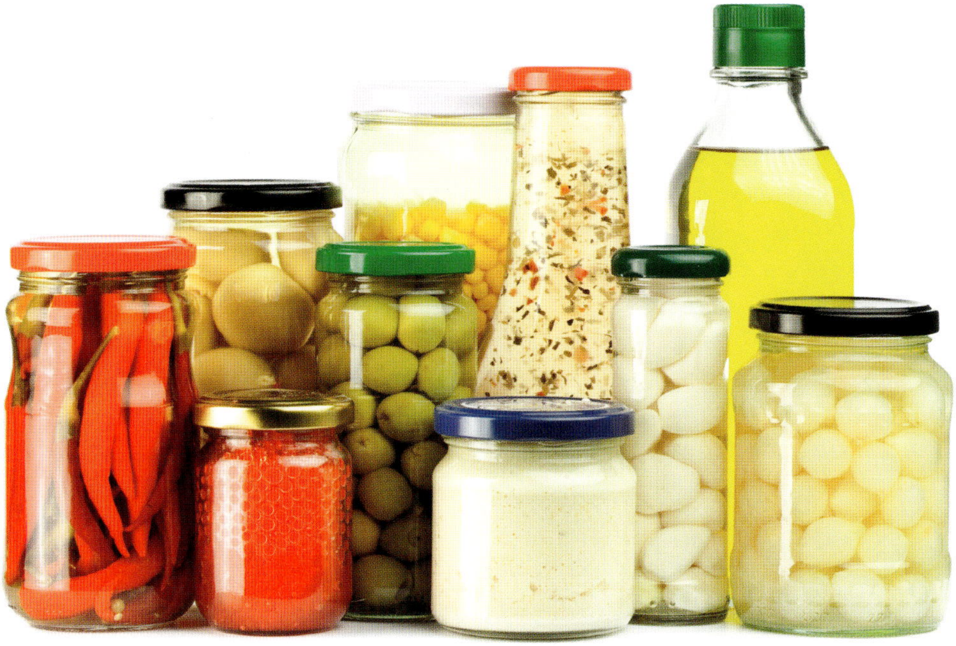

wir uns dabei einmal stellen sollten, lautet: Welchen Preis zahlen wir dafür? Wir alle wollen unser Steak auf dem Teller haben, aber wie es in der Massentierhaltung tatsächlich zugeht, wollen wir uns lieber nicht anschauen. Die großen Augen der Kuh, in denen Angst und Stress geschrieben stehen – nach einem Leben, das diesen Namen nicht verdient –, wollen wir nicht sehen. Ihr Fleisch ist mit Wachstumshormonen, Antibiotika und Stresshormonen vollgestopft. Darüber hinaus ist der Verzehr von Fleisch äußerst belastend für die Umwelt. Wir sollten nicht vergessen, dass ein Drittel der weltweiten Ackerflächen für den Anbau von Futter für all die Tiere genutzt werden, die anschließend auf unseren Tellern landen. Für die „Produktion" von 1 Pfund Fleisch werden etwa 10.000 Liter Wasser benötigt und darüber hinaus wird der Regenwald im großen Stil abgeholzt, um Anbauflächen für den Sojaanbau zu schaffen (die eiweißreichen Bohnen lassen Hühner schneller wachsen). In immer mehr Ländern (mittlerweile auch in China, dem bevölkerungsstärksten Land der Erde) steigt der Verzehr von Fast Food kontinuierlich an. Wenn alle Chinesen über kurz oder lang genauso viel Fleisch essen wie wir – dann ist ein Ende dieses Raubbaus nicht abzusehen (oder im Gegenteil: Dann ist das Ende nicht mehr weit!).

Wie kann es dann sein, dass wir immer wieder Produkte kaufen, die nicht nur für uns persönlich schlecht sind, sondern auch für alles, was uns umgibt? Die Antwort liegt auf der Hand: Weil es so billig ist. Die Produkte in den Supermärkten, die auch unter der Bezeichnung „lebensmittelähnliche, essbare Substanzen“ laufen könnten, werden unter billigsten Bedingungen hergestellt, enorm subventioniert und mit beträchtlichem Gewinn verkauft. Es ist eine erschütternde Tatsache, dass viele Menschen keine andere Wahl haben, als im Discounter das zu kaufen, was am wenigsten kostet, und das bedeutet unterm Strich: möglichst viele Kalorien für möglichst wenig Geld. Das Portemonnaie einer fünfköpfigen Familie wird folglich mit Hamburgern, Pommes frites und Cola weniger belastet (die zudem weniger Aufwand erfordern) als mit Brokkoli und einem Stück Fleisch vom Bio-Metzger.

Die Folge davon und zugleich auch das Problematische daran ist, dass viele Menschen aller Altersklassen (und es werden stets mehr) an Übergewicht leiden, während sie gleichzeitig durch den chronischen Mangel an lebenswichtigen Nährstoffen *unterernährt* sind. Die Nahrung, die sie aufnehmen, enthält nur noch einen Bruchteil an Vitaminen, Mineralstoffen und Spurenelementen, die der Körper braucht. Doch an die niedrigen Preise haben wir uns mittlerweile so gewöhnt, dass wir es alles andere als normal finden, wenn wir 5 Euro für das Brustfilet von einem Huhn bezahlen sollen, das ein angenehmes Leben gehabt hat, normal und ohne Stress aufwachsen konnte und sogar ein abwechslungsreiches Angebot an Futter hatte, nachdem es im Gras picken und scharren konnte, anstelle von Kraftfutter, mit dem es so schnell wie möglich groß und fett geworden wäre.

Ich möchte Ihnen gern einen Vorschlag machen: Geben Sie doch lieber ein- oder zweimal in der Woche etwas mehr Geld für ein ordentliches Stück Bio-Fleisch aus, statt ständig irgendwelche Wurstwaren und fleischhaltigen Snacks zu verzehren und jeden Abend ein Steak auf dem Teller zu erwarten. Dann können Sie sicher sein, dass Sie Fleisch essen, das unter natürlichen, nachhaltigen, tierfreundlichen sowie Mensch und umweltschonenden Bedingungen entstanden ist und obendrein auch garantiert dreimal so gut schmeckt!

Und eines sollten Sie dabei nicht vergessen: Jedes Mal, wenn die Kasse piept, geben wir im Prinzip unsere Stimme ab. Auf diese Weise lassen wir die Lebensmittelindustrie wissen, wofür wir unser Geld ausgeben wollen, was in den Regalen stehen soll und was wir wichtig finden. Wenn es darum geht, Geld zu verdienen, dann wird man Ihnen schon zuhören! Machen Sie sich dafür stark, dass die Dinge anders laufen, dass sie anders laufen *müssen*! Unterschätzen Sie nicht, wie viel Gewicht Ihre Stimme als Konsument hat!

„Lebensmittel“ aus dem Supermarkt

„Meine Idee war, eine Plattform zu schaffen, die es den kleineren Produzenten, also all jenen, die ihre Produkte noch mit Sorgfalt und Hingabe und ohne den Zusatz von irgendwelchem unnötigen Zeug herstellen, ermöglicht, ihre Ware den Kunden direkt anzubieten.“

Quirijn Bolle, Gründer von Marqt Winkels

Michael Pollan ist ein US-amerikanischer Journalist, der eine Reihe von bahnbrechenden Büchern über Nahrungsmittel, Esskultur und die Lebensmittelindustrie geschrieben hat. In seinem Buch *Das Omnivoren-Dilemma* (siehe Literaturempfehlungen, Seite 184 f.) stellt er ein paar extrem hilfreiche Regeln für den Einkauf im Supermarkt auf. Hier eine kleine Auswahl:

- Stellen Sie sich vor, Ihre Urgroßmutter geht mit Ihnen zum Einkaufen in den Supermarkt. Lassen Sie alles von ihr begutachten und kaufen Sie dann ausschließlich Dinge, die Ihre Urgroßmutter als Lebensmittel erkennt.
- Meiden Sie Lebensmittel, auf deren Zutatenliste eine Zuckerform (oder Süßstoff) an erster bis dritter Stelle genannt wird.
- Kaufen Sie nur Produkte, die verderblich sind.

Über alle Arten von Medienkanälen werden wir täglich mit gut gemachter, bunter Werbung für eine Vielzahl von Produkten bombardiert. Marketing ist eine Wissenschaft für sich und über jede veröffentlichte Reklame wird sehr sorgfältig nachgedacht, das reicht von der Farbe und Schrifttype bis hin zu den abgebildeten Menschen. Manche Werbespots spielen (angeblich) in Italien oder auf einem idyllischen Bauernhof irgendwo im Grünen. Das ist natürlich kein Zufall. Werbemacher verknüpfen die Ideen und Zielsetzungen der Hersteller zu ihrem Produkt mit einem bestimmten Bedürfnis oder einer Sehnsucht des Konsumenten, sodass wir am Ende denken, dass die Milchpackung, die wir in unseren Einkaufswagen gelegt haben, tatsächlich von einer Kuh stammt, die mit viel Liebe von einem Bauern gemolken wurde (vielleicht sogar von Hand). In der Werbung werden Kühe gezeigt, die frisches Gras kauen, ein Bauer im Arbeitsoverall mit Gummistiefeln, und alles strahlt Herzenswärme und Menschlichkeit aus. Für derartige Botschaften haben die meisten Menschen (unbewusst) eine Antenne, das gilt besonders für Marken, die wir noch aus unserer Kindheit kennen und bei denen wir keine Sekunde lang über die Qualität und die Herstellung nachzudenken brauchen, geschweige denn über Zutaten oder darüber, ob wohl mit Mensch und Tier human umgegangen wird.

Es ist ohne Zweifel eine unvorstellbare Leistung der Lebensmittelindustrie, dass es ihr Tag für Tag gelingt, die Supermarktregale lückenlos und für unschlagbar niedrige Preise mit ihren Produkten zu füllen. Nun gibt es sicherlich Leute, die entrüstet widersprechen und dieses Buch vielleicht am liebsten in die Ecke werfen würden (Was heißt hier billig!?! Alles ist heutzutage viel zu teuer!), doch nehmen wir als Beispiel einmal eine angeblich in handwerklicher Tradition hergestellte Rauchwurst. Mit einer schönen Verpackung drum herum, auf der ein verlockendes Foto mit einem dampfenden Eintopf und in Scheiben geschnittener Wurst zu sehen ist. Das weckt in uns Assoziationen an einen gemütlichen Wintertag am heimeligen Herd, ganz wie in alten Zeiten. Hören Sie schon die Reklamemusik im Hintergrund säuseln? Und nun stellen Sie sich einmal Folgendes vor: Ein Schwein wird geboren, mit Sorgfalt (?) aufgezogen und gefüttert, ins Schlachthaus transportiert, geschlachtet, zerteilt, mit anderen Zutaten zu Wurst verarbeitet, (vakuum-)verpackt, verladen, in ein Logistikzentrum verfrachtet, dort (kurze Zeit) gelagert, zum Supermarkt transportiert, in Regale einsortiert und schließlich an der Kasse für den Betrag von 1,49 Euro abgerechnet. Wie kann das funktionieren? Wie viel „handwerkliche Tradition" steckt wirklich in diesem Herstellungsprozess? Abgesehen von der Lebensqualität der Schweine geht es nicht zuletzt auch um den Preis, den ein Schweinebauer für seine Tiere bezahlt bekommt. Ganz zu schweigen von all den Stoffen, die dieser Wurst hinzugefügt werden müssen, um sie ein Jahr lang haltbar zu machen. Kann man so etwas noch als „Lebensmittel" bezeichnen oder handelt es sich dabei nicht eher um eine lebensmittelähnliche, essbare Substanz?

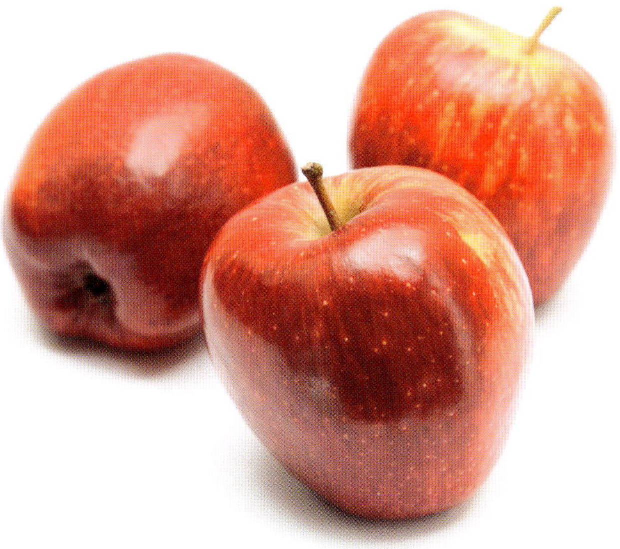

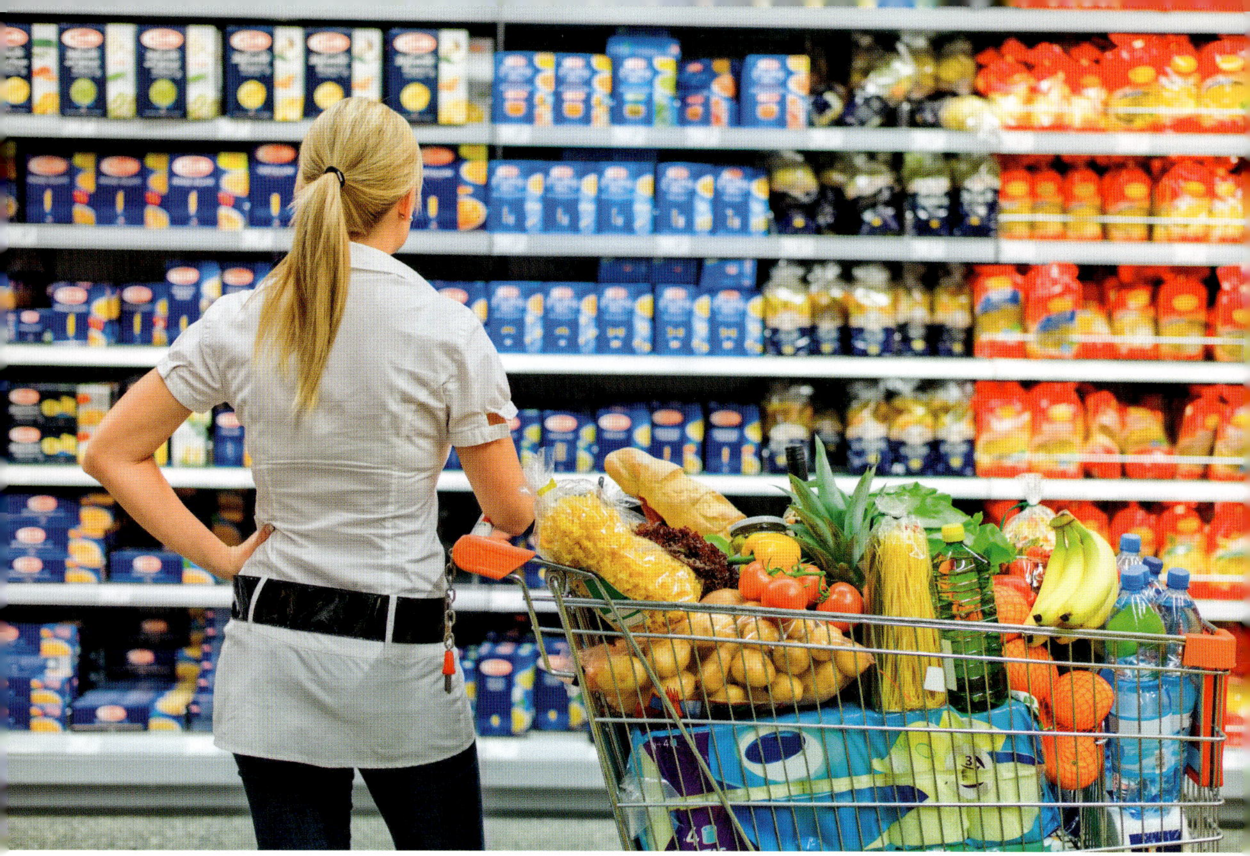

Fast ausnahmslos alle Fleischprodukte im Supermarkt stammen aus Massentierhaltung und -produktion und sind vollgestopft mit chemischen Zusätzen. Doch dank einer schönen Verpackung und einer brillanten Marketingkampagne glauben wir, dass wir etwas Gesundes in unseren Einkaufswagen legen. Der „Soja-Hype" ist dafür ein gutes Beispiel. Irgendwo haben wir mal gehört oder gelesen, dass Soja ein gesundes Produkt ist. Das lässt sich für bestimmte Erscheinungsformen von Soja (beispielsweise für die unbehandelte Bohne) durchaus bestätigen. Doch anstatt dass wir uns über dieses Thema ausführlich informieren, laufen wir schnurstracks in den Supermarkt und kaufen Sojamilch, Sojajoghurt und alles, was sonst noch die Bezeichnung „Soja" trägt. Derartige Produkte werden im Supermarkt bewusst an einer gut sichtbaren Stelle im Regal platziert, beispielsweise auf Augenhöhe und im richtigen Gang. Was wir nicht wissen, ist, dass diese Produkte allerhöchstens einen Anteil von 9 bis 10 Prozent Soja enthalten, der Rest besteht aus löffelweise Zucker, dubiosen chemischen Zusätzen und Wasser. Die Hersteller wissen, dass der durchschnittliche Verbraucher nie die Zutatenliste durchliest (oder versteht) und deshalb auch keine Fragen stellt bzw. diese Artikel stehen lässt.

Solange der Begriff „Soja" auftaucht, wird es schon gesund sein. Deshalb ein Tipp meinerseits: Kaufen Sie keine Produkte, deren Zutatenliste Argwohn oder Unverständnis bei Ihnen auslösen. Oder wenden Sie sich mit Fragen zu einem Produkt an den Hersteller und entscheiden Sie dann, ob Sie das Produkt kaufen oder nicht. Solange wir alles brav und ohne Murren kaufen und uns nicht beschweren, können die Hersteller problemlos einfach weitermachen wie bisher.

Ich kann mir vorstellen, dass Sie jetzt denken: „Was ist denn schon so gefährlich an diesen Inhaltsstoffen?" Und viele sind der Auffassung, dass sie längst verboten worden wären, wenn sie tatsächlich so viele Gesundheitsrisiken mit sich brächten. Die Sache ist aber leider sehr viel komplizierter. Natürlich wehren sich die Hersteller mit Händen und Füßen gegen alle Vorwürfe und wir Verbraucher genießen auch mehr oder weniger gesetzlichen Schutz. Aber machen wir uns doch nichts vor: Ebenso wahr ist, dass wir mit raffinierten Taktiken für dumm gehalten und hinters Licht geführt werden.

Aus einer zunehmenden Zahl wissenschaftlicher Studien geht immer deutlicher hervor, dass bei einer Vielzahl von Zusatzstoffen, mit denen unsere Lebensmittel in den vergangenen zwanzig Jahren „angereichert" wurden, ein Zusammenhang mit bestimmten Krankheiten und Allergien vermutet wird. Supermarktketten sind Großunternehmen, in denen Geld der antreibende Motor ist. Als kleiner Produzent, der seine Waren noch auf natürliche und nachhaltige Weise herstellt, kriegt man da keinen Fuß in die Tür. Es können also letztendlich nur die ganz Großen, die massenproduzierte und billige Waren anbieten können, in diesem Preiskampf die Sieger bleiben. Der harte Wettbewerb zwingt Milch- oder Kartoffelbauern dazu, derart große Mengen zu liefern, dass sie gar nicht anders *können*, als im Produktionsprozess Kompromisse in Bezug auf den Umgang mit Mensch, Tier und Umwelt einzugehen. Oberste Priorität hat es dabei, die größtmögliche Menge bei möglichst niedrigen Kosten auf den Markt zu werfen.

Ich bin ein großer Fan von Fernseh-Koch-Shows, wie z.B. der des unübertroffenen Jamie Oliver, der immer wieder die Wichtigkeit einer gesunden Ernährung und natürlicher Zutaten beschwört. In Sekundenschnelle gelingt es ihm, aus einer Handvoll Zutaten ein unglaublich köstliches Gericht zu zaubern. Nicht nur mir läuft dabei jedes Mal das Wasser im Mund zusammen, weshalb seine Bücher auch in vielen Küchen zu finden sind. Das bedeutet jedoch leider nicht, dass wir

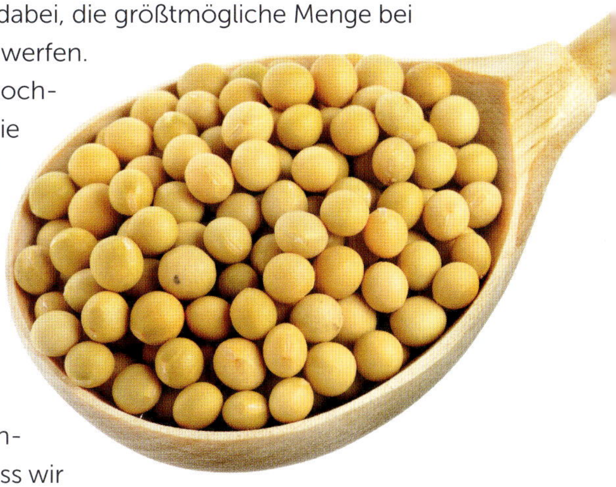

selbst in schöner Regelmäßigkeit derart schnelle und wohlschmeckende Speisen aus dem Ärmel schütteln. Die Statistiken sind hier sehr aussagekräftig: Nach Angaben des Deutschen Tiefkühlinstituts (*dti*) wurden 2013 in Deutschland 3,3 Millionen Tonnen Tiefkühlprodukte verkauft. Den Hauptanteil machten Produkte aus dem Segment „Fix & Fertig" aus. Dazu zählen Fertiggerichte, Pizza und Snacks. Auf Platz 1 der beliebtesten Fertiggerichte steht bei den Deutschen unangefochten die Tiefkühl-Pizza.

Doch das unglaublich lange Haltbarkeitsdatum dieser Produkte ruft Argwohn hervor und der Geschmack ist nicht selten fade und nichtssagend. Diese Gerichte sind im Handumdrehen fertig. Aber sind sie wirklich nahrhaft? Sie können sich sicherlich schon vorstellen, was in diesem Fall meine Empfehlung ist: Machen Sie sich die Mühe, wieder wissen zu wollen, wo Ihre Nahrung herkommt. Kochen Sie selbst, und zwar mit natürlichen Zutaten. Vermeiden Sie Zutaten und Inhaltsstoffe, die Sie stutzig machen. Und sorgen Sie dafür, dass Ihr Essen wieder lecker(er) schmeckt! Ich werde Sie nach Kräften dabei unterstützen!

Die Trends der Zukunft

Eine Studie des Kölner Marktforschungs-Instituts *rheingold* aus dem Jahre 2012 ergab, dass sich in Deutschland vier Ernährungstrends abzeichnen: Zum einen legen Verbraucher immer mehr Wert auf nachhaltig produzierte Lebensmittel. Dabei spielen biologisch-organisch hergestellte und auch regionale Produkte eine besonders große Rolle. Daneben konnte die Studie aber auch einen Trend zu mehr Zertifizierungen und Siegeln (Ökosiegel oder Demeter) beobachten, die das Vertrauen in die Lebensmittel erhöhen. Für andere Verbraucher stehen hingegen besonders die Optik und die Inszenierung der Produkte im Vordergrund. Die vierte Gruppe setzt sich aus Verbrauchern zusammen, die bevorzugt auf Altbewährtes wie etwa Hausmannskost setzen. Die größte Steigerung prognostiziert die Studie vor allem für naturbelassene Nahrungsmittel. Diese positive Tendenz zeichnet sich übrigens auch für Verbraucher in den Niederlanden ab, wo sich laut einer Studie der Universität Wageningen in den kommenden zehn Jahren eine gesunde Ernährung durchsetzen wird. Die renommierten Wissenschaftler sagen voraus, dass die gesundheitsbewusste Ernährung ihr Image, das noch immer mit „fadem Geschmack" und „zu großem Aufwand" assoziiert wird, ablegen wird und stattdessen zur wichtigsten Leitlinie unserer Ernährung mit einem festen Platz in unserem täglichen Leben werden wird.

Mittlerweile ist es auch einigen Fast-Food- und -Restaurantketten, die Trends und Kundenbedürfnisse intelligent aufgreifen und umsetzen, nicht entgangen, dass ihre Kunden vermehrt zu frischen, unbehandelten und gesunden Produkten tendieren. Ein prominentes Beispiel dafür ist *McDonald's*. Nach dem Film *Super Size Me* gestaltete der Fast-Food-Riese sein Sortiment optisch und inhaltlich um und setzte auf Bio. Die Devise lautete nun nicht länger „mehr Fleisch, alles noch größer", sondern „gesund und lecker". Auf der Angebotstafel stehen mittlerweile auch Salate und Wraps. Und neu im Sortiment des Burger-Giganten sind jetzt auch Lebensmittel aus ökologisch korrektem Anbau. *McDonald's* wirbt sogar damit, dass diese Produkte aus der Region kommen. All das ist sehr zu begrüßen, denn dadurch kann das Unternehmen wirklich frische Lebensmittel anbieten und die Umwelt wird nicht unnötig belastet.

Und spätestens nach dem Film *Super Size Me* fingen viele Verbraucher an, darüber nachzudenken, was sie täglich konsumieren. Dies hat dazu geführt, dass sich immer mehr Menschen auch im Alltag gesund ernähren wollen. Da die meisten Berufstätigen aber eine zeitlich begrenzte Mittagspause haben, bleibt ihnen zum Essen nicht viel Zeit. Daraus ist auch in Deutschland ein neuer Trend entstanden: Bio-Fast-Food. Man kann nur hoffen, dass all diese Menschen ihren guten Vorsatz auch abends mit nach Hause nehmen und beim Einkaufen auf frische, naturbelassene Produkte achten, die am besten auch noch regional angebaut wurden. Lassen Sie die grünen Bohnen aus Kenia an der Frischetheke liegen! Was glauben Sie, wie viele Vitamine sie nach drei Tagen im Flugzeughangar noch enthalten?

Ich träume von einer Zukunft, in der wir alle so viel wie möglich selbst kochen, Produkte wie Brot und Fleisch verantwortungsbewusst auswählen, und davon, dass kleine, lokal produzierende Betriebe wieder eine realistische Chance bekommen. Vor einer Welt, in der wir wissen wollen (und es auch einfordern), wo unser Essen herkommt und wie es hergestellt wird, und nicht zuletzt, in der wir uns über all die dubiosen Zutaten und Inhaltsstoffe informieren. Von einer Zukunft, in der Schulkantinen auf gesunde Ernährung setzen, in der wir uns Gedanken darüber machen, warum unsere Ernährung so wichtig ist und warum wir die Natur respektieren und schonen sollten. Ich träume davon, den guten, alten Gemüse- und Kräutergarten wiederauferstehen zu lassen!

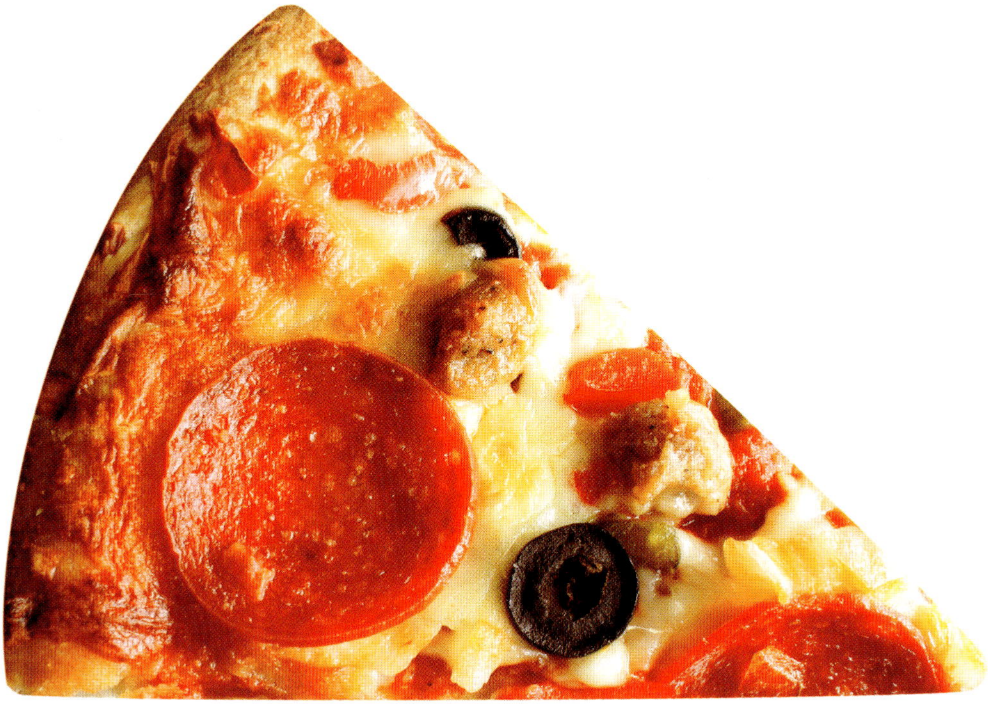

Und ich wünsche mir eine Welt, in der wir uns bewusst machen, dass wir es mit einer Industrie zu tun haben, die, statt unsere Gesundheit und unser Wohlbefinden im Sinn zu haben, vom Streben nach Geld angetrieben wird. In der wir alle Produkte und Hersteller kritisch unter die Lupe nehmen und uns kein X für ein U vormachen lassen.

Ein sehr bezeichnendes Erlebnis hatte ich, als ich mir im Fernsehen eine Sendung über Ernährung ansah, in der Jamie Oliver sein Programm zum Schulessen vorstellte. Meiner Meinung nach verdient er höchstes Lob für all das, was er in den Schulen Englands in Gang gebracht hat. Derzeit führt er eine ähnliche Kampagne in den USA durch – mit hoffentlich ebenso großem Erfolg. In einer anderen seiner Fernseh-Shows war er in einem kleinen, sehr armen Dorf in Italien und zeigte Mütter, die für ihre Kinder das Mittagessen vorbereiteten. Da gab es kein tiefgekühltes Fertiggericht und auch nicht die fetttriefenden Speisen aus der Fritteuse. Sowohl Eltern als auch Schulen achten in Italien sehr darauf, dass die Kinder frisch zubereitete, hochwertige Mahlzeiten aus Zutaten in Bio-Qualität serviert bekommen. Am eindrucksvollsten war die Fragerunde, die Jamie mit den Kindern abhielt und in der er sie Abbildungen von unterschiedlichen Gemüsesorten benennen ließ. Schon vierjährige Knirpse konnten ausnahmslos Zucchini von Paprika und Auberginen unterscheiden. Die Liebe zum Essen wird dort offensichtlich schon mit der Muttermilch eingesogen und ist ein essenzieller Faktor der italienischen Kultur. Als wäre das nicht schon großartig genug, wurde in der Sendung auch noch die Geschichte von dem *McDonald's*-Restaurant erzählt, das nach kurzer Zeit (und als Einziges auf der Welt!) seine Tore wieder schließen musste, weil die Dorfbewohner Fast Food komplett ablehnten. Im Gegensatz dazu bekommen Vierjährige in Amerika zum Frühstück Pizza, mittags Chicken Nuggets und zum Abendessen Hähnchen Sticks mit Pommes serviert. Statistisch gesehen gibt es dort mittlerweile viele Eltern, die ihre Kinder überleben.

Mein Nachbar ist ein echter Italiener, der am liebsten den ganzen Tag in der Küche steht. Er hat mir schon oft gesagt, dass der Supermarkt der Teufel sei, obwohl man auch bei ihm Essen bekommt (herrlichen Käse, leckere Würstchen und Prosecco und das ab 11 Uhr morgens), dem eine Ernährungsberaterin ein negatives Zeugnis ausstellen würde. Mein wichtigster Eindruck von ihm ist der, dass er alles, was er isst und trinkt, intensiv genießt. Und das tue ich übrigens auch. Er macht mit seinen Kreationen einfach jedem den Mund wässrig. Und erstaunlicherweise ist Maßhalten für ihn kein Problem, weil für ihn Leidenschaft und Achtung für Essen und Trinken eine Selbstverständlichkeit sind. Es geht ihm nicht darum, sich „vollzustopfen", sondern um den puren Genuss unverfälschter Produkte. Diese Leidenschaft für das Auswählen, Zubereiten und genussvolle Verspeisen einer Mahlzeit ist etwas, das mittlerweile vielen Menschen fehlt. Hängt dies möglicherweise damit zusammen, dass Nüchternheit und Leidenschaftslosigkeit etwas typisch Nordeuropäisches ist? Ich glaube, wenn man sich die Situation einmal aus diesem nüchternen Blickwinkel anschaut, müsste einem eigentlich die Logik ins Auge springen, dass unsere Nahrung der wichtigste Kraftstoff für unseren Körper ist – und somit unverzichtbar für unsere Gesundheit und von unleugbarer Bedeutung für unser Leben ist, aber auch und vor allem für das Leben unserer Kinder. Lassen Sie uns das Essen und Trinken bewusst zu einem Fest machen?

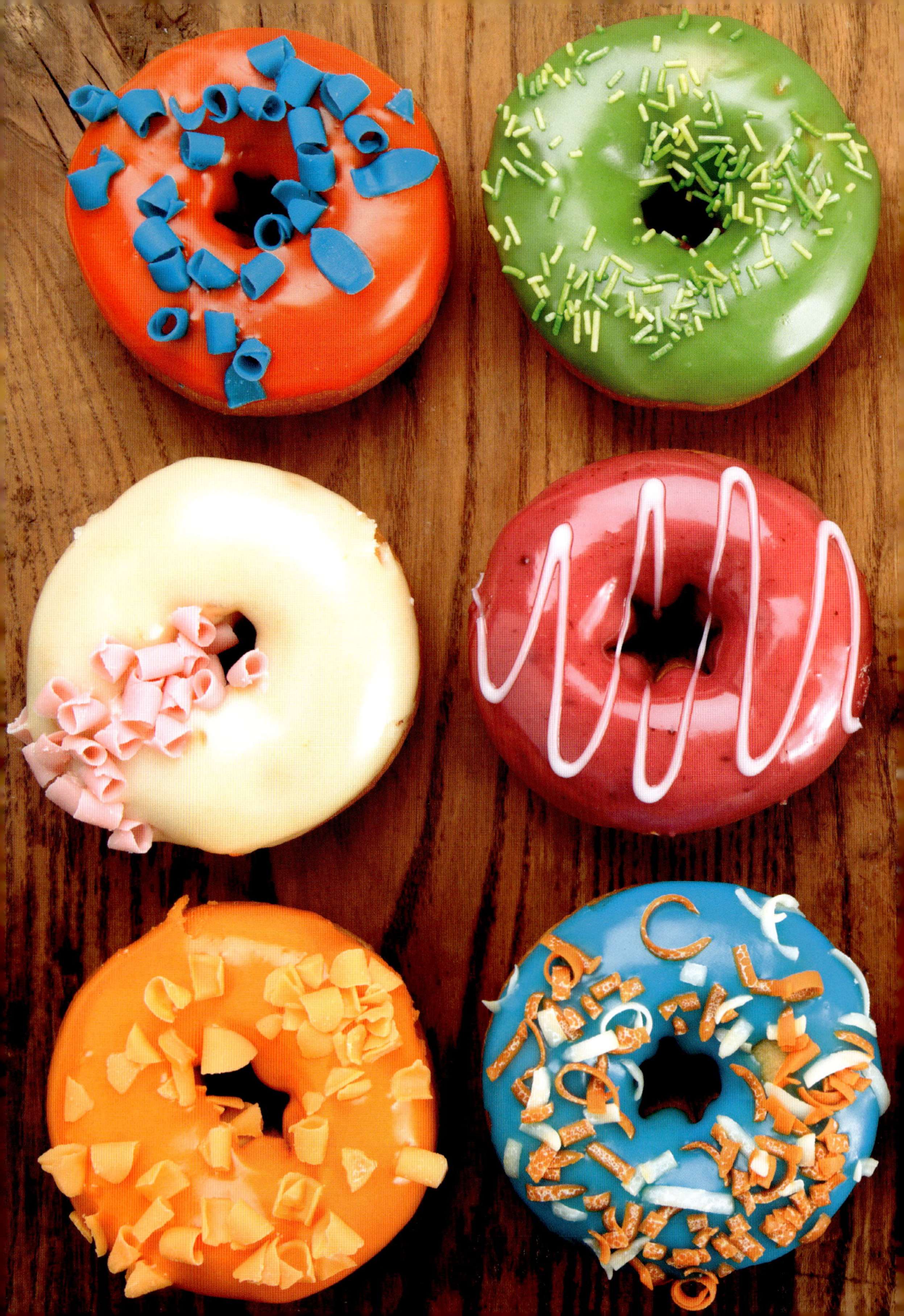

Was macht unsere Nahrung mit uns?

„Der Arzt der Zukunft wird keine Medikamente verordnen. Er wird sich für seinen Patienten interessieren, sich um dessen Körper und dessen Ernährung kümmern und um die Ursache sowie die Verhütung von Krankheiten."

Thomas A. Edison

Zutaten und Inhaltsstoffe

Mit diesem Thema könnte ich eine ganze Enzyklopädie füllen. Damit es übersichtlich bleibt und nicht allzu kompliziert wird, stelle ich Ihnen nur die häufigsten und gesundheitsschädlichsten Inhaltsstoffe vor. Darüber hinaus gebe ich Ihnen Tipps zum Lesen von Zutatenlisten. Anschließend werden sich viele Leser wahrscheinlich fragen, ob überhaupt noch etwas Essbares übrig bleibt! Darauf gehe ich in den nächsten Kapiteln noch ein. Vorläufig können wir erst einmal festhalten, worauf Sie unbedingt achten sollten: Lesen Sie sich die Zutatenlisten der Lebensmittel, die Sie im Supermarkt kaufen, immer sorgfältig durch!

MNG (Mononatriumglutamat), auch bekannt als Hefeextrakt oder E621

Mononatriunglutamat ist ein Geschmacksverstärker und ist auch unter anderen Bezeichnungen im Handel, so z. B. als Natriumglutamat, autolysierte Hefe, hydrolysierte Hefe, Hefeextrakt, hydrolysiertes Gemüseprotein, Sojaextrakte oder

Proteinisolate. Das neuste Tarnkleid „Umami" ist ein erneuter Versuch, das Nerven schädigende und Allergien auslösende MNG an den Mann bzw. die Frau zu bringen. Besonders häufig wird MNG in asiatischen Restaurants eingesetzt. In Asien ist Natriumglutamat auch geläufig als das „magische Pülverchen aus dem Osten". MNG entsteht durch bakterielle Fermentationsverfahren unter Verwendung von Mais, Zuckerrüben oder Zuckerrohr. Mononatriumglutamat wird in der Wissenschaft auch eingesetzt, um im Rahmen bestimmter Forschungsstudien Versuchstiere *regelrecht zu mästen*. Das sollte uns zu denken geben!

MNG ist in einer Unmenge von Produkten enthalten, darunter in vielen Fleisch- und Wurstwaren wie etwa Rauchwurst, in Dosen- oder Tütensuppen, Fertiggerichten, Keksen, Salzgebäck, Süßigkeiten usw. – die Liste ist lang. Im Laufe der Zeit hat der Stoff jedoch negative Berühmtheit erlangt, was schon vielen zu Ohren gekommen ist. Er wird mit einer Reihe von Erkrankungen und auch mit Übergewicht in Verbindung gebracht. Im Internet können Sie dazu eine Fülle von Informationen finden. Mittlerweile werden die Symptome, die nach dem Verzehr von MNG auftreten, hierzulande als „China-Restaurant-Syndrom" bezeichnet. Es umfasst Kopfschmerzen, Reizbarkeit, erhöhte Herzfrequenz, Atemnot und Kribbeln in Muskeln und Haut.

Prägen Sie sich die unterschiedlichen Bezeichnungen gut ein, damit Sie wissen, was auf Ihrem Teller liegt. Man kann nur hoffen, dass es noch viele weitere unabhängige wissenschaftliche Untersuchungen zu MNG geben wird und dass die Ergebnisse dieser Studien auch wirklich veröffentlicht werden.

Fruktosesirup, Glukose-Fruktosesirup, Zucker, der „-ose-Mythos", Rohrzucker

Zucker wirkt stark süchtig machend und sehr zerstörerisch. Der Verzehr von großen Mengen Zucker hat nicht nur eine beträchtliche Wirkung auf körperlicher Ebene zur Folge, sondern auch auf das Denken und die Gefühle. Zucker wird in unterschiedlichen Formen und unter einer Reihe von Bezeichnungen vermarktet, deshalb mache ich es einfach: Alles, was auf „-ose" endet, enthält Zucker. Oft ist ganz leicht zu erkennen, dass es sich bei einer Zutat um Zucker handelt, wie etwa bei den Bezeichnungen „Rohrzucker", „brauner Zucker" oder „raffinierter Zucker". Aber lassen Sie sich nicht für dumm verkaufen, denn Zucker bleibt Zucker, in welcher Form auch immer. Ein Löffel voll brauner Zucker ist für Ihren Blutzuckerspiegel keineswegs besser als ein Löffel raffinierter Zucker. Dazu kann ich Ihnen nur raten: Bitte lassen Sie die Finger davon! Nehmen Sie stattdessen lieber Honig oder das natürliche Süßungsmittel Stevia. Letzteres ist mittlerweile in nahezu jedem gut sortierten Bio-Laden oder -Supermarkt erhältlich und ist die mit Abstand beste Alternative zum herkömmlichen Industriezucker. Wovor Sie auch unbedingt auf der Hut sein sollten, ist Apfelsaftkonzentrat. Diesen verwenden Hersteller häufig, um Lebensmittel und Getränke zu süßen. Und was den Namen betrifft, klingt der Stoff auch ganz unverfänglich, attraktiv und biologisch. Der übermäßige Genuss von Apfelsaftkonzentrat kann jedoch die Ursache für Übergewicht, Diabetes Typ 2 und zudem die Verfettung bestimmter Organe sein. Hier noch ein Tipp für Ihre Internetsuche: Fruktose und die damit verbundenen Risiken!

Wenn Sie naturreinen Apfelsaft trinken wollen, stellen Sie ihn am besten selbst im Entsafter her oder, noch besser, essen Sie den Apfel roh und mit Schale. Im Grunde sollten Sie bei allen abgepackten Fruchtsäften Vorsicht walten lassen, denn diese sind in der Regel aus einem Fruchtsaftkonzentrat hergestellt und enthalten dementsprechend viel Zucker. Und noch ein Tipp: Überprüfen Sie *alle* Zutaten von Fertigprodukten. Zucker ist in nahezu allen abgepackten Lebensmitteln enthalten. Und das beschränkt sich keineswegs auf Lebensmittel, die tatsächlich einen süßen Geschmack haben. Sie werden verblüfft sein: Auch in Produkten wie Mayonnaise, Fleischwaren, beinahe allen Salatdressings, Saucen, Suppen und Würsten steckt Zucker.

Teilgehärtete und gehärtete Pflanzenfette bzw. pflanzliche Fette und Öle, Transfette

Der Begriff „Transfette" ist Ihnen möglicherweise schon einmal begegnet, und zwar in der Form, dass sie Gesundheitsrisiken bergen und vermieden werden sollten. Und Sie haben diesen Begriff sicherlich schon einmal auf einem Produktlabel gelesen, jedoch wahrscheinlich eher die Variante „ohne Transfette". Lassen Sie mich kurz erklären, was sich dahinter verbirgt.

Wenn Sie eine der nachstehenden Bezeichnungen sehen, dann bedeutet das, dass in einem Produkt Transfette enthalten sind:

- (teil-)gehärtetes Pflanzenfett,
- (teil-)gehärtetes Speiseöl und
- hydriertes Fett oder Speiseöl.

Transfette oder Transfettsäuren sind synthetisch hergestellte, gehärtete Pflanzenfette, die eine sehr gesundheitsschädliche Wirkung haben. Die nachstehenden Erkrankungen werden mit dem Verzehr von Transfetten in Verbindung gebracht: Fettleibigkeit (Übergewicht), Krebs, Arteriosklerose (Gefäßverkalkung), Missbildungen, Diabetes (Zuckerkrankheit), erhöhte Cholesterinwerte, Herz-Kreislauf-Erkrankungen, Allergien bei Kindern usw.

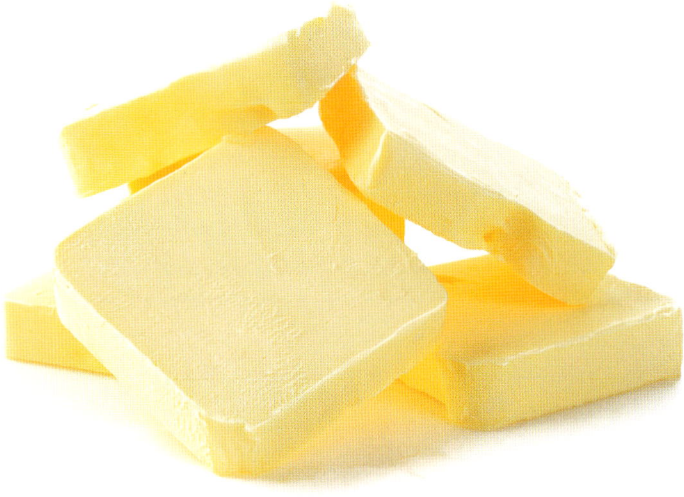

Die Nahrungsmittelindustrie ist jedoch ein großer Fan von Pflanzenfetten, da sie ein billiger Lieferant von Fettsäuren sind. Allerdings lassen sie sich in flüssiger Form nicht gut verarbeiten. Deshalb hat man einen Weg gefunden, sie zu härten und dieser Prozess heißt „Hydrierung". So werden die ungesättigten Fettsäuren in gesättigte Fettsäuren umgewandelt. Durch die Anlagerung von Wasserstoff an ölige, ungesättigte Fettsäureester erhalten diese einen höheren Schmelzpunkt (sie werden härter). Dabei entstehen jedoch unerwünschte Nebenprodukte: die gesundheitsschädlichen Transfettsäuren. Die in diesem Verfahren eingesetzten Öle sind meist Soja- und Sonnenblumenöl.

Also achten Sie darauf: Um sämtliche industriell hergestellte Produkte, die hartes Pflanzenfett enthalten, sollten Sie einen Bogen machen! Früher war (echte) Butter oft ein Bestandteil von Keksen, Kuchen und Croissants. Da aber die Butter im Laufe der Jahre immer mehr den Stempel des „Dickmachers" aufgedrückt bekam, wurde sie nach und nach durch hydrierte und folglich durch Transfettsäuren enthaltende Fette ersetzt. Ein solches Produkt ist beispielsweise Margarine!

Man liest gelegentlich, dass ausnahmslos alle gesättigten Fette schlecht für die Gesundheit seien. Aber auch dazu findet man wieder unterschiedliche Meinungen, sowohl innerhalb der Schulmedizin als auch unter Alternativmedizinern. Gesättigte Fettsäuren sind nämlich beispielsweise auch in Palmfett, Kokosfett, tierischen Fetten und Nüssen enthalten. Manche Wissenschaftler vertreten den Standpunkt, dass viele der natürlich vorkommenden gesättigten Fettsäuren (also auch die im letzten Satz aufgezählten Produkte) im Gegenteil gesundheitsfördernd seien. Sie argumentieren damit, dass der Stoffwechsel unserer Organe sie benötige und dass sie zu Unrecht (durch schlecht informierte (?) Wissenschaftler und irreführende Studien) in Verruf geraten seien.

Weißmehl, daraus hergestellte Produkte und „angereichertes" Weißmehl

Sämtliche Produkte, denen alle ursprünglichen Nährstoffe künstlich entzogen wurden, verursachen Ihrem Körper nichts als Probleme. Die beliebten Toastscheiben und Brötchen aus Weißmehl sind für den Stoffwechsel wie purer Zucker – mit den entsprechenden Folgen. Sie sind im Grunde Kalorien, die keinerlei Mehrwert für Ihren Körper haben, vor allem auch deshalb, weil sie nur noch mehr Appetit machen. Damit die Verpackung derartiger Produkte einen nicht ganz so desaströsen Eindruck macht, wird gern der Begriff „angereichert" verwendet. Was aber steckt denn nun eigentlich hinter dem „Anreichern" von Lebensmitteln? Gemeint ist damit das Hinzufügen von zusätzlichen Vitaminen. Auf der Verpackung sieht das dann so aus: „unter Zusatz von Vitamin C und E hergestellt". Das ist doch eine praktische Sache, mag mancher denken, denn das macht das Produkt doch wieder genauso wertvoll wie das Original, das echte, traditionell hergestellte Vollkornbrötchen!

Lassen Sie es mich an einem Beispiel näher erläutern: Wir haben Weißmehl, dem zusätzliche Vitamine untergemischt wurden. Allerdings handelt es sich dabei um Mehl, dem gerade diese Nährstoffe durch das Herstellungsverfahren nahezu komplett entzogen wurden. Auch nach dem Hinzufügen der „zusätzlichen" Vitamine enthält es nun lediglich *die Hälfte oder weniger* der Nährstoffe, über die unbehandeltes Getreide verfügt. Ganz davon abgesehen, dass man sich die Frage stellen muss, ob denn diese zugefügten Vitamine vom Körper auch gut aufgenommen werden können. Kürzlich las ich übrigens im Internet einen Artikel über einen Tierversuch, in dem zwei Drittel der Ratten in einer Studie zu angereicherten Lebensmitteln noch vor Abschluss der wissenschaftlichen Untersuchung bereits verstorben waren.

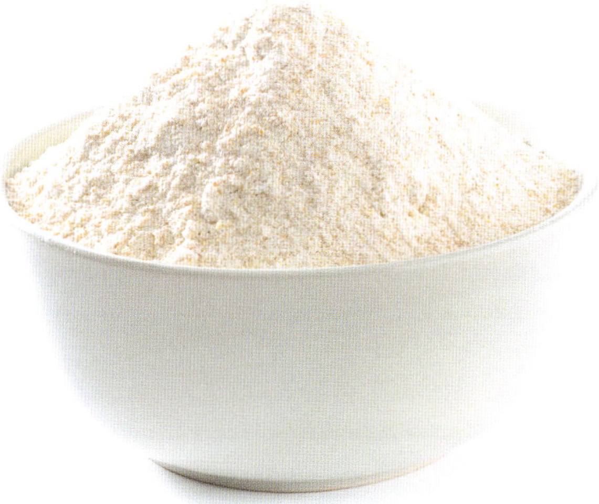

Wenn wir Produkte aus Weizenmehl kaufen, sollten wir also am besten nach der Variante aus *Vollkorn* greifen, denn dieser Begriff ist geschützt – im Gegensatz zu dunklem Mischbrot, das häufig nur mit Malzzucker optisch aufgewertet wird und lediglich mehr Zucker enthält. Gesundes volles Korn sucht man in diesen Broten vergeblich. Achten Sie also auch hier wieder gut darauf, was in der Zutatenliste steht und/oder informieren Sie sich über die Inhaltsstoffe. Manche Hersteller verwenden jedoch andere Bezeichnungen, um uns an der Nase herumzuführen. Erinnern Sie sich in solchen Fällen am besten an meinen bereits erwähnten Tipp: Essen Sie nichts, was Sie nicht verstehen! Und erst recht nicht, wenn Sie keine vernünftige Erklärung bekommen.

Auf diese Liste gehören im Übrigen auch belegte Baguettes, Pizzateig, weißer Reis, herzhaft gefüllte Wraps, Kuchen, Kekse, Salzgebäck usw. Ihnen fallen sicherlich noch andere Lebensmittel ein oder sie fallen Ihnen in Ihren Küchenschränken ins Auge. Übrigens: Nur keine Panik, ich werde Ihnen in Teil II dieses Buches (Seite 76 f.) noch eine ausführliche Übersicht über all die Nahrungsmittel geben, die Sie weiterhin ohne Bedenken essen können.

Salz

Der in unserer Gesellschaft weitverbreitete übermäßige Salzkonsum beschäftigt Ernährungsberater, aber auch Mediziner schon seit etlichen Jahren. Und noch immer gibt es viele Menschen, die ihre Speisen mit enormen Salzmengen nachwürzen. Ihr Salzverbrauch erweckt den Eindruck, als wollten sie ihren Teller in eine Schneelandschaft verwandeln. Der häufige Verzehr von Tütenmahlzeiten und Fertiggerichten lässt die Geschmacksnerven regelrecht abstumpfen. Doch oft bemerken wir gar nicht, wie viel Salz wir in Laufe eines Tages eigentlich zu uns nehmen. Am frustrierendsten finde ich es, wenn jemand gleich zum Salzstreuer greift, ohne von einem Gericht auch nur gekostet zu haben. Für mich ist das eine schlechte Angewohnheit und ein Zeichen von Desinteresse, sowohl an

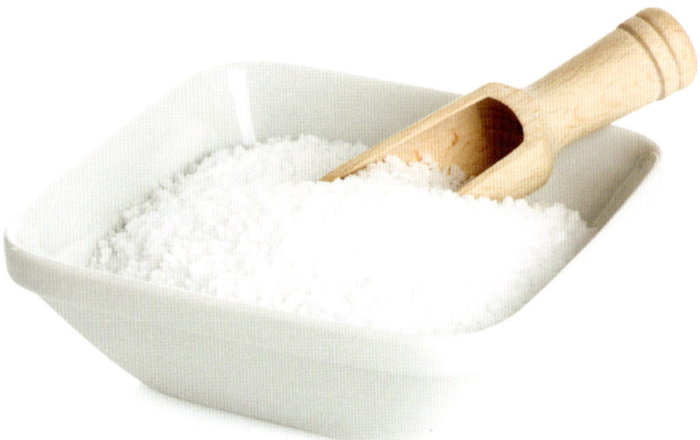

den Aromen und Geschmäckern der zubereiteten Speisen als auch an demjenigen, der diese zubereitet hat.

Nichtsdestotrotz kann Salz eine köstliche Ergänzung sein. Sparsam dosiert hebt es in unnachahmlicher Weise den Eigengeschmack eines Gerichts hervor. Es sollte jedoch maßvoll verwendet werden. Der britische Koch und Gastronom Gordon Ramsey empfahl in einer seiner Koch-Shows, Salz während des Kochens in kleinen Mengen hinzuzufügen und das Gericht immer wieder abzuschmecken. Andere Kochkünstler und auch Ernährungswissenschaftler vertreten jedoch die Ansicht, es sei besser, die Gerichte erst zum Schluss zu salzen. Wie dem auch sei, grundsätzlich sollten wir unsere Speisen nicht am Tisch nachsalzen! Ich persönlich bin ein großer Fan von hochwertigem, unraffiniertem Meersalz oder, noch besser, von Himalaja-Salz oder *Sel Gris* (grauem Meersalz aus der Bretagne). Diese naturbelassenen Salzarten enthalten sehr viele Mineralstoffe und Spurenelemente. Vielfach begegnet man dem Standpunkt, man könne damit unbedenklich und in unbegrenzter Menge würzen. Ich verwende nur ab und zu Himalaja-Salz oder *Sel Gris*, um den Geschmack abzurunden. Und ich habe bei diesen hochwertigen Salzsorten einfach ein besseres Gefühl. Tafel- und jodiertes Speisesalz finden Sie in meiner Küche nicht. Himalaja-Salz ist zudem schon seit Jahrhunderten ein beliebter Badezusatz und eignet sich hervorragend für ein Körperpeeling.

Auch Gomasio, eine Mischung aus 5 Prozent Meersalz und 95 Prozent geröstetem Sesam, ist eine leckere und gesunde Alternative zum herkömmlichen Tafelsalz. Sie erhalten das schmackhafte Sesamsalz im Naturkostladen, Bio-Supermarkt oder Reformhaus. Sie können es aber auch einfach selbst herstellen.

E-Nummern, Konservierungsmittel und Emulgatoren

Die Lebensmittelindustrie beteuert oft und gern, dass der Verzehr dieser Nahrungsmittelzusätze vollkommen unbedenklich sei und dass sie in den Produkten ohnehin nur in geringfügigen Mengen enthalten seien. Auch höre ich Leute immer wieder sagen: „Wenn man es im Laden kaufen kann, muss es doch gut sein. Die legen doch sicherlich kein schädliches Zeug in die Supermarktregale!" Dennoch möchte ich Ihnen empfehlen, sich darüber zu informieren, was sich hinter all diesen Nummern und Begriffen verbirgt – und dann eine bewusste Entscheidung treffen! Zum Glück lesen Sie immerhin schon dieses Buch. Auch zu Lebensmittel-Zusatzstoffen finden Sie im Internet eine Fülle von Informationen (Seite 186) und ich möchte Ihnen noch ein paar Anregungen dazu mit auf den Weg geben.

Die meisten der Zusatzstoffe bleiben für den Verbraucher schlicht ein Rätsel. Von einigen lassen sich nicht einmal konkrete Aussagen über ihre Wirkung treffen, ganz gleich ob für sich allein genommen oder in Kombination mit anderen

Stoffen. Natürlich haben sie alle die entsprechenden Zulassungsverfahren durchlaufen, aber es bleiben doch noch eine ganze Reihe unbeantworteter Fragen. Wie undurchschaubar manche Inhaltsstoffe sind, zeigt besonders die Verwendung von Lebensmittelfarbstoffen. Lange Zeit wurden sie als vollkommen unbedenklich eingestuft, doch sechs der irgendwann zugelassenen Farbstoffe gelten mittlerweile als mögliche Auslöser von Hyperaktivität und aggressivem Verhalten bei Kindern.

Vom Standpunkt der Hersteller ist die Rechnung einfach: Mehr Zusatzstoffe bedeuten mehr Gewinn. Denn dank solcher Zusatzstoffe können Waren in großen Mengen produziert sowie lange haltbar gemacht werden und lassen sich anschließend über große Entfernungen zu Lagerhallen transportieren, wo sie darauf warten, genau im richtigen Moment (wenn sich damit der größte Gewinn erzielen lässt) in den Regalen platziert zu werden.

Künstliche Aromen und Lebensmittelfarbstoffe können in Verbindung mit Geschmacksverstärkern den Effekt haben, dass man immer mehr von einem bestimmten Produkt essen möchte. Sie kennen das doch bestimmt auch: Nach den ersten paar Chips oder Keksen kann man einfach nicht aufhören. Die Geschmacksnerven werden stimuliert, aber wirklich nahrhaftes Essen nehmen wir damit nicht zu uns. Gesunde Nahrungsmittel zu produzieren ist natürlich stark von Jahreszeit und Saison abhängig, aber auch von Preisentwicklungen und Ernteerfolgen bzw. -misserfolgen, durch die sich unter Umständen für den Hersteller der Gewinn nicht optimieren lässt. Für das Portemonnaie des Fabrikbesitzers ist es also am besten, wenn wir Massenware essen!

Tipps für das Lesen von Zutatenlisten

Die Liste der Zutaten reicht von „am meisten enthalten" bis am wenigsten enthalten". Das bedeutet, dass ein Produkt in der Regel vorwiegend aus den erstgenannten Zutaten besteht. Die beliebten Sojadrinks, die viele Mütter ihren Kindern als Milchersatz geben, enthalten in den meisten Fällen hauptsächlich Wasser, Zucker und Aromen. In einigen von ihnen stecken „immerhin" 6 Prozent Soja!

Kaufen Sie keine Produkte, die Zutaten enthalten, die Ihnen nichts sagen und informieren Sie sich über das, was Sie essen.

Kaufen sie keine Lebensmittel mit mehr als fünf künstlichen Inhaltsstoffen – das ist bei vielen Produkten eine ganz schöne Herausforderung! Wagen Sie trotzdem den Versuch. Falls ein Produkt dieses Kriterium nicht erfüllt, können Sie sich überlegen, ob es möglich ist, es selbst herzustellen.

Light-Produkte, Süßstoffe, Low Fat-Lebensmittel

„Dreimal das Menü Nr. 3, das teilen wir beide uns dann auf. Für mich eine große Cola und für meine Frau eine Cola *Light*. Sie macht gerade eine Diät."

Eine alltägliche Szene in einem Fast-Food-Restaurant

Durchforsten Sie Ihre Vorräte

Schauen Sie einmal in Ihren Küchenschränken und in der Speisekammer nach, wie viele Produkte dort herumstehen, deren Zutatenliste ein ungutes Gefühl bei Ihnen hinterlässt. Überlegen Sie anschließend, ob und wenn ja, wie bzw. wodurch Sie diese durch selbst gemachte Produkte aus naturbelassenen Zutaten ersetzen könnten. Durchforsten sie auch Ihren Vorrat an getrockneten Kräutern und Gewürzen: Verstecken sich darin womöglich Geschmacksverstärker? Ist auf der Zutatenliste ein derartiger Inhaltsstoff aufgeführt oder taucht der Begriff „Hefeextrakt" auf? Wollen Sie all diese Dinge weiterhin verwenden?

Und dann gibt es ja auch noch die große Lüge der *Light*-Getränke und -Gerichte! Leider trinken noch immer sehr viele Menschen literweise *Cola* (*Light*). Vielleicht, weil es sie schlank hält/macht, möglicherweise aber auch, weil es ihr Hungergefühl unterdrückt. Doch *Cola* ist in Grunde eine Giftbombe. Das ist mein voller Ernst! Wie bei so vielen Dingen merkt man das nicht unmittelbar, aber irgendwann wird einem unweigerlich die Rechnung präsentiert, vor allem dann, wenn man unsägliche Mengen davon trinkt. Ich kenne Leute, die zwei bis drei Liter Cola am Tag trinken. Für mich ist das einfach unfassbar, aber für diese Menschen ist es ganz normal. Ich hoffe, dass sie alle mein Detox-Programm machen und dann nach möglichst langer Zeit nur hin und wieder ein Gläschen davon trinken. Dann werden sie erleben, wie ihr Magen darauf reagiert! Ich selbst habe einmal einen ganzen Tag Magenschmerzen gehabt, als ich nach meinem ersten Detox-Monat ein kleines Glas *Cola* getrunken habe.

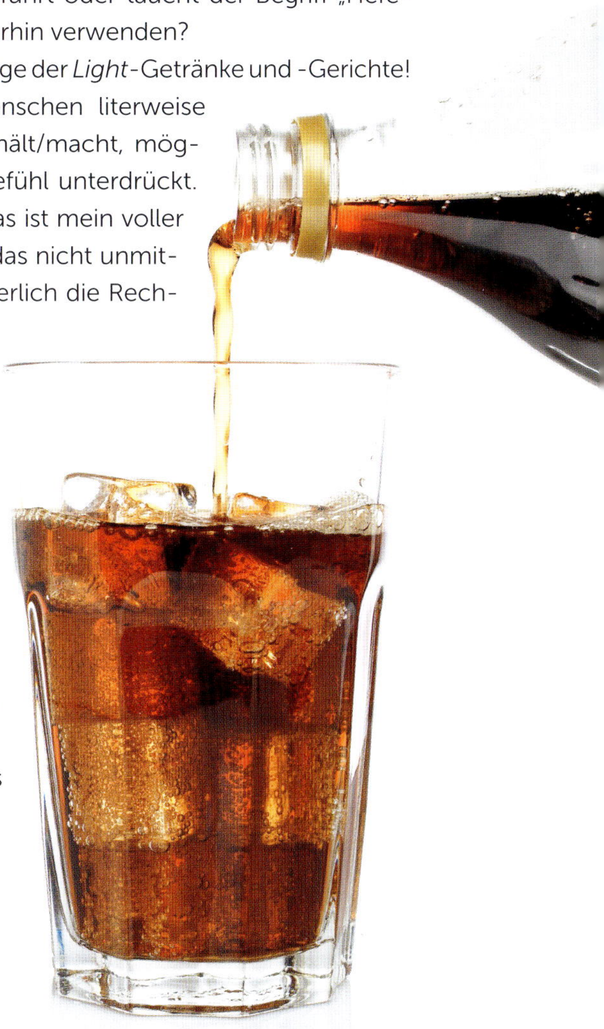

„Als Kind war ich verrückt nach Erdnussbutter. Und ich wollte natürlich nur die ‚Echte'. Als ich neun Jahre alt war, gab es nicht Leckereres auf der Welt als eine warme Scheibe Vollkorntoast, auf die ich dick Erdnussbutter strich. Ein Toast mit geschmolzener Erdnussbutter war einfach himmlisch! Später hörte ich dann von allen Seiten, wie viel Fett in Erdnussbutter steckt, und ich bin schließlich davon abgekommen.

Bis der Trend zu ‚fettreduzierten' oder ‚fettfreien' Lebensmitteln aufkam. Die *Low-Fat*-Welle überrollte uns, wie so viele andere Trends aus den Vereinigten Staaten. *Low Fat* war dort längst schon zum Lebensstil geworden. Ohne jegliche Vorbehalte schoss sich meine Generation in Scharen auf diese Linie ein und konsumierte Cola *Light* und all die *Light*-Varianten jener Produkte, die wir so lecker fanden. Und es war nur eine Frage der Zeit, bis meine geliebte Erdnussbutter auch als *‚Light'* auf den Markt kam! Mit 25 Prozent weniger Fett, so versprach der Hersteller auf dem Etikett. Das war Musik in meinen Ohren, konnte ich doch mit gutem Gewissen weiter meine Erdnussbutterbrote schmieren und brauchte mir keine Sorgen mehr zu machen wegen der ‚bösen' Fette. Auf dem Etikett stand, dass der Fettgehalt pro Glas tatsächlich von 58 auf 44 Gramm gesenkt worden war. Das klingt erst mal gut, doch die Sache hatte einen zuckersüßen Haken: Die enthaltene Zuckermenge (Kohlenhydrate) war um ein Vielfaches gestiegen, von 9,9 Gramm auf ganze 33 Gramm pro Glas. Was für ein genialer Marketingtrick! Nun könnte man meinen, kein Problem, denn der Fettanteil wurde ja wenigstens reduziert.

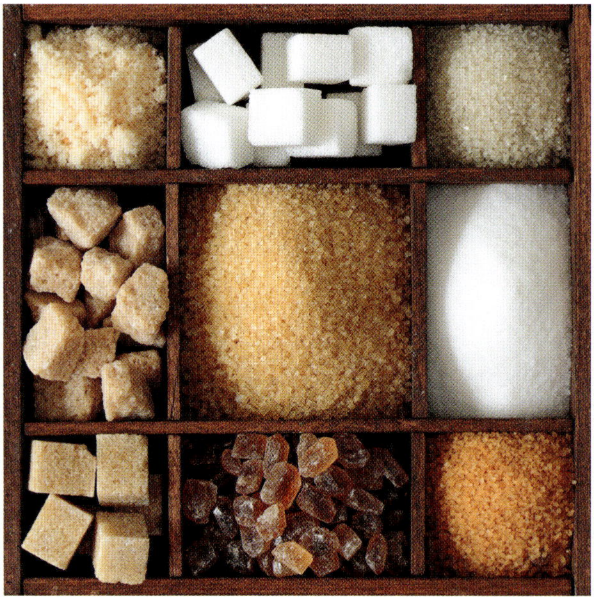

Das stimmt natürlich, man darf dabei jedoch nicht außer Acht lassen, dass ein (durch den Verzehr von Zucker) erhöhter Blutzuckerspiegel die Aufnahme von Fett im Körper begünstigt. Und ganz nebenbei gibt es noch einen weiteren Effekt: Zucker wirkt appetitanregend! Also isst man automatisch mehr. Und was ist die Folge davon? Noch mehr Umsatz für den Hersteller. Bingo!"

Merel V. D. K., Amersfoort (Niederlande)

Aber kommen wir noch einmal zurück auf die *Light*-Produkte – auf Süßstoffe und all die fettreduzierten oder fettfreien Produkte, nach deren Verzehr der Körper regelrecht nach wirklich nahrhaften Speisen hungert. Das ist eine wichtige Tatsache! Sowohl Zucker als auch *Light*-Produkte bewirken, dass wir relativ kurze Zeit nach dem Essen umso größeren Hunger haben. Sie kennen das bestimmt auch aus eigener Erfahrung: Unterwegs machen Sie noch schnell einen Abstecher zu *McDrive*, stopfen sich genüsslich den Bauch voll und haben für rund anderthalb Stunden ein angenehm gesättigtes Gefühl. Aber dann hängen Sie gähnend hinterm Steuer, weil Sie eigentlich schon wieder etwas essen könnten. Achten Sie also genau auf Ihren Zuckerkonsum, denn Ihr Blutzuckerspiegel schnellt ansonsten blitzschnell nach oben (das Sättigungsgefühl), um anschließend ebenso schnell wieder abzufallen (das Nachmittagstief). Das ist auch der Grund dafür, dass bei vielen Menschen nach einem Mittagessen, das aus ein paar Sandwiches mit Limonade oder Fruchtsaft bestand, bereits um drei oder vier Uhr die Energie wieder absackt, sodass sie zwischendurch etwas essen müssen. Doch in Wirklichkeit sehnt sich ihr Körper nach etwas wirklich Nahrhaftem! Wer weniger Zucker aufnimmt, entlastet auch seine Bauchspeicheldrüse. Sie ist in erster Linie für die Insulinproduktion zuständig und ist zudem die wichtigste Verdauungsdrüse unseres Körpers. Gerät sie aus dem Lot, so wirkt sich das auch auf unseren Hormonhaushalt und auf unser Energieniveau aus.

Und nun ein paar Worte zu Aspartam: Dieser synthetische Süßstoff ist in über 6000 verschiedenen Produkten enthalten und wird von Millionen Menschen täglich konsumiert. Ein Blick auf die Zusatzlisten von *Light*-Produkten reicht schon aus, um festzustellen, dass die meisten mit Aspartam gesüßt wurden. Es ist eigentlich sonderbar, dass die deutsche Bevölkerung im Durchschnitt immer dicker wird, denn *Light*-Produkte sollten doch eigentlich genau das Gegenteil bewirken und uns helfen, schlank zu werden bzw. zu bleiben. So lautet zumindest das Credo der Lebensmittelindustrie und der Hersteller. Aber auch die allgegenwärtigen Werbespots und sogenannte Experten suggerieren uns diesen Irrglauben.

Aspartam ist ein sehr süß schmeckender, toxisch wirkender Stoff, der Untersuchungen der US-amerikanischen Gesundheitsbehörde zufolge, die den Beschwerden von Verbrauchern nachgingen, bislang nicht weniger als 92 Krankheitssymptome hervorgerufen hat. Im Übrigen betreffen über 80 Prozent aller Beschwerden, die bei der US-amerikanischen Lebensmittel- und Arzneibehörde *FDA* eingehen, den Süßstoff Aspartam.

Aspartam wird heutzutage häufig dann in einem Produkt eingesetzt, wenn es zwar süß schmecken soll, man aber die mit Zucker verbundenen Kalorien vermeiden will. Diese einfache Gegenüberstellung lässt den synthetischen Stoff durchaus attraktiv erscheinen: Er schmeckt zwar süß (und hat rund 200-mal stärkere Süßkraft als Zucker, man braucht also viel weniger davon), macht aber nicht dick! Dieser Eindruck entsteht jedoch nur dadurch, dass wir uns kollektiv darauf versteift haben, nur die Kalorien zu zählen – und die fehlen natürlich in künstlichen Süßstoffen. Bedeutet das aber, dass sie ohne Risiko für unseren Körper verzehrt werden können? Das beantworten Experten mit einem vollmundigen „Ja"! Obwohl die EU-Lebensmittelbehörde *Efsa* den Süßstoff Aspartam als unbedenklich einstuft, brauchen wir uns nur einmal anschauen, welche Theorien und wissenschaftlichen Studien im Internet die Runde machen. Viele der aktuellen Forschungsergebnisse lassen bei vielen Menschen die Alarmglocken schrillen.

Die vermuteten Risiken und Gefahren von Aspartam werden mehr und mehr an die Öffentlichkeit getragen und unter Kritikern diskutiert. Ein naturheilkundlich arbeitender Arzt erzählte mir einmal, dass der Stoff 300 bekannte Nebenwirkungen hat und dass viele Fachleute, sowohl aus der Schul- als auch aus der Alternativmedizin, Aspartam zu den Nervengiften rechnen. Insbesondere Methanol, das bei der Verdauung des Süßstoffs abgespalten wird, ist wegen seiner extrem schädigenden Wirkung berüchtigt.

Erblinden, Schäden an Augennerv und Gehirn sind nur eine kleine Auswahl der möglichen Folgen des regelmäßigen Aspartam-Verzehrs. Daneben kann es auch zu Gedächtnisverlust, Depressionen und zunehmendem Verlust des Hörvermögens kommen. Die kleine Menge Aspartam in Ihrem Glas *Light*-Limonade wird Sie aber nicht gleich umbringen, doch auch hier ist der wichtigste Faktor wieder die konsumierte Menge und daraus leitet sich auch der Grund zur Sorge ab. Natürlich werden in Supermarktregalen keine giftigen Substanzen angeboten und es ist davon auszugehen, dass der Unbedenklichkeitserklärung für den Verzehr eine bestimmte, tägliche Höchstmenge zugrunde liegt. Das größte Problem mit *Light*-Produkten besteht jedoch darin, dass sie u. a. auch appetitanregend wirken. Man einfach isst mehr, prinzipiell mehr von beliebigen Lebensmitteln, aber eben auch immer mehr *Light*-Produkte. Und das ist der springende Punkt. Auf diese Weise hat man die Höchstmenge über kurz oder lang irgendwann erreicht (oder bereits überschritten). Viele Ernährungsspezialisten vertreten den Standpunkt, dass unser Körper durchaus in der Lage ist, diese synthetischen Stoffe abzubauen, aber aus wissenschaftlichen Forschungsstudien geht hervor, dass bestimmte Restspuren des gefährlichen Süßstoffs im Körpergewebe zurückbleiben.

Welcher Meinung man sich auch anschließen möchte, das Problem ist also auch hier (wieder einmal) das richtige Maß. Das begegnet mir in meiner Praxis immer wieder, wenn ich meine Klienten bitte aufzuschreiben, was sie im Laufe eines Tages so verdrückt haben: Da tauchen in manchen Fällen vier Dosen *Cola*

Light auf der Liste auf. Und dann sind da noch der probiotische Trinkjoghurt (für den Darm), diverse Joghurt- und Milchgetränke, die *Light*-Eiscreme und vielleicht sogar noch der Süßstoff im Kaffee! Haben Sie schon einmal eine dieser Fernseh-Shows gesehen, bei denen die verzehrten Nahrungsmittel einer ganzen Woche auf einen Tisch gestellt werden? Das ist für viele ein Riesenschreck. Stellen Sie sich vor, man würde das bei Ihnen machen. Was würde bei Ihnen so alles zusammenkommen?

Vertreter aus unterschiedlichen Interessenlagern legen uns auf breiter Front immer wieder nahe, dass künstliche Süßstoffe im Gegensatz zu dem, was über sie gesagt wird, die Gewichts*zunahme* fördern, gerade weil sie den Appetit so stark anregen. Wissenschaftliche Studien zu Aspartam haben ergeben, dass süßes Essen „ein auffälliges Geschmacksstimulans" darstellt. Der Körper reagiert darauf mit der Bereitschaft zur Aufnahme großer Kalorienmengen. Der Nahrungsaufnahme- und Verdauungsreflex schaltet in den Arbeitsmodus. Wenn der Pseudosüße aber keine Kalorien folgen, gerät das System durcheinander. Und das bedeutet, dass man entweder mehr isst oder weniger Energie verbraucht.

Ballaststoffe

Es gibt noch ein weiteres äußerst wichtiges Element in unserer Ernährung, das ich Ihnen vorstellen möchte und über das es leider eine Unmenge falscher Vorstellungen gibt. Was stellen Sie sich vor, wenn Sie den Begriff „Ballaststoffe" hören? Die meisten Leser werden vermutlich antworten: „Die sind in Vollkornbrötchen oder -toast und in Äpfeln enthalten." Das ist gar nicht einmal so falsch und ich will auch nicht behaupten, dass diese Lebensmittel nicht auch Ballaststoffe enthalten. Das Problem ist jedoch, dass der Gehalt an Ballaststoffen in Vollkorntoast extrem niedrig ist. Er liegt nur bei etwa 2 Gramm Ballaststoffen pro Scheibe Toast! Wenn man davon ausgeht, dass eine erwachsene Frau pro Tag mindestens 30 Gramm Ballaststoffe benötigt, müsste sie einen ganz schön hohen Stapel davon essen.

Viele, die mit einer Diät anfangen, klagen über das ständige, nagende Hungergefühl. Das hängt nicht selten damit zusammen, dass sie dabei ins andere Extrem wechseln und einfach zu wenig essen. Allerdings kann der Grund auch in einem Mangel an Ballaststoffen in ihrer Ernährung liegen.

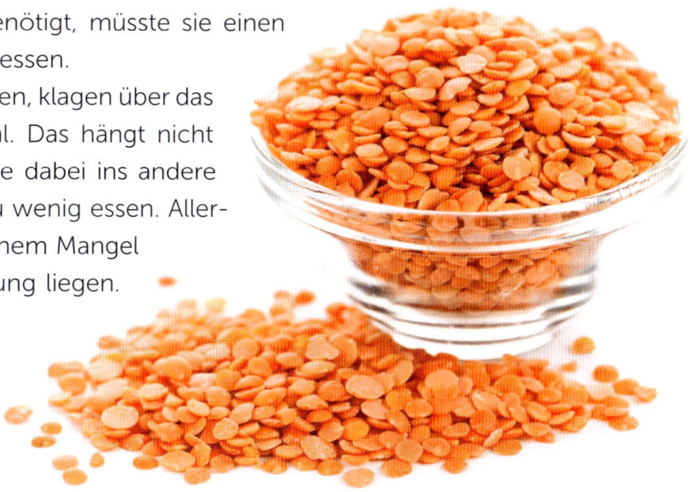

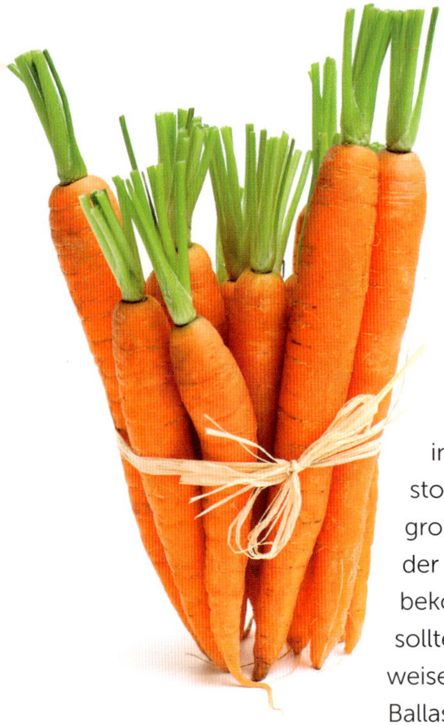

Ballaststoffe haben den Vorteil, dass sie auf ihrem Weg durch Magen und Darm viel Wasser binden und so deren Volumen vergrößern. Dadurch stellt sich das Sättigungsgefühl wesentlich früher ein.

Doch Ballaststoffe haben noch einen zweiten Vorteil: Sie kurbeln die Verdauung an – allerdings nicht, wie ein Abführmittel das tut, wie beispielsweise Sennesblätter, die eine hochgradig abführende Wirkung haben und in den Stuhlgang fördernden Tees enthalten sind. Ballaststoffe erhöhen vielmehr die Darmtätigkeit. Durch die Bindung großer Mengen Flüssigkeit im Verdauungstrakt vergrößert sich der Darminhalt, wodurch die Darmmuskulatur mehr zu tun bekommt. Ein wichtiger Punkt dabei, den man nicht vergessen sollte, ist also die ausreichende Zufuhr von Flüssigkeit (vorzugsweise von Wasser)!

Ballaststoffe sind ein essenzieller Bestandteil meines Detox-Programms. Weil Sie im Verlauf dieses Programms mehr Gemüse und Obst essen werden, nehmen Sie ganz automatisch beträchtlich mehr Ballaststoffe als vorher auf. Bei vielen Menschen ist die Darmfunktion schon seit Jahren nicht mehr, wie sie sein sollte, weshalb ein „Großreinemachen" durchaus kein unnötiger Luxus ist. Ballaststoffe sind ein natürlicher Bestandteil von Lebensmitteln wie Obst, Gemüse, Kartoffeln, Naturreis (am besten Rundkorn), Nüsse und Hülsenfrüchte (Bohnen, Erbsen und Linsen). Ich persönlich habe jedoch die Erfahrung gemacht, dass die Einnahme von Flohsamenschalen (ohne weitere Zusätze) eine hervorragende und sehr wirkungsvolle Methode ist, um viele „Altlasten" loszuwerden. Darauf gehe in Teil II noch ausführlicher ein (Seite 89).

„Meine Tochter war ständig erkältet. Zunächst dachte ich, dass der Grund dafür die Kita sei, denn dort stecken sich die Kinder ja oft gegenseitig an. Aber irgendwann fiel mir auf, dass ihre Erkältungen einfach zu lange dauern, und beschloss mit ihr zum Arzt zu gehen. Ich achte sehr auf ihre gesunde Ernährung und dass sie gemäß der Ernährungspyramide isst. Als Brotaufstrich mag sie unheimlich gern Schmelzkäse. Sowohl zum Frühstück als auch zum Mittagessen gebe ich ihr Milch oder Buttermilch und am Nachmittag manchmal noch einen Trinkjoghurt. Sie bekommt also auf jeden Fall ausreichend Kalzium, dachte ich. Man kann sich meinen Schock vorstellen, als ich auf Empfehlung einer Freundin mit ihr bei einem Arzt landete, der sie auf Kuhmilchallergie testen wollte –

und die hatte sie tatsächlich! Nach einigen Monaten, in denen wir aus ihrer Ernährung alles verbannt hatten, was Kuhmilch enthielt, war die Veränderung verblüffend. Nicht nur war die ständige Erkältung wie weggeblasen, sie war auch viel fröhlicher und ausgeglichener. Ihre Augen leuchteten mehr als früher und auch ihr Stuhlgang schien problemloser und regelmäßiger zu funktionieren. Ich fand es erstaunlich, denn mir war zwar bekannt, dass es so etwas wie eine Kuhmilchallergie gibt, aber ich wusste nicht, dass sie sich so extrem auswirken kann. Ich bin sehr froh, dass wir das herausgefunden haben. Aber es ist gar nicht so einfach, der Kuhmilch im Alltag aus dem Weg zu gehen. Sie ist in zahllosen Produkten enthalten. Doch was geschieht jetzt mit der Kalziumversorgung? Darüber mache ich mir nun doch Sorgen."

Helene Van A., Alkmaar (Niederlande)

Der glykämische Index (GI)

Vielleicht haben Sie schon einmal eine Liste gesehen, auf der hinter den unterschiedlichsten Lebensmitteln ein bestimmter Wert aufgeführt war. Und Sie irren, wenn Sie denken, dass dies die Punkte sind, die das *Weight-Watchers*-Programm vergibt. Dieser Wert gibt an, mit welcher Geschwindigkeit ein bestimmtes Lebensmittel in Glukose umgewandelt wird. Nahrungsmittel mit einem niedrigen GI werden langsam und gleichmäßig verstoffwechselt, wodurch das Sättigungsgefühl länger anhält. Essen, das viel Zucker enthält, hat folglich einen höheren GI. Dazu gehören aber auch Weißmehlprodukte, weiße Nudeln und weißer Reis. Einen hohen glykämischen Index haben in der Regel Lebensmittel, deren GI-Wert über 70 liegt. Von einem niedrigen glykämischen Index spricht man bei einem Wert von 55 und darunter. Sie werden während der Detox-Wochen merken, dass Sie über den Tag hinweg weniger (oder gar keine) energetischen „Tiefs" mehr haben werden, die sonst immer dazu anregen, noch mehr zu essen. In der Detox-Phase wird Ihr Speiseplan vorzugsweise Nahrung enthalten, deren glykämischer Index so niedrig wie möglich ist. Denn mittlerweile ist Ihnen sicherlich klar, wie wichtig es ist, dass Ihr Blutzuckerspiegel keine Jo-Jo-Bewegungen macht!

Lebensmittelallergien

Kuhmilchallergie, Glutenallergie oder eine Allergie auf Meeresfrüchte scheinen immer verbreiteter zu sein. Viele Hersteller achten heutzutage darauf und statten ihre Produkte mit Informationen und gut sichtbaren Hinweisen über eventuelle Unverträglichkeiten aus. Lebensmittelallergien bleiben aber dennoch ein schwieriges Thema für den Verbraucher, vor allem dann, wenn man gerade erst herausgefunden hat, dass man gegen ein bestimmtes Nahrungsmittel allergisch ist. Plötzlich wird einem klar, dass man vor der Diagnose all diese Dinge eingekauft und gegessen hat, ohne groß darüber nachzudenken. Doch das geht nun nicht mehr.

Der Deutsche Allergie- und Asthmabund (DAAB) hat die Zahl der Menschen, die auf Lebensmittel allergisch reagieren, auf etwa sechs Millionen geschätzt. Nach einer 2014 erhobenen Statistik hat sich die Anzahl von Menschen mit Lebensmittelallergien in den vergangenen zehn Jahren verdoppelt! Eine Fülle von Informationen zu diesem Thema finden Sie im Internet, in Büchern und wahrscheinlich auch bei Ärzten. Wer unter chronischen Beschwerden leidet, für die niemand eine Erklärung finden kann, dem empfehle ich, das Detox-Programm in Teil II meines Buches durchzuführen (Seite 71 ff.). Sie werden dadurch wesentlich besser eingrenzen können, ob Sie tatsächlich unter einer Lebensmittelallergie leiden oder ob Ihre Beschwerden andere Ursachen haben.

Es muss sich übrigens nicht immer gleich um eine Allergie handeln, auch eine Unverträglichkeit kann schon sehr belastend sein, wenn Sie sich beispielsweise ständig schlapp fühlen, weil Ihr Körper sich bei der Verdauung dieser Nahrung so anstrengen muss. Der menschliche Körper ist sehr versiert und erfinderisch beim Aufschließen und Verdauen unserer Nahrung. Wenn wir ihn aber überlasten (und wenn wir es recht bedenken, tun wir das viel häufiger, als uns bewusst ist), dann lassen Probleme nicht lange auf sich warten. Das ist ein weiterer Grund, sich einen Ruck zu geben und einen Monat lang zu entgiften! Dabei lernen Sie zudem viel über Ihren Körper und seine Funktionen.

Viele Menschen, die herausfinden, dass sie eine Glutenallergie haben, denken in den ersten Monaten, dass sie gar nichts mehr essen können. Abgesehen vom völligen Verzicht auf Brot (allein das ist schon sehr schwer für die meisten Menschen) muss man sich auch von Nudeln, Salzgebäck, Kuchen, Keksen, Reisnudeln, Toastbrot und den meisten Instant-Suppen, -Saucen und -Salatdressings verabschieden. Versetzen Sie sich doch einmal in die Lage eines solchen Allergikers. Für viele von uns wäre das eine echte Herausforderung!

Auch in der Nahrungsmittelindustrie könnte mehr Forschung zugunsten unserer Gesundheit noch eine Menge bewegen. Ein durchschnittliches industriell hergestelltes Lebensmittel enthält heutzutage zehn bis zwölf Allergene (Stoffe, die allergische Reaktionen auslösen können). Zum Glück wird darauf mittlerweile auf den Verpackungen hingewiesen, denn für Menschen mit einer Lebensmittelallergie ist es geradezu eine detektivische Aufgabe, für sie unbedenkliche Produkte zu finden – vor allem dann, wenn sie hauptsächlich vorgefertigte Nahrung zu sich nehmen. Während des Detox-Programms sind sämtliche Produkte, in denen Kuhmilch, Gluten, Zucker (außer dem natürlich vorkommenden Zucker) enthalten sind, tabu und zudem wird auch auf Fleisch in jeder Form verzichtet. Im letzten Teil des Buches (Seite 179 ff.) gebe ich Ihnen Empfehlungen, wie Sie diese Nahrungsmittel bei Bedarf wieder in Ihre Ernährung integrieren können. Auf diese Weise können Sie auch herausfinden, wie Ihr Körper nach den vier Wochen darauf reagiert. Die meisten Menschen wissen nicht einmal, dass sie eine Allergie oder eine Unverträglichkeit gegen Gluten oder Laktose (Milchzucker) haben. Möglicherweise ist mein Detox-Programm für sie der ideale Weg, sich darüber Klarheit zu verschaffen. Symptome wie Ermüdung, häufige Kopfschmerzen, Hautprobleme oder Antriebslosigkeit, an die Sie sich vielleicht mittlerweile schon gewöhnt oder die von Ihrem Arzt höchstens mit der Empfehlung kommentiert werden, einfach diese oder jene Tablette einzunehmen, können durchaus der Hinweis auf eine Lebensmittelallergie oder -unverträglichkeit sein.

Lebendige Nahrung für Gesundheit und Wohlbefinden

Welche Nahrungsmittel sind für unseren Körper am gesündesten? Dazu gehen die Meinungen erheblich auseinander. Zum Glück werden über dieses Thema von den unterschiedlichsten Fachleuten und Institutionen immer mehr und besser recherchierte Bücher veröffentlicht und auch die Medien unterstützen langsam aber sicher den Trend zu mehr Transparenz in der Nahrungsmittelbranche. Ganz zu schweigen von den Enthüllungsstorys über die Praktiken und Machenschaften in eben jener Branche, die immer öfter ans Licht kommen. Ich kann nur hoffen, dass sich immer mehr Menschen dadurch angeregt fühlen, sich intensiver mit ihrer Ernährung und ihren Ernährungsgewohnheiten zu beschäftigen. Dabei sollten wir uns allerdings auch drüber im Klaren sein, dass man sich auf keine wissenschaftliche Studie hundertprozentig verlassen kann, denn nicht selten werden Ergebnisse beeinflusst oder verfälscht – beispielsweise von Interessengruppen,

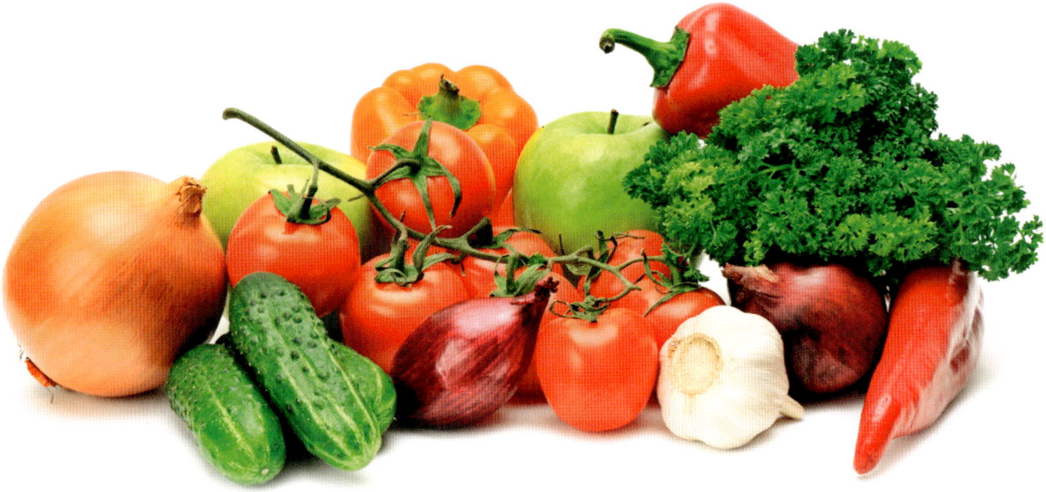

die gern ein bestimmtes Resultat sehen würden, um die Verbraucher glauben zu machen, ihre Produkte seien gesund.

Abgesehen von all den genannten Faktoren halte ich es für eine gute Idee, sich einen Monat lang meinem Programm zu widmen, um auszuprobieren, welche Wirkung naturbelassene, unbehandelte Produkte auf Ihren Körper und Ihre gesamte Befindlichkeit haben. Wenn ich von „lebendiger Nahrung" spreche, meine ich Obst, Gemüse, Nüsse, Kerne, Samen und Sprossen oder Keimlinge in ihrer natürlichen Erscheinungsform. Sie sollten möglichst unbehandelt sein und keine schädlichen Zusätze enthalten.

Lebensmittel, die direkt aus der Natur stammen, haben nur eine begrenzte Haltbarkeit und sind natürlichen Zersetzungsprozessen unterworfen. Gesunde Nahrung ist pflanzlich und unbehandelt und enthält dementsprechend weder Laktose, Gluten oder tierisches Eiweiß noch Zucker. Ich empfehle Ihnen, diese Produkte vorzugsweise in Bio-Qualität zu kaufen und sei es nur, weil sie besser schmecken. Beim Einkauf sollten Sie Bio- oder Naturkostläden vorziehen, die regionale Ware anbieten. Dort erhalten Sie am ehesten wirklich frische Ware. Wenn man sich vor Augen hält, dass manche Gemüse- und Obstsorten im Supermarkt aus Ländern auf der anderen Seite des Globus eingeflogen werden und dann auch noch so haltbar sind, dass sie eine Woche lang eingelagert werden können – wie steht es dann um die Frische? Und welche bzw. wie viele Giftstoffe wurden bei ihrer Herstellung wohl zugesetzt? Naturbelassene Tomaten aus dem Bio-Laden sind noch Stück für Stück Originale und haben viel mehr Geschmack als die hochgezüchteten und mit allen Mitteln haltbar gemachten Import-Tomaten, die nach zwei Wochen immer noch genauso aussehen!

Ich kann mir vorstellen, dass Sie denken: „Das ist ja schön und gut, kostet aber so viel Geld!" Es stimmt, dass diese Ernährungsweise nicht auf jeden Geldbeutel zugeschnitten ist, aber vergessen Sie nicht, dass Sie dafür einen Monat lang sehr viele Lebensmittel, die schädlich für Sie sind, aus Ihrem Budget streichen können. Vor allem, wenn Sie rauchen und Alkohol trinken und gelegentlich im Restaurant essen gehen, lohnt es sich, einmal durchzurechnen, was Sie all das pro Monat kostet. Und was ist mit den Spontankäufen an der Tankstelle oder am Kiosk, mit all den Süßigkeiten, Currywürsten, belegten Brötchen, Chips und dem teuren Eis beim Italiener? Machen Sie einen Kassensturz und kaufen Sie dann die hochwertigste Qualität, die Sie sich leisten können.

„Lebendige" Lebensmittel sind nicht nur für Ihren Körper, sondern auch für Ihre Psyche eine optimale Kraftquelle und das auf ganz natürlichem Wege. So regenerieren Sie Ihre Zellen und entgiften Sie Ihren Körper. Auch die Enzymausschüttung wird auf diese Weise angeregt und Enzyme brauchen wir, um unser Essen zu verdauen und um Schadstoffe auszuscheiden. Dadurch spüren wir, dass wir mehr Energie und Lust am Leben haben, und können uns auch besser konzentrieren. Wenn wir naturbelassene Lebensmittel essen, reinigen wir unseren Verdauungstrakt und kräftigen auch die anderen Ausscheidungsorgane. Ein eventueller Mangel an Spurenelementen wie Kalzium, Eisen und Zink wird wieder ausgeglichen. Unser Körper kommt durch die gesunde Nahrung wieder ins Gleichgewicht und auch mental werden wir eine Verbesserung spüren. Ein Körper, dem (mehr) gesunde Nahrung zugeführt wird, soll sogar wesentlich besser gegen zahlreiche Erkrankungen gewappnet sein, selbst wenn man erblich vorbelastet ist. Das klingt doch großartig!

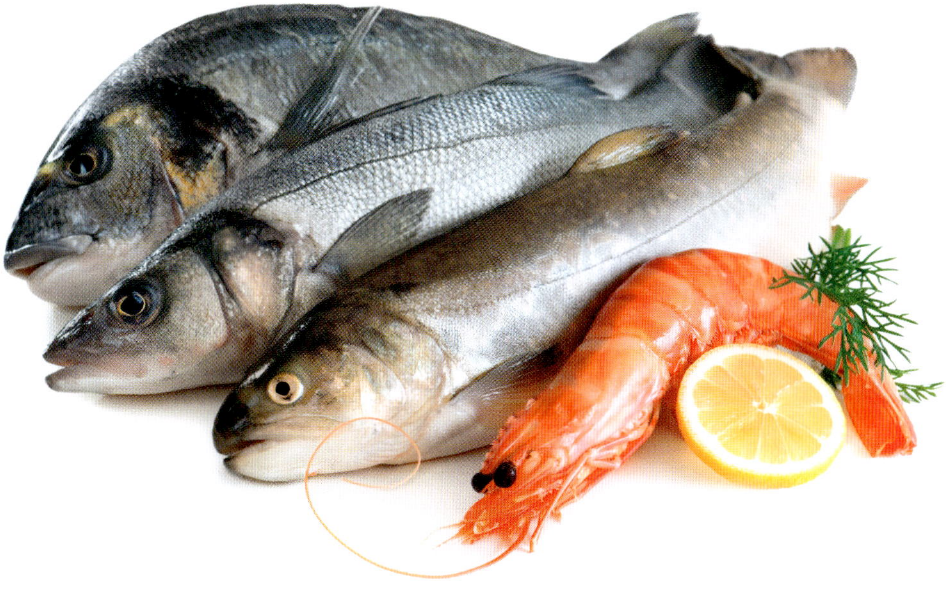

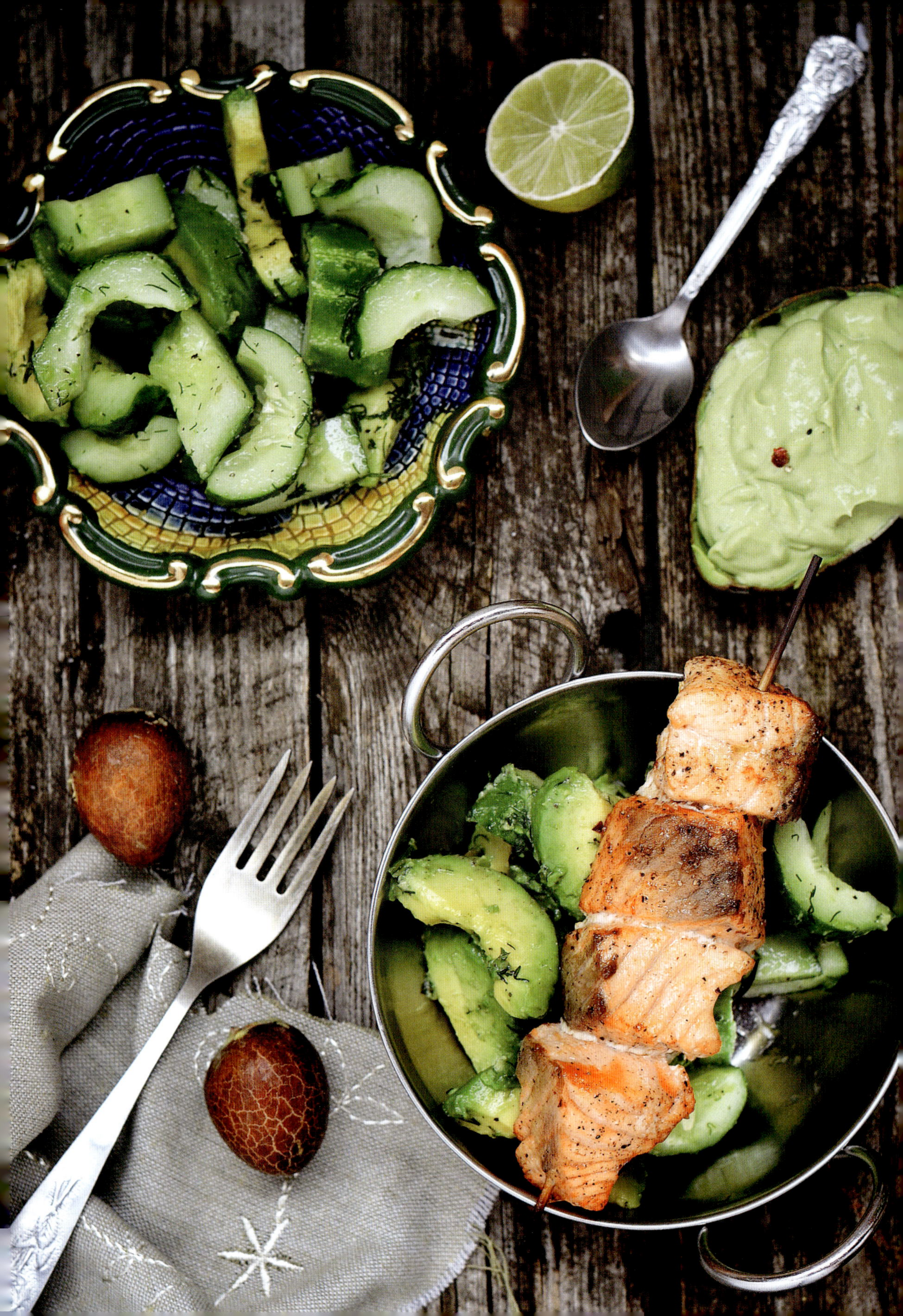

Teil II

Entlasten – Das Detox-Programm

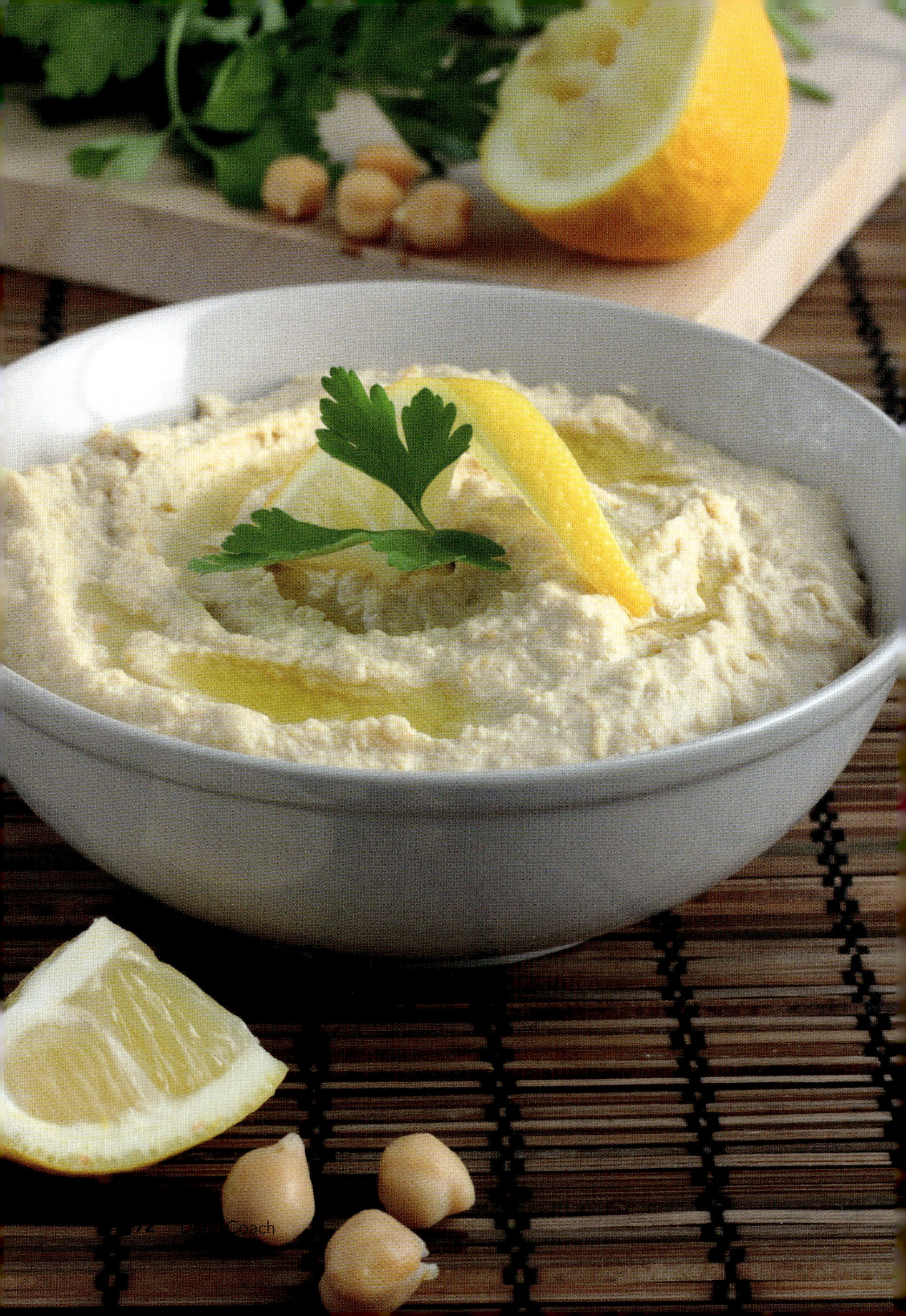

Wie Sie beginnen

„Wer Kräuter in seine Ernährung integriert, lebt garantiert gesünder. Die langweiligen wissenschaftlichen Begründungen dafür erspare ich Ihnen."

Jamie Oliver

Der Detox-Monat

Einen Monat lang geht nun es darum, eine Reihe von Lebensmitteln aus Ihrem Speiseplan zu streichen – entweder weil diese möglicherweise allergische Reaktionen auslösen oder weil sie den Stoffwechsel zu sehr belasten, aber vor allem, weil das Ziel des Detox-Programms darin besteht, so wenig Schadstoffe wie möglich aufzunehmen. Daher liegt der Schwerpunkt Ihrer Ernährung in den nächsten Wochen in erster Linie auf Obst und Gemüse, obwohl Sie natürlich auch noch andere Lebensmittel zu sich nehmen werden. Zudem können Sie auch Naturreis (Rundkorn) und Produkte aus Schafs- oder Ziegenmilch essen (Milch, Joghurt, Quark, Käse, Sahne usw.). Kuhmilch ist jedoch in jeder Form tabu! Zum einen sind Kuhmilch und aus ihr hergestellte Produkte eine große Belastung für unsere Verdauung und zum anderen leiden viele Menschen unter einer Laktoseunverträglichkeit. Zu allem Überfluss wirkt sie außerdem auch noch stark Schleim bildend. Immer mehr Therapeuten und (Alternativ-)Mediziner sind der Überzeugung, dass ein hoher Verzehr von Milchprodukten in einem ursächlichen Zusammenhang mit einem vermehrten Knochenabbau steht. Das liegt vor allem an dem ungünstigen Verhältnis bestimmter in der Kuhmilch enthaltener Mineralstoffe, wodurch den Knochen Kalzium entzogen wird. Die Milch „macht's" also nicht, sie „macht's kaputt", wenn man so will. Von Natur aus wird Milch produziert, um neu geborene (Säuge-)Tiere aufzuziehen. Sobald eine Kuh ausgewachsen ist, trinkt sie keine Muttermilch mehr. Warum also trinken wir sie dann? Dennoch nehme ich Milchprodukte aus Schafs- oder Ziegenmilch in den Speiseplan auf, weil sie einerseits

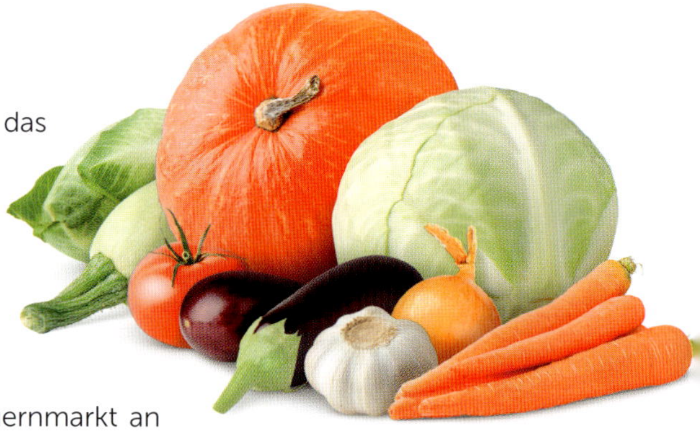

reich an Vitamin B_{12} sind (ein Vitamin, das in einer fleischlosen Ernährung fehlt) und sich andererseits mit ihnen viele Gerichte zubereiten und vor allem verfeinern lassen. Ich empfehle Ihnen, davon so viele Sorten wie möglich zu auszuprobieren. Dafür bietet sich ein gut sortierter Käsestand auf dem Bauernmarkt an oder das Sortiment Ihres Bio-Ladens oder -Supermarkts. Auch Kartoffeln stehen auf dem Speiseplan, natürlich ungeschält und am besten nur gekocht oder als Ofenkartoffeln. Fisch wird während dieses Monats nicht aus dem Speiseplan verbannt, weil der Verzehr von Fisch eine gute Quelle für wichtige Eiweiße und Spurenelemente ist.

Wer sich vegetarisch oder vegan ernährt, sollte in diesem Punkt auf eine ausreichende Versorgung mit Nahrungsergänzungsmitteln in Bio-Qualität achten. Ganz abgesehen davon ist es ohnehin keine schlechte Idee, einmal einen Abstecher in die Welt der Nahrungsergänzungsmittel zu machen und herauszufinden, welche davon für Sie infrage kommen. Den Anfang kann ein hochwertiges Vitaminpräparat eines renommierten Herstellers machen. Dabei sollten Sie jedoch unbedingt darauf achten, dass die Vitamine nicht synthetisch hergestellt wurden, sondern aus schonend gewonnenen Pflanzenextrakten bestehen. Informationen dazu finden Sie im Anhang (Seite 183 ff.).

Ich halte nicht viel davon, Ihnen vorzuschreiben, wie viel Gramm hiervon oder davon Sie zu sich nehmen sollen oder dürfen. Es ist mir viel wichtiger, dass Sie selbst herausfinden und spüren, was Ihnen guttut, und dass Sie nicht blindlings Nahrungsmittel in sich hineinstopfen, nur weil sie nun einmal in diesem Buch stehen. Sie werden merken, dass Sie an manchen Tagen mehr und an anderen weniger essen wollen. Entscheidend ist aber dabei, dass Sie sich genau daran halten, welche Nahrungsmittel erlaubt und welche tabu sind. Häufig höre ich nach einem Detox-Monat Reaktionen wie diese:

„Ich fühle mich viel klarer, habe mehr Energie und nur noch ganz selten ein typisches ‚energetisches Tief', mir geht es allgemein viel besser und ich bin auch schlanker geworden! Die Kilos sind gepurzelt, ohne dass ich auch nur eine Sekunde lang das Gefühl hatte, ich müsste hungern. Ich kann wunderbar schlafen, habe schönere Haut, Nägel und Haare und bekomme zudem noch von allen Seiten das Kompliment, ich sähe fantastisch aus! Mir ist auch aufgefallen, dass ich im Umgang mit Lebensmitteln kritischer geworden bin – und das nicht nur bei dem, was ich selbst zu mir nehme, sondern auch (insgeheim), wenn ich sehe, was andere Menschen essen und trinken. Es ist erstaunlich zu beobachten, was die Leute, ohne mit der Wimper zu zucken, im Supermarkt so alles in ihren Einkaufswagen legen."

Eine Feier oder eine Party kann zu einer wertvollen (und manchmal schwierigen) Lektion werden. Schauen Sie sich bei der nächsten Party, vielleicht anlässlich eines Geburtstags, doch einmal an, was die Menschen um Sie herum so alles an Häppchen und anderen Dingen in sich hineinstopfen. Und das nur, weil es gerade in Griffweite steht, nicht weil sie der Hunger treibt oder sie besonders große Lust darauf hätten. Neulich habe ich gesehen, wie eine Frau bei einer Geburtstagsparty ein Brötchen mit einer Frikadelle aß. Das ist an sich noch kein Problem, doch dann griff sie noch kauend mit der freien Hand in eine Schüssel voll mit *m&m's*. Die waren wahrscheinlich für als „Dessert" gedacht. Und die Schüssel war dann irgendwann leer!

Ich werde Ihnen während Ihres Detox-Programms vier Wochen lang zur Seite stehen. Zu Anfang ist es nicht ganz leicht, sich von den lieb gewonnen Essgewohnheiten zu verabschieden. Betrachten Sie die 28 Tage als einen Start in ein gesünderes Leben, denn 21 davon werden Sie ohnehin benötigen, um Ihre alten Gewohnheiten abzulegen und sich neue anzueignen. Dass mein Detox-Programm genau einen Monat dauert, liegt nicht nur daran, dass dies ein gut überschaubarer Zeitraum ist, sondern es ist auch der Mindestzeitraum, den man braucht, um eine spürbare Wirkung zu erzielen. Ich möchte Sie dazu ermutigen, während dieser vier Wochen mit den erlaubten Nahrungsmitteln zu experimentieren – natürlich im Rahmen der Detox-Regeln! Der Dreh- und Angelpunkt Ihrer Detox-Kur besteht darin, dass Sie selbst herausfinden, was für Sie persönlich am besten funktioniert. Aus diesem Grund halte ich auch nichts von Diäten, in denen alle das Gleiche essen. Jeder Körper ist einzigartig und anders als der eines anderen Menschen. Es liegt mir sehr am Herzen, dass Sie sich nicht nur gut fühlen, sondern dass Sie die Zeit auch genießen können, dass Sie Ihre Speisen selbst zubereiten und dass Sie lernen, achtsam und respektvoll mit Ihrer Nahrung umzugehen. Wenn Sie sich hier und da noch unsicher fühlen, lesen Sie am besten einfach noch einmal Teil I!

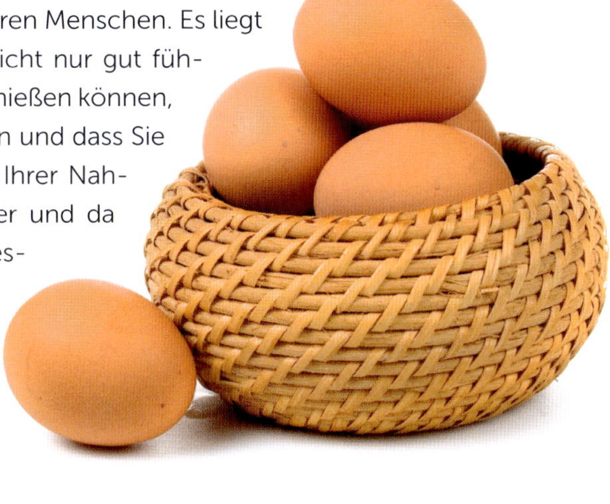

Die Regeln – eine Übersicht

Tabu sind:

- **Gluten** – Weizen, Roggen, Dinkel ... alle Getreidearten, die Gluten enthalten!
- **Zucker** – Alle Arten von Zucker, auch Rohrohrzucker. Fruchtzuckerhaltiges Obst ist übrigens erlaubt.
- **Süßstoff** – Lassen Sie sich also kein X für ein U vormachen, denn wenn irgendwo „ohne Zucker" oder „ohne Zuckerzusatz" steht, weist das häufig darauf hin, dass das Produkt sehr wohl künstlichen Süßstoff enthält! Und die haben während des Detox-Monats in Ihrem Körper absolut nicht verloren!
- **Tafelsalz** – Sollten Sie auf Salz durchaus nicht verzichten wollen, greifen Sie dann besser zu Meersalz, *Sel Gris* (graues Meersalz aus der Bretagne) oder noch besser zu Himalaja-Salz. Kaufen Sie nur unraffiniertes Salz.
- **Lebensmittelzusätze wie z. B. Farbstoffe und Aromen, Konservierungsmittel, Emulgatoren, Geschmacksverstärker usw.** – Kaufen Sie ausschließlich Produkte, deren Zutaten Ihnen vollständig bekannt und in ihrer Wirkung geläufig sind und von denen Sie sicher wissen, dass sie im Rahmen des Detox-Programms erlaubt sind.
- **Kuhmilchprodukte** – Alle üblichen Produkte aus Kuhmilch, also Butter, Käse, Quark, Joghurt. Achten Sie aber unbedingt darauf, dass Milch in unterschiedlicher Gestalt auch in anderen Produkten enthalten sein kann. Auch hier gilt wieder die Regel: Vermeiden Sie Zutaten, die Ihnen unbekannt sind und deren Wirkung Sie nicht kennen.
- **Koffein** – Auf die Tasse Kaffee sollten Sie unbedingt verzichten (das meine ich ernst!). Trinken Sie außerdem auch keinen schwarzen Tee und grünen Tee höchstens in Maßen.
- **Fleisch** – in jeder Form
- **Alkohol**
- **weißer Reis, Kartoffeln ohne Schale und Nudeln**
- **alle verpackten und industriell verarbeiteten Produkte**
- **Sojaprodukte** – Fast alle Soja-Produkte sind gentechnisch manipuliert und stecken voller Zusatzstoffe. Essen Sie also auch keinen Tofu oder Tempeh.

Was darf dann eigentlich auf den Teller?

- **Gemüse** – roh, gedämpft, geschmort, aus dem Ofen usw.
- **Obst** – frisch, getrocknet oder als Zutat. Frisches Obst sollten Sie allerdings besser auf nüchternen Magen essen.

- **Nüsse** – ungeröstet und ungesalzen. Erdnüsse sollten Sie meiden, denn diese sind für viele Menschen unverträglich, ohne dass es ihnen bekannt ist.
- **Samen und Kerne** (wie z. B. Sonnenblumenkerne)
- **Sprossen und Keimlinge** (Alfalfa, Kresse usw.)
- **Vollkornreis** – sowohl als Rundkorn als auch als Langkorn. Rundkornreis ist ausgesprochen köstlich und sehr vielseitig einsetzbar, kann sowohl warm als auch kalt gegessen werden und „kehrt" den Darm quasi wie ein Besen durch.
- **Eier** – in den verschiedensten Zubereitungsformen. Suchen Sie sich davon die aus, die Ihnen am besten schmeckt.
- **Fisch** (frisch, roh, geräuchert, gedämpft, aus der Dose oder sogar gebraten) – Achten Sie beim Kauf auf nachhaltigen Fischfang!
- **Quinoa** – Dieses glutenfreie Pseudogetreide können Sie wie Reis zubereiten und verwenden. Leckere Rezepte finden Sie in vielen vegetarischen Kochbüchern oder im Internet. Diese sollten jedoch mit den Detox-Regeln vereinbar sein.
- **Milchprodukte aus Ziegen- oder Schafsmilch** – Milch, Quark, Joghurt, Käse usw. Diese Milchprodukte sind für den Körper sehr viel einfacher zu verdauen als solche aus Kuhmilch. Sie enthalten darüber hinaus auch jede Menge Vitamin B_{12}! Das ist sehr wichtig bei einer fleischlosen Ernährung.
- **Hülsenfrüchte** (z. B. Bohnen oder Linsen)
- **Sojabohnen** – Lassen Sie Vorsicht walten bei industriell hergestellten „Soja-Produkten". Diese werden häufig aus gentechnisch manipulierten Sojabohnen hergestellt. Zudem ist der in ihnen enthaltene Sojaanteil ohnehin meist nur sehr gering.

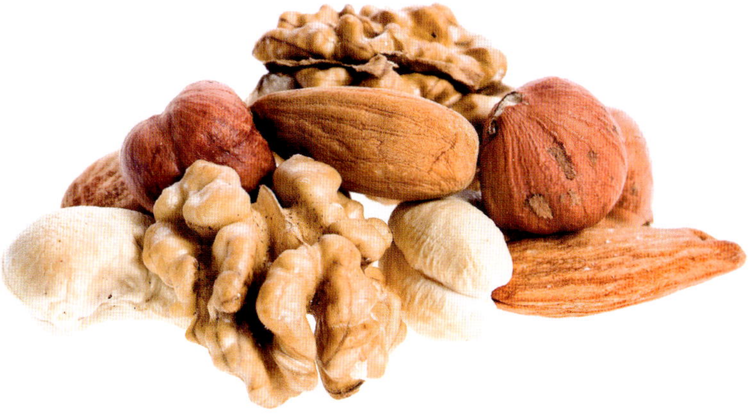

Der richtige Zeitpunkt

Eine gute Planung vor Beginn Ihrer Detox-Wochen ist wichtig. Ich lege Ihnen dringend ans Herz, dieses Buch erst von vorn bis hinten durchzulesen und dann, nachdem Sie sich für einen Detox-Monat entschieden haben, Ihren Kalender zur Hand zu nehmen und dafür einen geeigneten Zeitraum festzulegen. Der Dezember ist wegen all der bevorstehenden Feste wohl eher ungünstig und die Sommermonate empfinden viele als zu anstrengend. Natürlich kann man jedoch immer irgendeinen Grund finden, warum eine Detox-Kur gerade unpassend erscheint. Deshalb sollten Sie einfach einen Tag festlegen, an dem Sie damit anfangen wollen.

Kalkulieren Sie zudem am besten eine Vorlaufzeit ein, denn wie Sie beim Lesen dieses Buches feststellen werden: Eine gute Vorbereitung ist das A und O – und die braucht Zeit. Es lohnt sich zudem, die einzelnen Tage genau durchzuplanen. Tragen Sie dabei auch die scheinbar unwichtige Details in Ihren Kalender ein, wie beispielsweise die Koch- und Zubereitungszeiten und die Uhrzeit, zu der Sie bestimmte Gerichte aus der Gefriertruhe nehmen müssen. Für die Zubereitung der Gerichte sollten Sie sich pro Woche einen passenden Tag bzw. einen Vor- oder Nachmittag reservieren. So sind Sie auf die kommende Woche optimal vorbereitet. Damit Sie loslegen können, müssen Sie natürlich zuvor alle Zutaten bereits eingekauft haben und auch dafür sollten Sie ausreichend Zeit einplanen.

Stellen Sie außerdem sicher, dass Sie während des Detox-Monats keine der gewohnten Leckereien (wie etwa Chips, Schokolade usw.) mehr im Haus haben, denen Sie nicht widerstehen können. Sie werden in dieser Zeit garantiert Phasen erleben, in denen Ihr Durchhaltevermögen auf die Probe gestellt wird, und dann ist es besser, wenn die süßen oder salzigen Versuchungen nicht in Reichweite sind – das gilt auch für Ihren Arbeitsplatz! Vielleicht ist es sogar eine gute Idee, Ihre Kolleginnen und Kollegen darüber zu informieren, dass Sie gerade eine Detox-Kur machen. Oder schenken Sie ihnen gleich dieses Buch! Dann können Sie gleich alle gemeinsam entschlacken und das macht nicht nur mehr Spaß, sondern es macht die Sache auch viel einfacher.

Sie sollten zudem unbedingt bewusste Auszeiten für sich selbst einplanen, sonst gehen diese kleinen, aber wichtigen Verschnaufpausen in Ihrem Alltag wahrscheinlich unter. Wenn Sie sie nicht in Ihren Kalender eintragen, gibt es immer irgendeinen Grund, sie ausfallen zu lassen. Dabei ist es gar nicht so wichtig, was Sie mit dieser Zeit anfangen. Ausschlaggebend ist dabei nur, dass Sie etwas nur für sich selbst tun. Etwas, das Ihnen wirklich Spaß macht. Nutzen Sie diese kostbare Zeit! Zur Inspiration möchte ich Ihnen ein paar Ideen mit auf den Weg geben, die Sie im Kapitel „Zeit für sich selbst" (Seite 93 ff.) nachlesen können.

Wie Sie Ihren Detox-Tag gestalten

Damit Sie einen Eindruck davon bekommen, wie ein durchschnittlicher Detox-Tag aussieht, möchte ich Ihnen dies nun anhand eines Beispieltags detailliert vorstellen. Dabei gehe ich auch ausführlich auf das wichtige Thema „Körperpflege" ein. Zudem finden Sie hier das erste Rezept Ihrer Detox-Kur: den *Full of Life*-Salat! Diesen Tagesablauf können Sie übernehmen oder auch nach Ihren Wünschen und Bedürfnissen abwandeln. Dabei sollten Sie jedoch darauf achten, dass Sie täglich andere Gerichte zu sich nehmen, denn eine abwechslungsreiche Ernährung ist ein wichtiger Bestandteil dieses Entschlackungsprogramms. Und essen Sie sich satt, denn schließlich sollen Sie in den nächsten vier Wochen ja nicht hungern!

Sie wachen am Morgen Ihres 1. Detox-Tags auf. Trinken Sie direkt nach dem Aufstehen ein großes Glas (mindestens 250 Milliliter) warmes (oder heißes, fast noch kochendes) Wasser, in das Sie eine halbe Zitrone gepresst haben. Das wirkt wunderbar erfrischend und reinigend, ist ein gesunder Start in den Tag und unterstützt die Leberfunktion. Manche Menschen haben empfindliche Zahnhälse oder befürchten, dass stark säurehaltige Getränke oder Lebensmittel ihren Zähnen schaden könnten. Deshalb möchte ich Ihnen dazu im Folgenden ein paar Tipps geben, wie sich diese möglicherweise schmerzhafte „Nebenwirkung" deutlich abmildern lässt:

- Trinken Sie das Zitronenwasser und/oder den Orangensaft mit einem Strohhalm.
- Spülen Sie Ihren Mund anschließend mit reichlich Wasser aus.
- Putzen Sie nie unmittelbar danach die Zähne, sondern warten Sie noch mindestens 20 Minuten!

Bevor Sie unter die Dusche gehen, bürsten Sie Ihren gesamten Körper mit einer nicht zu weichen Körperbürste gründlich ab. Sie bürsten also trocken und nicht unter der Dusche! Damit stimulieren Sie Ihren Kreislauf und bringen Ihr Lymphsystem in Schwung. Und nicht zuletzt entfernen Sie damit auch die abgestorbenen Hautzellen. Selbst wenn Sie eher trockene Haut haben (und vielleicht gerade dann), ist das Trockenbürsten sehr wichtig! Hier eine kurze Anleitung:

- Führen Sie die Bürstenstriche immer in Richtung Herz aus, also von den Zehen zur Hüfte und von den Händen zu den Schultern.
- Um die Durchblutung anzuregen, kräftig und in kleinen Kreisen über Oberschenkel, Hüfte und Gesäß streichen.
- Beachten Sie dabei jedoch: Bürsten Sie mit möglichst viel Druck, aber dennoch so behutsam, dass Ihnen die Massage angenehm ist. Ihre Haut darf

hinterher ruhig etwas gerötet sein und Sie sollten deutlich spüren, dass Ihr Kreislauf in Schwung gekommen ist.

- Im Bauch- und Brustbereich sollten Sie jedoch sanfter trockenbürsten.
- Und bitten Sie, falls möglich, Ihren Partner oder Ihre Partnerin, Ihnen den Rücken zu bürsten.
- Vom Kinn an streichen Sie nach unten in Richtung Brustbein und Achseln.
- Bürsten Sie auch die trockenen Hautstellen an Knien, Ellenbogen und Fersen besonders gründlich.

Wenn Sie noch Tipps für den Kauf einer guten Körper- und Gesichtsbürste brauchen, im Anhang finden Sie Bezugsquellen dazu (Seite 183 f.).

Nach dem Bürsten steigen Sie unter die Dusche. Ich gehe davon aus, dass Sie in der Regel warm duschen (hoffentlich nicht zu heiß) und sich nicht gerade auf eine kalte Dusche freuen. Dennoch, Wechselgüsse mit heißem und kaltem Wasser zählen zu den wirkungsvollsten und einfachsten Mitteln einer gesunden Körperpflege und stärken zudem Gefäße, Kreislauf und Immunsystem. Wenn Sie das erste Mal eine Wechseldusche anwenden, wird diese Erfahrung recht ungewohnt für Sie sein. Doch ich bin sicher, dass Sie schon nach ein paar Anwendungen die Abneigung gegen das kalte Wasser verlieren und die Wechselduschen als angenehm und anregend empfinden werden. Ich kann Ihnen garantieren, dass Sie – wenn Sie Ihre täglichen, gründlichen Wechselduschen durchhalten – staunen werden, wie gut Sie sich hinterher fühlen und welche positiven Effekte das auf Ihre Haut hat. Und es stimmt wirklich: Man bekommt dadurch einen strafferen Po! Besonders für Menschen, die leicht frieren und schnell kalte Füße bekommen, sind Wechselduschen einfach ideal.

Nachdem Sie sich warm bis heiß abgeduscht haben und sich wohlig durchwärmt fühlen, nehmen Sie den Duschkopf, halten ihn etwas von sich weg und stellen den Regler nicht auf „lauwarm“, sondern auf „kalt“ ein. (Gehen Sie dabei behutsam vor!) Und dann geht es los:

- Richten Sie den Wasserstrahl auf beide Füße (abwechselnd rechts und links) und nehmen Sie sich Zeit dafür. (Sie müssen nicht auf die Uhr schauen, aber Ihre Füße sollten sich anschließend kalt anfühlen).
- Am rechten Fuß beginnend führen Sie nun den Strahl an der Unterschenkelaußenseite nach oben bis knapp über das Knie, wo Sie mit dem Strahl kleine Kreise beschreiben. Anschließend führen Sie den Wasserstrahl entlang der Unterschenkelinnenseite wieder nach unten bis zum Fuß. Wiederholen Sie dies mehrere Male.
- Wechseln Sie nun zum linken Bein und wiederholen Sie dort die Anwendung.

Achten Sie dabei auf eine gleichmäßige Atmung und holen Sie jeweils vor Beginn der Anwendung einmal tief Luft.

- Beginnen Sie jetzt mit der Anwendung an den Armen. Dabei richten Sie den Strahl auf den rechten Hand-rücken und führen ihm bis zur rechten Schulter. Dort beschreiben Sie wieder kleine Kreise, wechseln Sie zur Achsel und führen den Wasserstrahl entlang der Arminnenseite bis zur Handinnenfläche.
- Wechseln Sie nun zum linken Arm und wieder-holen Sie dort die Anwendung.

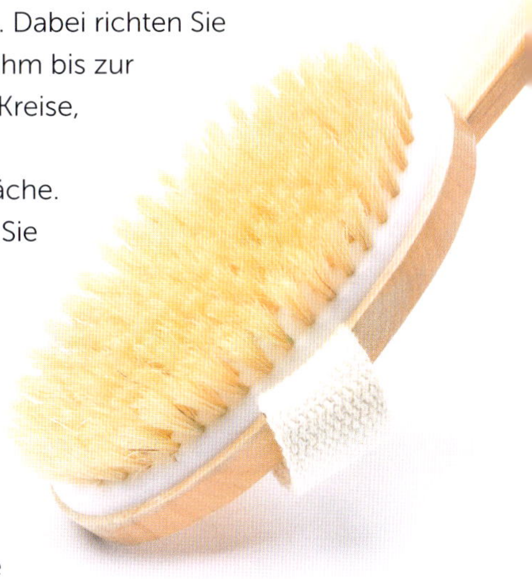

Versuchen Sie, sich viel Zeit für die Wechselgüsse zu nehmen („viel Zeit" heißt in diesem Fall mehrere Minuten, nicht nur ein paar Sekunden).

Tipp: Führen Sie die nächsten Schritte erst durch, wenn Sie sich dazu bereit fühlen! (Das kann sofort der Fall sein oder auch erst nach ein paar Tagen sein.) Sie sollten sich dabei nicht zu viel abverlangen, sondern die einzelnen Schritte in aller Ruhe aufbauen.

- Der Wasserstrahl wird nun entlang der Außenseite des rechten Beins von den Füßen bis zur Hüfte geführt. Genauso wie Sie beim Trockenbürsten die jeweilige Gesäßhälfte umkreist haben, tun Sie dies nun mit dem Wasserstrahl. Anschließend führen Sie den Wasserstrahl entlang der Oberschenkelinnenseite wieder nach unten bis zum Fuß. Wiederholen Sie dies mehrere Male. Sie können sich sicherlich vorstellen, dass diese Methode sehr wirkungsvoll ist, um die Durchblutung Ihrer Oberschenkel anzuregen.
- Wechseln Sie nun zum linken Bein und wiederholen Sie dort die Anwendung.

Anschließend können Sie auch noch Ihren Rumpf (in der Reihenfolge Brust, Bauch, Nacken) kalt abduschen, wenn Ihnen danach ist. Das ist aber nicht unbedingt nötig. Wenn Sie die oben beschriebenen Wechselduschen gründlich und lange genug durchgeführt haben, hat Ihr Körper ausreichend Kälte aufgenommen.

Nachdem Sie Ihren Körper kalt abgeduscht haben, machen Sie die beschriebene Anwendung mit heißem Wasser, das Sie wie beschrieben über den Körper laufen lassen. Danach folgt noch ein weiterer Durchgang mit kaltem Wasser. Beenden Sie die Wechseldusche stets mit kaltem Wasser!

Nach dem Duschen trocknen Sie sich ab. Für den Fall, dass Sie sich mit einer Körperlotion oder einem Körperöl einreiben möchten, sollten Sie unbedingt auf die Reinheit der Inhaltsstoffe achten und Produkte in Bio-Qualität vorziehen. Sehr zu empfehlen ist kalt gepresstes Jojobaöl, aber es gibt auch andere naturreine Körperöle, die den Detox-Prozess unterstützen. Diese können Sie mit ein paar Tropfen eines ätherischen Öls versetzen, aber auch dabei sollten Sie auf Bio-Qualität achten. Mehr Informationen dazu finden Sie im Anhang (Seite 183 ff.).

Trinken Sie nun erneut ein großes Glas Wasser (mindestens 250 Milliliter), möglichst aber kein kaltes Wasser. Gut geeignet ist ein lauwarmer Rest von dem Wasser, das Sie vor dem Bürsten gekocht haben.

Nun ist es Zeit für Ihr *Glass of Fresh* (siehe Rezept, Seite 106 f.). Beachten Sie auch dabei wieder die Tipps, die ich Ihnen oben für das Trinken des Zitronenwassers gegeben habe. Diesen Frühstückssaft bereiten Sie am besten frisch (mit dem Entsafter!) zu. Er hat eine grasgrüne Farbe, schmeckt herrlich erfrischend und enthält eine Mischung aus Spinat, Stangensellerie, Salatgurke, Petersilie, Ingwer, Limette, Zitrone und grünem Apfel. Sie können diesen Saft aber auch mit zur Arbeit nehmen und dort trinken. Er sollte allerdings so kalt wie möglich und gut durchgerührt getrunken werden. Wichtig dabei ist, dass Sie ihn langsam und genüsslich in kleinen Schlucken trinken. Sie können ihn aber auch in zwei Portionen zu jeweils 150 Millilitern aufteilen.

An den Geschmack dieses Frühstückssafts werden Sie sich wahrscheinlich erst gewöhnen müssen, doch von vielen meiner Klienten habe ich gehört, dass er für sie eine wunderbare Alternative zum Kaffee ist. Sie geben Ihrem Körper so einen wahrhaften Kick an Vitaminen und Mineralstoffen und starten gesund in den neuen Tag.

Wenn Sie mögen, können Sie den Frühstückssaft auch täglich trinken, denn vor Beginn jeder neuen Detox-Woche bereiten Sie jeweils sechs Portionen *Glass of Fresh* zu und frieren diese ein. Doch seine Zubereitung ist relativ zeitaufwendig. Alternativ können Sie in den ersten beiden Detox-Wochen auch jeweils drei Portionen Frühstückssaft trinken, also etwa jeden zweiten Tag 1 *Glass of Fresh*.

Vergessen Sie nicht, außer Ihrem Frühstückssaft auch die anderen Mahlzeiten für den jeweiligen Tag mit zur Arbeit zu nehmen, sowie gegebenenfalls Besteck und einen Teller.

Sollte Ihnen nach dem Frühstückssaft der Sinn nach etwas Warmem stehen, können Sie eine Tasse Kräutertee oder grünen bzw. weißen Tee trinken.

Jetzt wird es Zeit für Ihre erste „feste Nahrung", falls Sie darauf bereits Appetit haben. Doch dabei sollten Sie eines

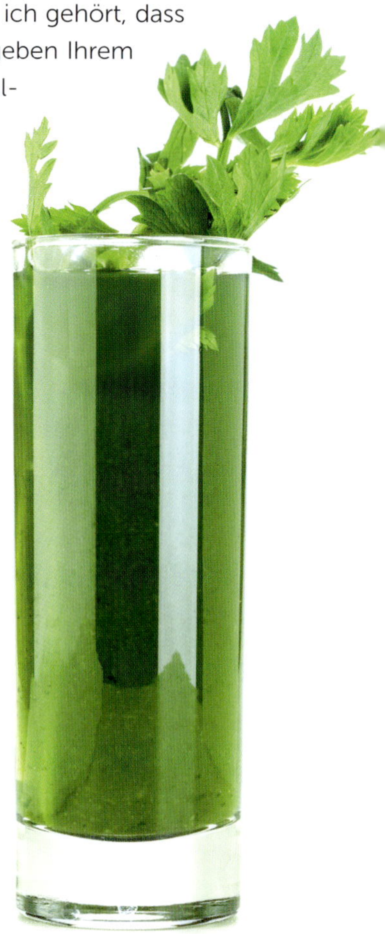

nicht vergessen: Essen Sie nicht aus Gewohnheit oder weil Sie denken, dass „es jetzt dran ist". Hören Sie auf Ihren Körper! Viele Menschen denken eigentlich kaum noch darüber nach, ob sie in dem gegebenen Augenblick wirklich etwas essen wollen oder nicht. Auf meine Frage, ob sie wirklich etwas essen wollen, habe ich von vielen Menschen oft folgende Antwort gehört: „Ich muss erst auf die Uhr schauen." Als ob die Uhrzeit ihnen sagt, was ihr Körper braucht! Falls auch Sie in Bezug auf Essen und Trinken eher im Autopilotmodus durchs Leben gehen, können Sie diesen Monat dazu nutzen, einmal in sich hinein zu spüren: Essen Sie, weil Sie tatsächlich Hunger haben, weil etwas Essbares vor Ihrer Nase steht oder liegt (im Handschuhfach Ihres Autos oder auf den Tellern von anderen Leuten) oder weil Sie gerade einfach nicht anders können?

Kommen wir zurück zu Ihrer ersten festen Nahrung des Tages: Ich empfehle Ihnen, mit frischem Obst zu beginnen, beispielsweise mit einem Apfel oder einem selbst zubereiteten Obstsalat. (Bitte essen Sie keinen gekauften Fertigsalat!) Sollten Sie jedoch große Lust auf etwas „Substanzielleres" als Obst haben, können Sie aus einer der folgenden Optionen auswählen (Vergessen Sie dabei nicht, dass dafür auch die Reste vom Vorabend eine gute Wahl sind):

- Reiswaffeln, wahlweise belegt mit Feta, Avocado, Kirschtomaten, Hummus, Pesto, Baba Ghanoush oder Ziegenkäse. (Reiswaffeln haben zwar einen relativ hohen glykämischen Index, sind aber in kleinen Mengen eine gute Alternative für leidenschaftliche Brotesser.) Darüber hinaus finden Sie in diesem Buch sicherlich noch weitere Tipps zum Belegen. Lassen Sie sich inspirieren!
- Ziegen- oder Schafsjoghurt mit Früchten (vorzugsweise Blaubeeren, Himbeeren, schwarze und Rote Johannisbeeren oder auch Erdbeeren)

Während des Essens sollten Sie nichts trinken, sondern erst frühestens eine halbe Stunde nach dem Essen, denn dadurch verdünnen sich die Verdauungssäfte im Magen.

Ein gutes Rezept für eine Mittagsmahlzeit während des Detox-Programms ist der *Full of Life*-Salat. Nachfolgend möchte ich Ihnen vorstellen, was dieser alles enthalten kann. Sie dürfen für den Salat entsprechend der Regeln dieses Detox-Programms verwenden, worauf Sie gerade Lust haben, denn er soll so bunt wie möglich sein. Sie können ihn beispielsweise mit etwas nativem Pflanzenöl, Fisch, Käse und reichlich Rohkost sowie Kräutern zubereiten. Wenn Sie die Zutaten dafür auf dem regionalen Wochenmarkt oder im Naturkostladen einkaufen, werden Sie je nach Saison auf ein anderes Angebot stoßen. Lassen Sie sich davon anregen und fragen Sie den Verkäufer oder Mitarbeiter, woher die Produkte stammen bzw.

ob sie aus der Region kommen. Gemüse, das sozusagen gestern noch in der Erde gesteckt hat, hat einen wesentlich höheren Nährwert als ein Salatkopf, der erst drei Tage unterwegs war und dann noch vier Tage in der Auslage gelegen hat. Kaufen Sie also möglichst nur frische, lebendige Nahrungsmittel! Es muss allerdings nicht immer Salat sein, variieren Sie bitte Ihre Mittagsmahlzeiten: Sehen Sie sich die Rezepte in diesem Buch an und suchen Sie sich die für Sie passenden aus. Genießen Sie und sorgen Sie stets für Abwechslung. Auch ein „Resteessen" kann lecker sein als Mittagsmahlzeit.

Zutaten für einen *Full of Life*-Salat (ein Beispiel):

- 2 gute Handvoll gemischter Salat (Nehmen Sie vor allem dunkelgrüne Salatsorten!)
- 1 Handvoll Kirschtomaten, halbiert
- 1 ganze, reife Avocado, entkernt und in kleine Stücke geschnitten
- ⅓ Salatgurke, ungeschält in kleine Stücke geschnitten
- Oliven (Menge nach Bedarf)
- grüne Bohnen, gedämpft und abgekühlt (oder anderes Gemüse, das vom Vorabend übrig ist, z. B. Brokkoliröschen, Radieschen, Karottenscheiben, frischer Spinat usw.)
- ein paar Zweige glatte Petersilie, fein gehackt
- 1 Frühlingszwiebel, in Ringe geschnitten (oder ein paar rote Zwiebelringe; Menge nach Bedarf)
- ½ rote Paprikaschote, entkernt und in Streifen geschnitten
- Ziegenrolle oder anderen Ziegenkäse, zerbröckelt
- 1 kleine Handvoll Pinienkerne
- 1 Handvoll frisches Basilikum
- 1 Spritzer kalt gepresstes Olivenöl
- Saft von ½ Bio-Zitrone (Menge nach Bedarf)
- frisch gemahlener schwarzer Pfeffer

Zudem nach Wunsch:

- Fisch in Bio-Qualität, z. B. Räucherlachs, roher oder leicht gegrillter Thunfisch oder Fisch aus der Dose (Achten Sie beim Kauf auf nachhaltigen Fischfang!)
- Champignons (roh oder in Olivenöl, Kräutern und Knoblauch eingelegt)
- Artischockenherzen aus dem Glas oder aus dem Feinkostgeschäft (am besten in Bio-Qualität)
- Tapenade, Hummus oder Baba Ghanoush (jeweils selbst gemacht; siehe Rezepte, Seite 131, 119 und 120)

- Tomatensalat mit Frühlingszwiebeln und Koriander (selbst gemacht; siehe Rezept, Seite 108)
- Pesto (selbst gemacht; siehe Rezept, Seite 107)

Es ist natürlich durchaus möglich, dass Sie diesen sättigenden Salat gar nicht komplett aufessen können. Das ist kein Problem, denn auch hier gilt wieder: Hören Sie auf Ihren Körper! Wenn Sie schon nach der Hälfte satt sind, heben Sie den Rest einfach auf. Vergessen Sie auch nicht, achtsam zu kauen und sich Zeit fürs Essen zu nehmen. Dabei ist die Faustregel „jeden Bissen dreißig Mal zu kauen" wahrscheinlich unrealistisch, aber Sie sollten wenigstens langsamer als sonst essen und jeden Bissen bewusst genießen. Sie werden merken, dass sich dadurch das Sättigungsgefühl dadurch viel früher einstellt.

Falls Sie an der Arbeitsstelle die Möglichkeit haben, Ihre Suppe zu erwärmen (nicht in der Mikrowelle!), können Sie entweder die Würzige Tomatensuppe (siehe Rezept, Seite 110 f.) oder die Gemischte Pilzsuppe (siehe Rezept, Seite 111) mitnehmen und dazu etwas von Ihrem Mittagssalat verspeisen. Was übrig bleibt, heben Sie sich für später auf. Essen Sie keine Suppen aus der Kantine, denn diese enthalten meist viel zu viel Salz und zudem Zusatzstoffe, die Sie gerade aus Ihrem Speiseplan gestrichen haben. Ebenso wenig empfehlenswert sind natürlich Tüten- oder Dosensuppen. Machen Sie keine Kompromisse! Essen Sie nur Speisen, von denen Sie genau wissen, was Sie enthalten, also nur Mahlzeiten, die Sie selbst zubereitet haben oder deren Zutaten Sie hundertprozentig vertrauen können.

Am Nachmittag können Sie gelegentlich eine Tasse Tee trinken. Bleiben Sie dabei vorzugsweise bei Kräutertee (oder koffeinfreiem Tee) aus dem Bio-Laden. Dort gibt es ein großes Angebot an leckeren Teesorten. Oder nehmen Sie ein paar Zweige frische Minze mit und brühen Sie sich damit einen Tee auf. Er schmeckt lecker, erfrischend und tut gut.

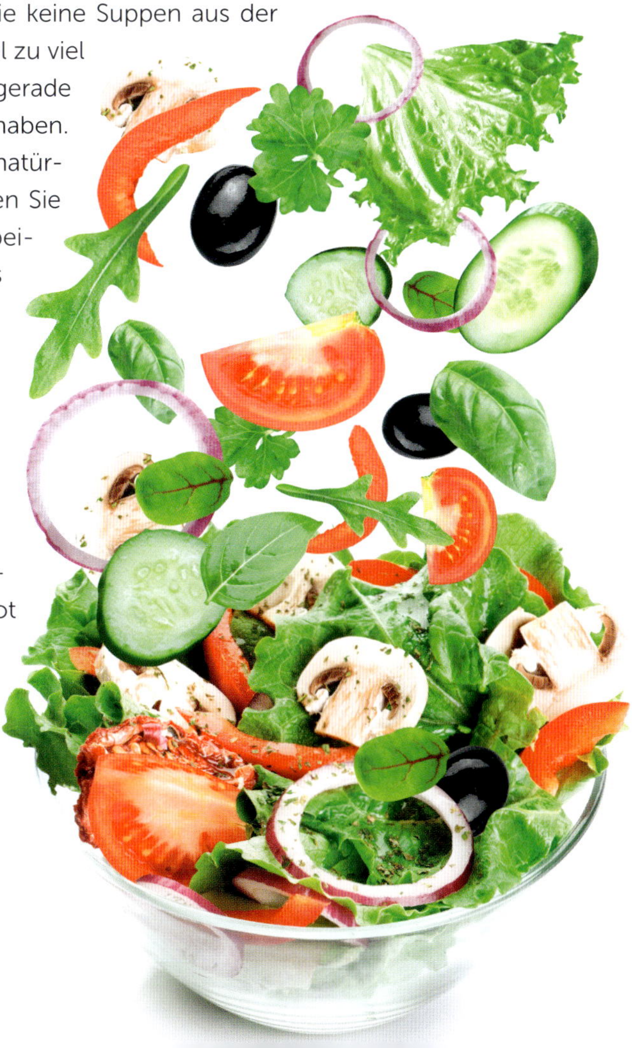

Und dann kommt das berühmt-berüchtigte Nachmittagstief, das bekannte Suppenfabrikanten schlauerweise in bare Münze umgewandelt haben.

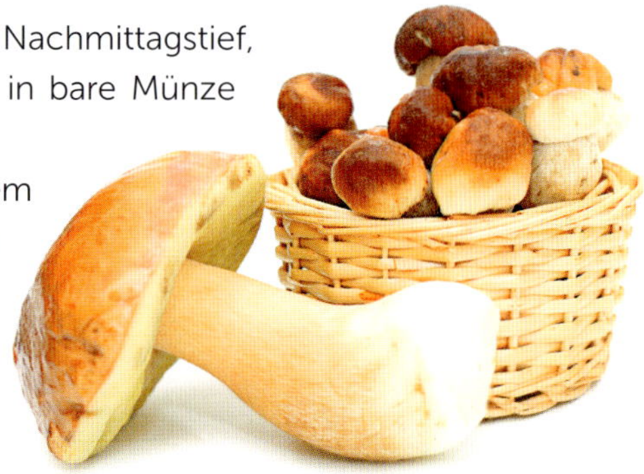

In den meisten Fällen kommt es zu diesem „Absacken" der Energie einige Stunden nach dem Mittagessen, weil die verzehrten Speisen einen zu hohen glykämischen Index hatten. Wie ich in Teil I des Buches bereits erläutert habe, bedeutet dies, dass der Blutzuckerspiegel direkt nach dem Essen stark angestiegen und anschließend rasant abgesunken ist. Das löst Appetit auf einen herzhaften oder süßen Snack für Zwischendurch aus. Manche „pirschen" dann quer durchs Büro und erbeuten hier ein Bonbon, dort ein Stück Schokolade und landen schließlich bei irgendeinem Automaten, bei dem sie sich eine Instantsuppe oder eine Chipstüte ziehen, oder sie holen sich in der Kantine schnell ein süßes Teilchen. Letztere müssten eigentlich ein Gefahrensymbol tragen, denn sie schaden massiv unserer Gesundheit!

Angesichts der Tatsache, dass Sie selbst hingegen zu Mittag eine Mahlzeit hatten, die sich nicht so stark auf Ihren Blutzuckerspiegel ausgewirkt hat wie ein paar Scheiben Toastbrot und ein gesüßter Joghurtdrink, werden Sie merken, dass Sie auch weniger Appetit auf den kleinen Snack für zwischendurch haben.

Dennoch tut es zuweilen gut, zwischen dem Mittag- und dem Abendessen noch etwas zu sich zu nehmen. Das ist dann der Moment für den übrig gebliebenen Salat, einige belegte Reiswaffeln oder eine der anderen Optionen, die ich Ihnen auf Seite 153 ff. vorgeschlagen habe. Wenn Sie aber keine Lust auf Salat haben, können Sie auch ungeröstete, ungesalzene Nüsse oder etwas Trockenobst essen. Dabei sollten Sie sich allerdings zurückhalten, denn diese natürlichen „Snacks" enthalten Fruchtzucker, der sich ebenso auf den Blutzuckerspiegel auswirkt.

Und nun möchte ich Ihnen noch ein paar Tipps für das Abendessen mit auf den Weg geben. Fangen Sie am besten immer mit einer Suppe und einem kleinen grünen Salat an. Statt einer aufwendig zubereiteten Suppe können Sie auch eine einfache Misosuppe oder eine (selbst gemachte) Gemüsebrühe essen. Der „Hauptgang" darf dann aus allem bestehen, wonach Ihnen der Sinn steht, vorausgesetzt, Sie halten sich an die Regeln des Detox-Programms und bringen genügend Abwechslung in Ihren Speiseplan.

All die Rezepte in diesem Buch dienen dazu, Ihnen so viele Anregungen wie möglich zu geben. Falls Ihnen eine besonders hektische Woche bevorsteht, empfiehlt es sich, am Vorbereitungstag vor allem Speisen zuzubereiten, die sich gut einfrieren lassen. Notieren Sie zudem in Ihrem Kalender gut sichtbar, welche Mahlzeiten Sie rechtzeitig aus dem Tiefkühlfach oder der Gefriertruhe holen müssen. Bei manchen Speisen oder Getränken ist das bereits am Vorabend erforderlich, denn Auftauen braucht nun einmal seine Zeit. Und wenn es ums Aufwärmen geht, möchte ich Ihnen dringend ans Herz legen, auf die Mikrowelle zu verzichten und stattdessen einen Topf oder den Ofen zu verwenden. Die Mikrowelle sollten Sie wirklich nur einsetzen, wenn es gar nicht anders geht.

Ich kann mir vorstellen, dass der Rest Ihrer Familie oder Ihr Partner bzw. Ihre Partnerin in den Wochen, in denen Sie sich dem Detox-Programm verschrieben haben, lieber so weiteressen möchte wie bisher. Aber warten Sie einmal die Reaktionen ab, wenn die Lieben mitbekommen, wie lecker Ihre Gerichte schmecken und wie fantastisch Sie aussehen! Vielleicht erwarten Sie während dieser Wochen auch Gäste aus dem Familien- oder Freundeskreis, denen Sie lieber etwas Fleischhaltiges oder Brot vorsetzen möchten. Allerdings enthält dieses Buch eine Fülle von Rezepten, Variationen und Ideen, mit denen Sie für jede beliebige Gelegenheit Köstlichkeiten auftischen können. Nichtsdestotrotz können Sie natürlich für Ihre Gäste auch einfach ein Stück Fleisch braten oder Brot und Käse anbieten. Es dürfte Ihren Gästen egal sein, wenn Sie selbst in diesem Fall bei Salatgurke mit Ziegenkäse und getrockneten Tomaten bleiben. Wenn Sie sich dann noch ein leicht kohlensäurehaltiges Mineralwasser mit ein paar Spritzern Zitrone gönnen, kann das Festmahl beginnen!

Denken Sie daran, während des Essens nichts zu trinken (außer eventuell auf einer Party), und vergessen Sie nicht, nach dem letzten Bissen mindestens eine halbe Stunde verstreichen zu lassen, bevor Sie wieder etwas trinken. Abends sollten Sie nur beruhigenden oder Schlaf fördernden Kräutertee trinken. In gut sortierten Naturkostläden, die unterschiedliche Marken führen, finden Sie eine reiche und sehr leckere Auswahl. Und sogar in Supermärkten werden mittlerweile wohlschmeckende, koffeinfreie Teesorten in Bio-Qualität angeboten.

Vor dem Schlafengehen sollten Sie aber nicht zu viel trinken – weder Wasser noch Tee. In der Anfangsphase des Detox-Programms werden Sie ohnehin häufiger als gewohnt Harndrang verspüren, aber wenn Sie auch nachts noch öfter „raus“ müssen, kann das

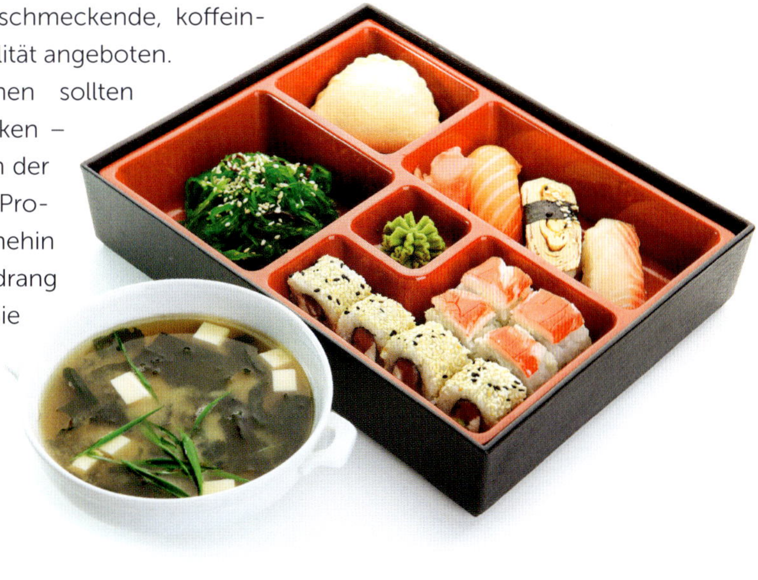

ziemlich anstrengend werden. Und bevor Sie das Licht ausmachen: Vergewissern Sie sich, dass Sie alle eingefrorenen Speisen und Getränke für den nächsten Tag aus dem Tiefkühlfach geholt haben.

Rechtzeitig vor dem Zubettgehen sollten Sie zudem die Flohsamenschalen eingenommen haben, am besten einen gut gehäuften Esslöffel voll, den Sie in möglichst frischen Saft einrühren und aufquellen lassen. Prinzipiell können Sie die Flohsamenschalen auch zu einem anderen Tageszeitpunkt einnehmen. Vor dem Schlafen ist dies allerdings am günstigsten. Und trinken Sie anschließend noch ein großes Glas Wasser (mindestens 200 Milliliter).

Und so sieht Ihr Detox-Tag im Überblick aus:

Morgens

- nach dem Aufstehen 1 Glas warmes Wasser mit Zitrone (mindestens 250 Milliliter)
- Trockenbürsten
- Wechseldusche
- 1 großes Glas Wasser (mindestens 250 Milliliter)
- *Glass of Fresh* (an den Tagen, an denen Sie diesen Frühstückssaft nicht trinken, wahlweise Tee, Wasser, frisch gepresster Fruchtsaft und/oder die Frühstücksempfehlungen im Rezeptteil)
- bei Bedarf Tee (am besten Kräutertee)
- etwas Obst

Mittags

- Mittagessen (Dieses kann aus einem *Full of Life*-Salat bestehen, aber auch aus anderen Gerichten, deren Rezepte Sie in diesem Buch finden. Sorgen Sie stets für Abwechslung. Auch ein „Resteessen" kann lecker sein als Mittagsmahlzeit.)
- Kräutertee bzw. Wasser
- bei Bedarf gegen 16 Uhr eine kleine Zwischenmahlzeit (belegte Reiswaffeln, Ziegen- oder Schafsjoghurt mit Früchten)

Abends

- mit Suppe und Salat starten
- Abendessen (siehe Rezeptteil)
- Tee und Wasser (vor dem Schlafengehen nicht zu viel trinken!)
- das eingefrorene Gericht oder Getränk für morgen aus dem Gefrierfach holen
- Flohsamenschalen vor dem Zubettgehen

Ein paar gesunde Extras

Flohsamenschalen

Ich empfehle Ihnen wirklich dringend, täglich vor dem Zubettgehen einen Esslöffel Flohsamenschalen einzunehmen. Dazu sollten Sie viel trinken, sonst können die Schleimstoffe nicht richtig aufquellen und der reinigende Effekt bleibt aus. Lassen Sie die Flohsamenschalen zunächst in einem Glas frisch gepresstem Saft oder Wasser vorquellen. Trinken Sie die Mixtur und anschließend noch mindestens 250 Milliliter Wasser.

Flohsamenschalen sind reine Ballaststoffe, welche die Darmfunktion unterstützen. Sie sind kein Abführmittel, machen den Darm also nicht träge, sondern kurbeln seine Verdauungstätigkeit an. Flohsamenschalen sind in der Lage, das Dreißigfache ihres Eigengewichts an Flüssigkeit aufzunehmen, was die Reise Ihres Darminhalts entschleunigt. Sie können sich sicherlich vorstellen, dass auf diese Weise auch viele „Altlasten", die sich in den Falten Ihres Darms eingenistet haben, endlich einmal ausgeräumt werden. Lassen Sie mich Ihnen versichern, ohne zu sehr ins Detail zu gehen: Sie werden staunen, was dabei so alles ans Tageslicht kommt – und welche Mengen! Ein gut aufgeräumtes Gefühl ist Ihnen anschließend gewiss! Wir werden immer wieder dazu aufgefordert, mehr Ballaststoffe zu uns zu nehmen. Doch mit unserer gewohnten Ernährung ist das nahezu unmöglich.

Flohsamenschalen sind ein unverzichtbarer Bestandteil dieses Detox-Programms, weil Sie ohne eine gründliche Darmreinigung nicht den erhofften Erfolg erzielen könnten. Ich möchte an dieser Stelle noch einmal betonen, wie wichtig es ist, dass Sie die Flohsamenschalen mit reichlich Wasser einnehmen. Wenn Sie zu wenig trinken, werden Sie sich vollgestopft und aufgebläht fühlen und Ihr Darminhalt rührt sich kaum von der Stelle. Sollten diese Beschwerden auftreten, dann haben Sie mit Sicherheit zu wenig getrunken.

Meersalzbäder und -abreibungen

Die Verwendung von Meersalz bzw. von Totes-Meer-Badesalz oder der Premiumvariante Himalaja-Salz ist ein wichtiger Bestandteil des Detox-Programms. Für die Anwendung eignet sich die Badewanne am besten, aber für unsere Zwecke reicht auch die Duschwanne aus. Wenn Sie eine Badewanne haben, geben Sie ein halbes bis ein Kilo Meersalz (bzw. des von Ihnen ausgewählten Salzes) ins warme Badewasser und legen sich etwa 15 bis 20 Minuten hinein. Anschließend trocknen Sie sich ab und kriechen direkt unter die Bettdecke, über der Sie noch eine zusätzliche Decke ausbreiten. Seien Sie darauf vorbereitet, dass Sie sehr stark schwitzen werden.

Als Alternative, und wenn Sie es unangenehm (oder un-hygienisch) finden im Bett zu schwitzen, können Sie sich auch warm eingepackt – in Hausanzug und dicken Socken – auf dem Sofa in eine Decke einwickeln. Das Wichtigste dabei ist, dass Ihr Körper die Gelegenheit bekommt, richtig zu schwitzen, denn das ist nach wie vor einer der besten und natürlichsten Wege, Schlacken und Giftstoffe auszuleiten. Wenn Sie jedoch keine Badewanne haben, steigen Sie in die Dusche und reiben sich gründlich mit dem Meersalz ab. Nehmen Sie sich dafür ruhig viel Zeit. Anschließend warm abduschen, abtrocknen und schnell in warme Kleidung schlüpfen.

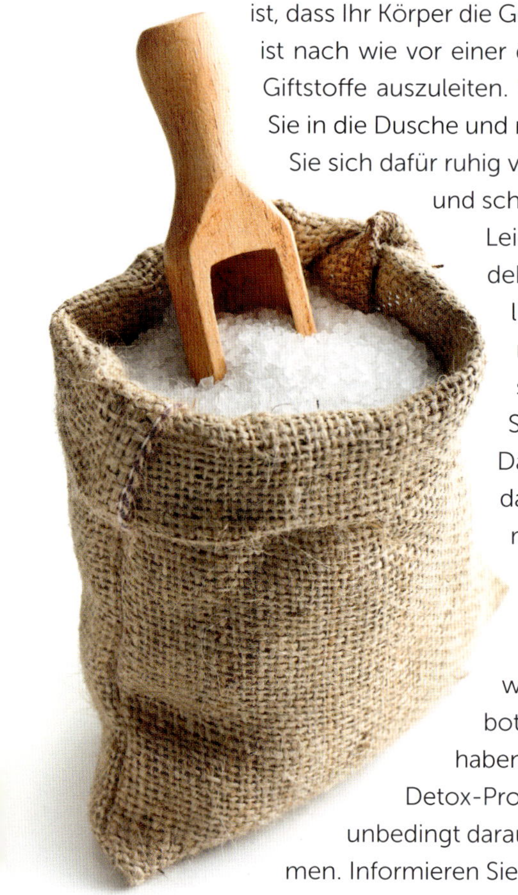

Leider enthalten viele Produkte, die als Totes-Meer-Salz deklariert sind, in Wirklichkeit nur Tafelsalz. Bedauerlicherweise kann man das von außen nicht erkennen. Gehen Sie also besser auf Nummer sicher und schauen Sie sich in Ihren Naturkostladen oder Bio-Supermarkt nach einem geeigneten Badesalz um. Das kostet zwar unter Umständen etwas mehr, aber dafür können Sie von der Meersalzanwendung umso mehr profitieren!

Entschlackungskuren

Im Internet und in den einschlägigen Geschäften werden haufenweise Pillen und Pülverchen angeboten, die angeblich eine entschlackende Wirkung haben sollen. Diese können Sie ergänzend zu diesem Detox-Programm einnehmen. Beim Kauf sollten Sie jedoch unbedingt darauf achten, was Sie kaufen und anschließend einnehmen. Informieren Sie sich genau über die Qualität und vor allem über die Inhaltsstoffe des Produkts. Ausführliche Informationen dazu können Sie auch direkt beim Hersteller (und oft auch im Internet) erhalten. Das Detox-Programm hat vor allem in Verbindung mit den Flohsamenschalen bereits eine sehr reinigende Wirkung, damit sind Sie also schon auf einem guten Weg. Dennoch kann es nicht schaden, ergänzende Hilfsmittel zu nutzen.

In jedem Fall rate ich Ihnen, zusätzlich eine Entwurmungskur durchzuführen. Wenn Sie diese mit der Einnahme von Flohsamenschalen kombinieren, tun Sie Ihrem Körper etwas ganz besonders Gutes. Um nicht zu sagen: etwas essenziell Wichtiges! Wie Ihnen vielleicht bekannt ist, haben 70 Prozent aller Erkrankungen Ihren Ursprung im Darm. Sorgen Sie also am besten mit sanften, aber effektiven Reinigungskuren für Ihre Darmgesundheit. Die Entwurmungskur besteht aus einer

Reihe von Kräutern, die Sie über einen Zeitraum von 17 Tagen einnehmen müssen. Weitere Informationen über Entschlackungskuren und auch über die Entwurmungskur finden Sie im Anhang (Seite 183).

Darmspülungen

In den Niederlanden ist dieses Thema seit ein paar Jahren kein Tabu mehr, seit die Fernsehöffentlichkeit einer prominenten Niederländerin und ihren Freundinnen dabei zusah, wie sie nach einer Darmspülung Stücke eines zerbrochenen Kugelschreibers und Schlacken aus einem Küchensieb fischten. Äußerst appetitlich! Kein Wunder, dass die Leute mich entsetzt anschauen, wenn ich Ihnen erzähle, dass ich mich bereits mehrere Male einer sogenannten Colon-Hydro-Therapie unterzogen habe. Da die Meinungen zu diesem Thema jedoch sehr weit auseinandergehen, sollten Sie sich im Vorfeld gründlich darüber informieren. Ich persönlich und auch viele meiner Klienten haben verblüffend gute Erfahrungen damit gemacht. Allerdings ist es wichtig, die Behandlung in einer kompetenten Fachklinik durchführen zu lassen. Im Anhang finden Sie Tipps und Adressen dazu (Seite 183). Und noch ein letzter Ratschlag: Wenn Sie trotz allem das Gefühl haben, dass eine Darmspülung nichts für Sie ist, dann hören Sie auf Ihr Gefühl und lassen Sie es!

Ausgehen, Geschäftsessen und Partys

Wer selbst einkauft und kocht, hat die völlige Kontrolle darüber, was er auf seinen Teller bekommt. Wenn Sie aber bei anderen oder in einem Restaurant essen, ist das natürlich anders. In solchen Situationen werden Sie natürlich auch mit der einen oder anderen Versuchung konfrontiert! Das Körbchen mit frischem Baguette und gesalzener Butter, die Weinkarte, der Cappuccino – hm, lecker! Hier folgen daher nun eine Reihe von Tipps, wie Sie auch diese Klippen sicher umschiffen können.
Das Wichtigste zuerst: Verzichten Sie in jedem Fall auf Alkohol. Was das Brot betrifft: Falls Sie es schwierig finden, es direkt vor Ihrer Nase stehen zu haben, können Sie die Bedienung auch bitten es wegzulassen. Und nun zum Bestellen: Salate gibt es in jedem Restaurant und sie sind deshalb eine sichere und häufig auch leckere Alternative zum normalen Hauptgericht. Allerdings sollte Ihr Salat weder Käse (ausgenommen davon sind Ziegen- oder Schafskäse) oder Fleisch noch Croûtons enthalten – und natürlich sollten Sie auch auf das Fertigdressing verzichten. Anstelle der üblichen Salatsauce können Sie um ein Viertel (eine Scheibe wird Ihnen nicht ausreichen) einer Zitrone und etwas Olivenöl bitten, diese Dinge gibt es wirklich in jedem Restaurant. Damit können Sie den Salat nach Ihrem eigenen Geschmack anrichten. Als Beilage ist auch gedämpftes Gemüse eine gute Wahl und zudem eventuell eine einfache Suppe. Als Aperitif bestellen Sie sich

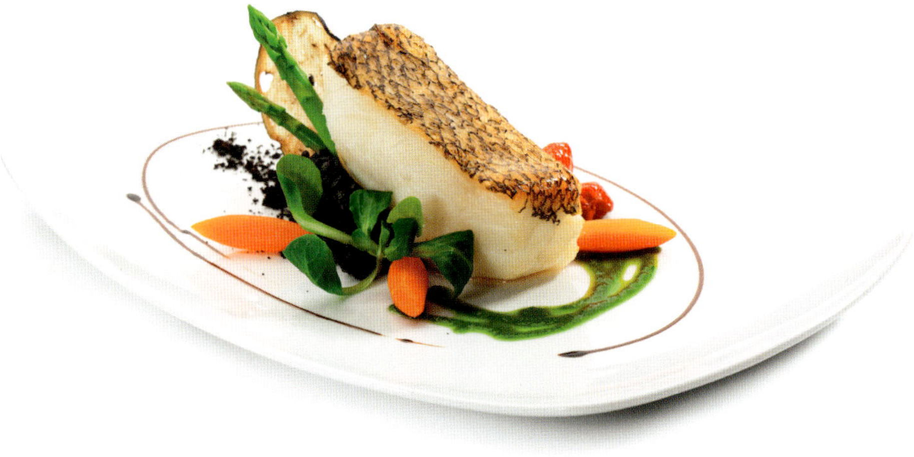

am besten ein Mineralwasser (mit oder ohne Kohlensäure), wenn Sie mögen, mit ein paar Spritzern Zitronensaft darin. Wer in der Regel kohlensäurefreie Getränke trinkt, wird schon bald merken, dass der Magen unruhig darauf reagiert, trinken Sie also langsam und in kleinen Schlucken. Hat die Speisekarte zudem kombucha- oder ginsenghaltige Getränke zu bieten, so sind diese ausnahmsweise erlaubt. Falls Sie befürchten, dem leckeren Duft von gebratenem, mit Knoblauch gewürztem Lamm doch nicht widerstehen zu können, sollten Sie besser vorher bereits ein paar gesunde Snacks oder Reiswaffeln essen. Nach einem solchen Mittagessen können Sie sich mit einem befriedigten Gefühl sowie ohne Höhen und Tiefen in Ihrem Energiehaushalt wieder Ihrer Arbeit zuwenden.

Auf Partys bei der Familie oder Freunden gibt es eigentlich immer Lebensmittel wie Tomaten mit Ziegenkäse, Oliven, ungesalzene und ungeröstete Nüsse und Rohkost (Salatgurken oder Karotten). Sollten sie sich nicht sicher sein, können Sie auch einfach ein paar gesunde Snacks mitnehmen oder essen Sie diese auf dem Weg zur Party.

Warum ein behutsamer Einstieg so wichtig ist

Wahrscheinlich haben Sie mittlerweile einen guten Eindruck davon erhalten, welche Lebensmittel Sie normalerweise übermäßig zu sich nehmen. Vor allem der abrupte Verzicht auf Koffein ist eine echte Herausforderung, wenn man von einem auf den anderen Tag keinen Kaffee mehr trinkt. Gehen Sie diese Aufgabe also ganz ruhig an und beginnen Sie schon etwa zehn Tage vor dem Start des Detox-Programms mit der Reduzierung Ihres Kaffeekonsums. Dasselbe gilt für Zucker. Essen Sie nach und nach weniger Süßigkeiten, aber lassen Sie zudem mehr und mehr Limonaden, Fertigsäfte (aus Fruchtsaftkonzentrat) sowie Kekse, Kuchen und Ähnliches weg. Auch der Verzehr von sogenannten Light-Produkten fällt in diese Kategorie, denn durch ihren Verzehr haben wir uns an übermäßig süße Lebensmittel gewöhnt. Versuchen Sie, intensive Aromen und Geschmackseindrücke, wie z. B. stark gesalzene Speisen, nach und nach zu reduzieren. Aber natürlich dürfen Sie an Ihrem „letzten Abend" noch einmal all Ihre Lieblingsgerichte auftischen. Also genießen Sie in vollen Zügen das Glas Wein, das saftige Steak, den köstlichen Kaffee und das Stück Kuchen, denn am nächsten Morgen ist es damit einen Monat lang erst einmal vorbei.

Zeit für sich selbst

Ich kann es nicht oft genug wiederholen: Planen Sie zwischendurch immer wieder Auszeiten für sich ein. Fast täglich höre ich von meinen Klienten, dass die Wochen und Monate wie im Flug vergehen und sie überhaupt keine Zeit für sich selbst haben. Nutzen Sie also das Detox-Programm als eine gute Gelegenheit, das zu ändern, auch wenn es erst einmal nur für einen Monat ist. Ihre Mitmenschen sollten jedoch wissen, dass Sie sich ab und zu zurückziehen werden, um Zeit für sich selbst zu haben.

Und dann stellt sich natürlich die Frage, wie Sie diese Zeit gestalten können. Vielleicht lesen Sie ein gutes Buch, machen ein kleines Nickerchen (Was übrigens sehr gesund ist!), aber Sie können beispielsweise auch in einem Tagebuch Ihre Detox-Erfahrungen und -Erlebnisse notieren, Ihren Kleiderschrank umräumen und dann alles, was Sie nicht mehr tragen, verschenken oder wegwerfen. Sie können diese Zeit auch nutzen, um auch in Ihrem Haushalt nicht mehr benötigte Dinge einzusammeln und auf dem Flohmarkt oder im Internet zum Kauf anbieten. Oder Sie könnten eine oder mehrere Wände in einer anderen Farbe streichen, Fotos ausdrucken (lassen) und Ihre Wohnung dann mit schönen gerahmten Bildern dekorieren. Legen Sie eine Liste all jener Dinge an, die Sie schon immer einmal machen wollten – oder noch besser eine Liste all der Dinge und

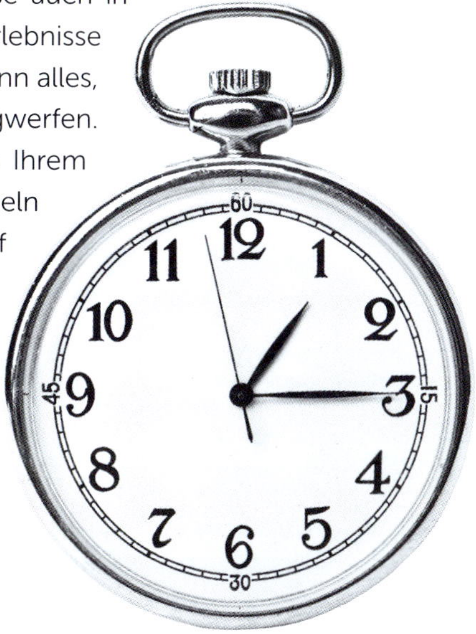

Menschen, die Sie glücklich machen. Und schreiben Sie auch dazu, warum das so ist. Unternehmen Sie einen Fahrradausflug in die Natur oder machen Sie einen langen Spaziergang.

Fassen Sie den Entschluss, sich in diesem einen Monat endlich einmal mit einer Massage so richtig verwöhnen zu lassen. Auch wenn die Planung nur eine einzige Sitzung (vorzugsweise 90 Minuten lang) erlaubt, ist so eine Massage eine wunderbare Ergänzung zu diesem Entgiftungsprogramm. Ebenso wohltuend ist ein Tag in der Sauna, sei es mit Freunden oder allein.

Wer gern (noch mehr) Sport machen möchte, sollte dafür seine Lieblingssportart auswählen. Mit zusammengebissenen Zähnen eine Stunde auf dem Laufband herunterzureißen, hat keinen positiven Effekt. Machen Sie lieber etwas, das Ihnen Spaß macht! Eine große Wirkung kann man schon damit erzielen, dass man das Auto stehen lässt und stattdessen das Fahrrad nimmt und die Treppe statt des Aufzugs. Mindestens 30 Minuten Bewegung am Tag sollten Ihr Ziel sein. Unabhängig von allem anderen empfehle ich Ihnen sehr, es einmal mit Yoga zu versuchen. Wer noch immer glaubt, dass man beim Yoga nur ein bisschen herumsitzt und atmet, den wird eine intensive Yogastunde eines Besseren belehren! Aus der Vielzahl unterschiedlicher Yogaarten sollten Sie sich die aussuchen, die von einem zertifizierten Lehrer angeleitet wird und die am besten zu Ihnen passt.

Dieser Monat wird für Sie viele Veränderungen mit sich bringen, ganz besonders dann, wenn Ihr Alltag bisher von einem Mangel an gesunder Ernährung und einem Zuviel an Zucker, Koffein, Fertiggerichten und Alkohol geprägt war. Diese Veränderungen werden sich nicht nur körperlich bemerkbar machen, auch Ihre Psyche kann anfänglich mit starken Stimmungswechseln reagieren. Darauf sollten Sie vorbereitet sein, damit es Sie nicht verunsichert. Möglicherweise fühlen Sie sich auch zu Anfang des Programms matt und haben ein verstärktes Schlafbedürfnis. Versuchen Sie, diesem Bedürfnis in Ihrem Tagesablauf so viel Raum wie möglich zu geben! Der abrupte Verzicht auf bestimmte potenziell süchtig machende Nahrungsmittel wie Zucker, Kaffee und Alkohol, kann eine Reihe von Symptomen

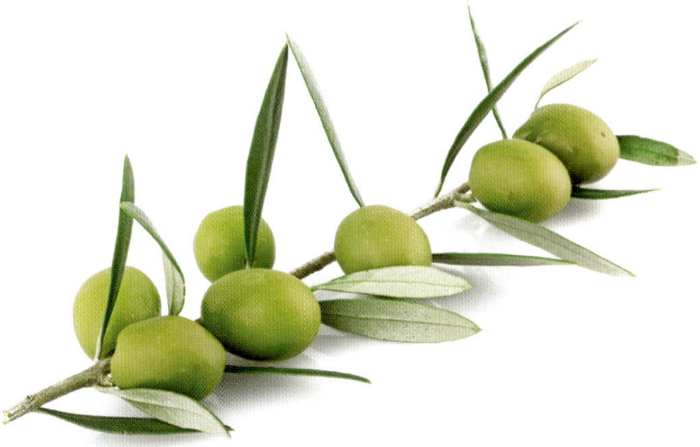

auslösen, beispielsweise heftige Kopfschmerzen, Müdigkeit und Antriebslosigkeit. Dies sind allerdings nur vorübergehende Beschwerden. Wichtig ist, dass Sie an einer variationsreichen (und mengenmäßig ausreichenden!) Kost festhalten und genug Wasser trinken.

Sie werden zudem einen vermehrten Harndrang verspüren (und das, wie bereits erwähnt, wahrscheinlich auch in der Nacht). Falls Sie auch Flohsamenschalen einnehmen, werden Sie zu Anfang auch häufigeren und vermehrten Stuhlgang haben, was vor allem damit zusammenhängt, dass die „Altlasten", die bislang in Ihrem Darm geschlummert haben, nun entsorgt werden.

Küchenutensilien

Diese praktischen Helfer sollten Sie zur Hand haben:

- **luftdicht verschließbare Frischhaltedosen** für Kühl- und Gefrierschrank, am besten in einer BPA-freien Qualität. Davon sollten Sie ein kleines Sortiment zur Auswahl haben. Achten Sie auf unterschiedliche Größen, damit sie beispielsweise auch Kleinigkeiten für zwischendurch mitnehmen können. Unverzichtbar für die Aufbewahrung von Säften und Suppen sind mindestens 15 Behälter mit einem Fassungsvermögen von 300 Millilitern.
- **kleine weiße Etiketten** und einen **Marker**, um die Behälter zu beschriften, bevor diese im Gefrierschrank verschwinden
- **fest verschließbare und auslaufsichere Trinkbecher** für unterwegs, um Ihre Säfte tropffrei transportieren zu können. Diese Becher sind, zusätzlich zu den erwähnten Behältern, wirklich praktisch für unterwegs!
- mehrere **gute Messer, Gemüsehobel, Schneidbrett, Auflaufform, Knoblauchpresse, Champignonbürste** und gegebenenfalls eine **Salatschleuder** (vielleicht hat Ihre Mutter noch eine im Schrank stehen)

Küchengeräte

Vielleicht steht noch das eine oder andere praktische Küchengerät irgendwo in Ihrer Küche herum. Andernfalls sollten Sie sich unbedingt die folgenden Geräte anschaffen. Dazu ein Tipp: Falls Sie das Geld nicht investieren wollen, fragen Sie in der Verwandtschaft oder im Freundeskreis nach, ob Sie sich eventuell ein oder mehrere Geräte ausleihen können:

- einen **Stabmixer**, sehr praktisch und eigentlich unverzichtbar zum Pürieren von frisch gekochten Suppen
- Die Säfte in diesem Buch werden ausnahmslos mit einem **Entsafter** hergestellt. Stattdessen sollten Sie nicht Ihren Standmixer (oder Blender) nehmen. Ich kann Ihnen die Verwendung eines **Slow Juicers** nur empfehlen. Mit dieser neuen Entsafter-Generation können Sie Ihre Säfte vitaminschonender und noch gesünder herstellen. Jahrelang habe ich einen normalen Entsafter benutzt, bin aber mittlerweile hundertprozentig von dem Slow Juicer überzeugt, nachdem ich gehört und geschmeckt habe, wie fantastisch diese sind. Slow Juicer erhalten Sie im Haushaltswarengeschäft, in den Haushaltsabteilungen von Kaufhäusern und in zahlreichen Online-Shops.
- einen **Dampfkochtopf**. Neben den luftdicht verschlossenen gibt es davon auch die „offene" Variante. Sie können stattdessen aber auch einen normalen Topf mit einem zusätzlichen Dampfeinsatz verwenden. Diese sind im Haushaltswarengeschäft erhältlich und passen in der Regel auf alle genormten Töpfe. Ein echter Trumpf ist natürlich ein Dampfgarofen, falls Sie einen besitzen!
- eine **Wasserfilterkanne**. Sie ist zwar für dieses Entschlackungsprogramm nicht unbedingt notwendig, allerdings finde ich, dass gefiltertes Wasser aus dem Hahn sehr viel besser und zudem weicher schmeckt als ungefiltertes. Gefiltertes Wasser lässt sich bei allen möglichen Gelegenheit einsetzen, also nicht nur zum Trinken, sondern auch zum Kochen, für die Gemüsebrühe, zum Dampfgaren usw. Erhältlich sind diese Wasserfilter im Haushaltswarengeschäft, in den Haushaltsabteilungen von Kaufhäusern, in gut sortierten Naturkostläden und natürlich im Internet. Im Anhang finden Sie weitere Informationen und Bezugsquellen dazu (Seite 183 ff.).

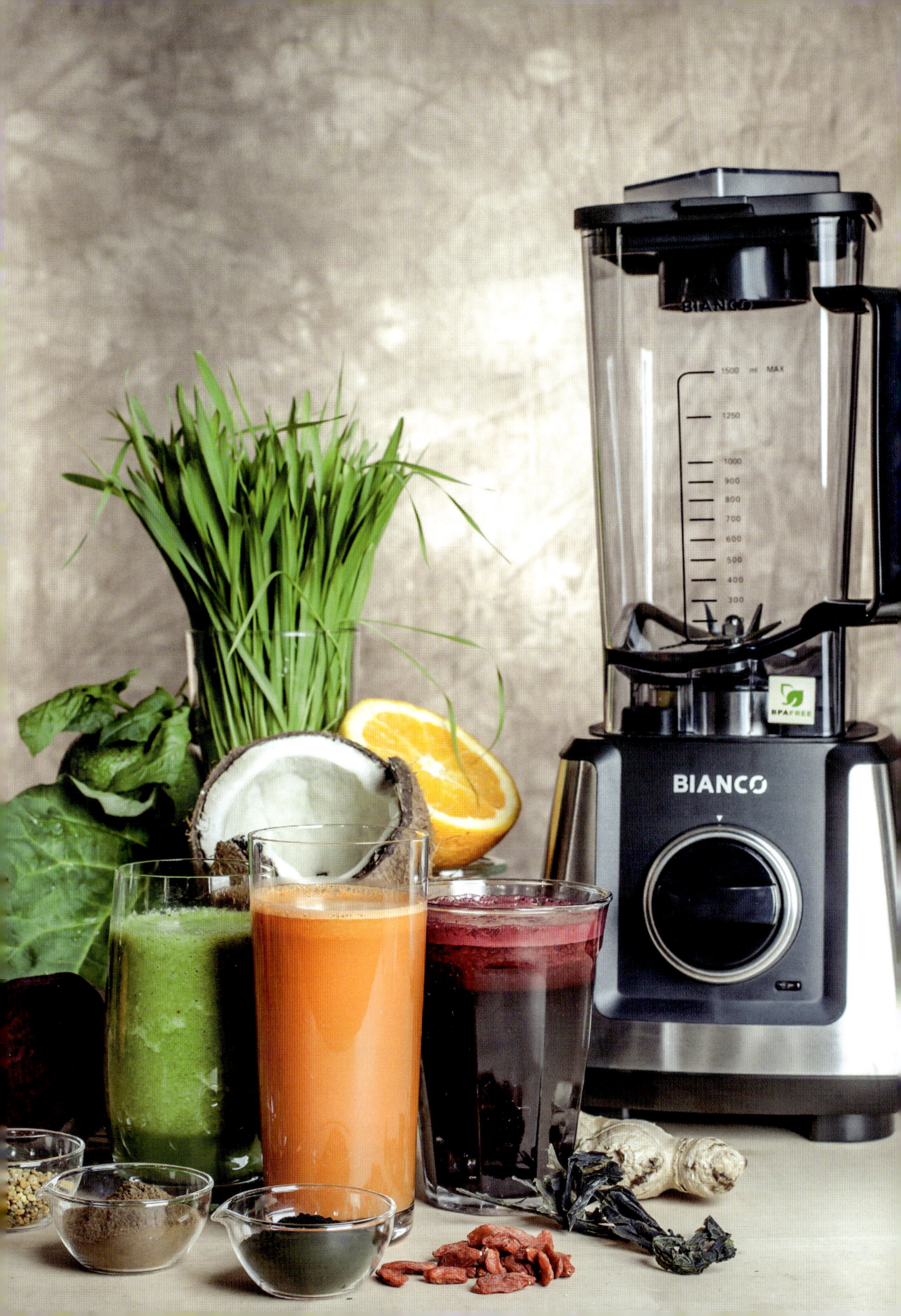
BIANCO
1500 ml MAX
1250
1000
900
800
700
600
500
400
300
BPAFREE
BIANCO

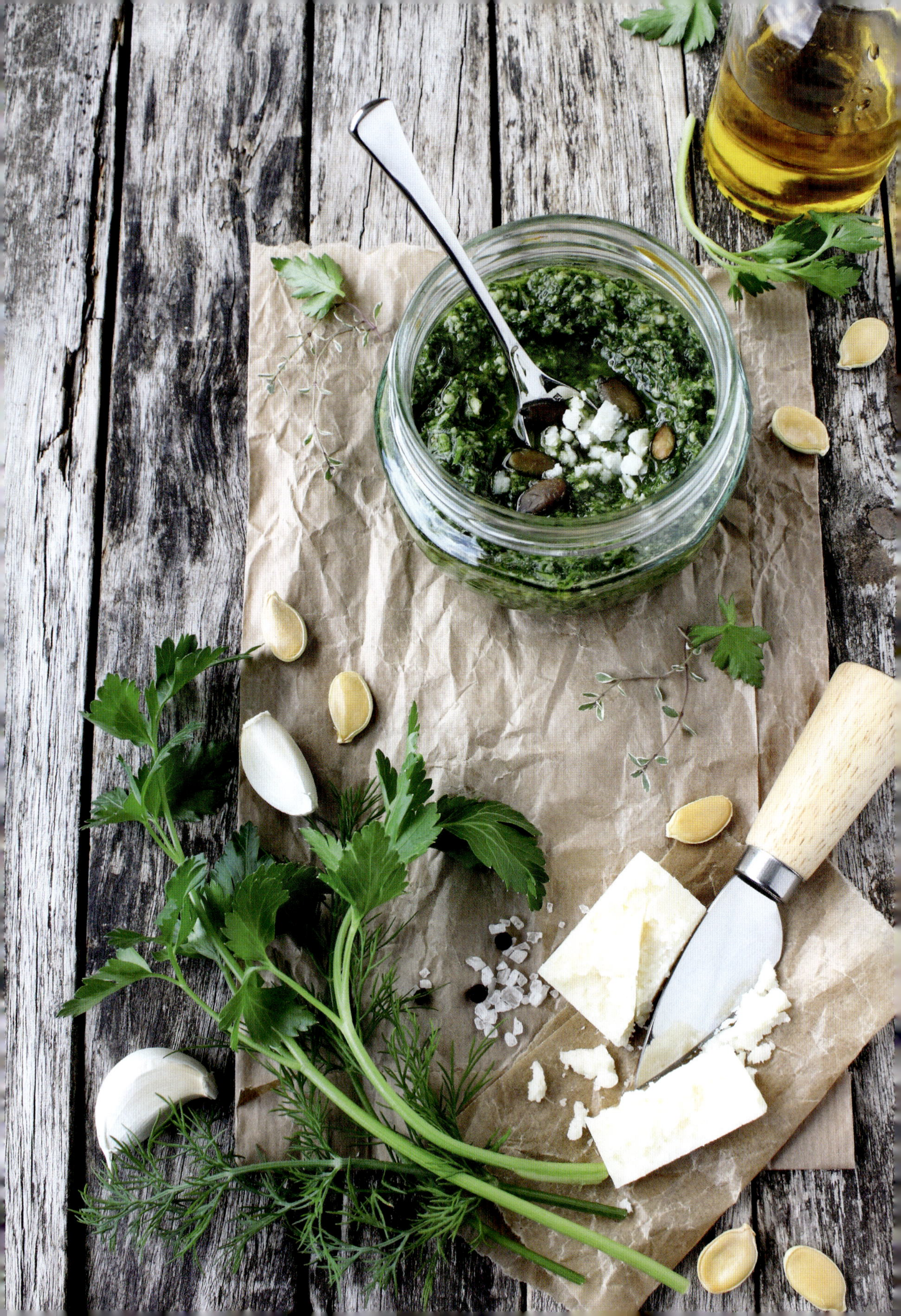

1. Woche

Falls Sie planen, mit dem Detox-Programm an einem Montag zu beginnen, sollten Sie sich das Wochenende davor am besten freinehmen, um so viel wie möglich vorzubereiten. Der Samstag eignet sich beispielsweise perfekt für den Einkauf der Grundzutaten und der frischen Zutaten, die Sie am Sonntag verarbeiten wollen. Wenn Sie den Entschlackungsmonat zusammen mit Freunden oder Freundinnen in Angriff nehmen, ist es eine gute Idee einen gemeinsamen Vorbereitungstag anzusetzen. (Dieser eignet sich auch prima, um die Küchengeräte der anderen auszuprobieren.) Dabei sollten Sie folgende wichtige Punkte für Ihre Detox-Wochen beachten:

- Für jede Woche sind in diesem Buch verschiedene Rezepte aufgeführt. Das bedeutet aber nicht, dass Sie in der ersten Woche nur die Gerichte für Woche eins essen dürfen! Sie können jederzeit Rezepte aus allen vier Wochen auswählen. So sorgen Sie für möglichst viel Abwechslung. Die einzelnen Rezepte sind lediglich eine Anregung, die Ihnen bei Ihren ersten Schritten helfen soll. Wenn Sie von einem Gericht größere oder kleinere Mengen zubereiten wollen oder falls Sie Ihre Gerichte nicht nur einmal pro Woche, sondern lieber täglich frisch herstellen wollen, dann ist das natürlich auch möglich. Die Vorbereitungstage sind ein Angebot für all diejenigen, die einen gewissen Vorrat an fertigen Gerichten zur Hand haben wollen oder müssen.
- Verbrauchen Sie die Gerichte Ihren Bedürfnissen entsprechend: An einem Tag essen Sie vielleicht etwas mehr und dafür an einem anderen etwas weniger. Hören Sie auf Ihren Körper! Sie sollen nicht hungern, aber vermeiden Sie auch übermäßig große Portionen. Schließlich ist ein Nebeneffekt wirklich gesunder Ernährung der, dass man nicht mehr dieselben Mengen wie gewohnt isst, da das, was Sie essen, sehr sättigend ist.
- Wenn Sie alle Gerichte für eine Woche zubereitet haben und diese abgekühlt sind, frieren Sie alles ein – außer das Essen für den nächsten Tag.

Tipp: Rundkornreis und Pellkartoffeln sind gute „Bauchfüller“, die sowohl warm als auch kalt gegessen werden können.

Worauf Sie achten sollten

- Die folgende Einkaufsliste ist ziemlich umfangreich, daher sollten Sie die länger haltbaren Produkte am besten schon zu einem früheren Zeitpunkt besorgen, damit Sie nicht alles auf einmal einkaufen müssen.
- Durchforsten Sie vor Ihrem Großeinkauf Ihre Küchenschränke, damit Sie nicht unnötigerweise Dinge doppelt kaufen. Bei der Gelegenheit entfernen Sie am besten gleich alles, was Sie in den nächsten vier Wochen in Versuchung führen könnte. Aber vielleicht haben Sie diese Verlockungen ja schon in der Zeit vor den Detox-Wochen aufgebraucht. Sie können sie auch an Freunde verschenken, die Sie dann nach den vier Wochen mit Ihrem neuen Aussehen überraschen.
- Teilen Sie Ihre Einkaufsliste in bestimmte Kategorien ein (wie Gemüse, Obst, haltbare Lebensmittel usw.), das verringert das Risiko, etwas zu vergessen oder noch einmal einkaufen gehen zu müssen.
- Überlegen Sie sich schon im Vorfeld, wo Sie welche qualitativ hochwertigen Produkte bekommen können. Fragen Sie den Verkäufer am Marktstand oder im Geschäft, woher die Produkte stammen, und suchen Sie immer die beste Ware aus.
- Informieren Sie sich im Voraus, wann und wo Wochen- oder Bauernmärkte mit Bio-Produkten stattfinden oder wo Sie unbehandeltes Gemüse und Obst kaufen können. Gemüse und Obst in Bio-Qualität sind allerdings nicht ganz billig. Aber rechnen Sie einmal zusammen, wie viel Geld Sie sparen, wenn sie vier Wochen lang auf Alkohol, Zigaretten, Gebäck, salzige Snacks, Fleisch, Kaffee usw. verzichten! Und malen Sie sich schon mal aus, wie sehr Ihr Körper von Ihrer Entschlackungskur profitieren wird.
- Jede Ihrer Frischhaltedosen sollte so beschriftet sein, dass Sie sofort erkennen können, was sie enthält. Notieren Sie auf dem Etikett auch das Zubereitungsdatum.

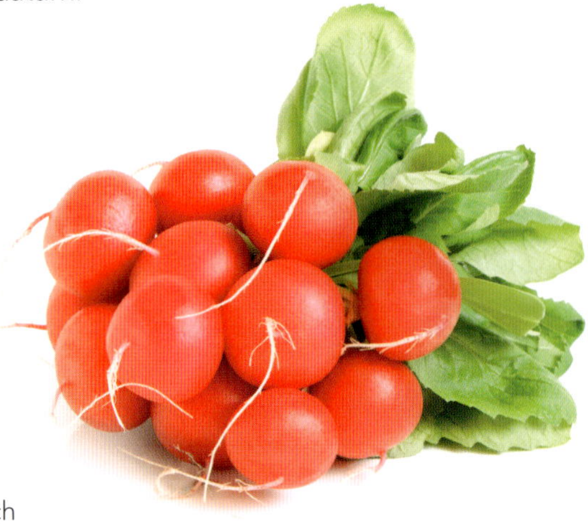

Das Detox-Programm für die 1. Woche

Tipp: Legen Sie auf einem DIN-A4-Blatt eine Tabelle für den Speiseplan der gesamten Woche (von Montag bis Sonntag) an. Wenn Sie sich die Rezepte durchlesen und Ihnen etwas Leckeres ins Auge springt, können Sie es anschließend an passender Stelle in Ihren eigenen Wochenplan eintragen.

Vorbereitungen für den 1. Detox-Tag: Holen Sie am Tag zuvor einen Behälter *Glass of Fresh* aus dem Tiefkühlfach und stellen Sie ihn zum Auftauen in den Kühlschrank. Sollten Sie diesen Saft gerade frisch zubereitet haben, müssen Sie ihn natürlich nicht einfrieren, sondern können eine Portion direkt aus dem Entsafter abfüllen und in den Kühlschrank stellen. Vor dem Trinken sollten Sie den Frühstückssaft immer gut durchrühren. Das gilt auch für Suppen, falls diese am ersten (oder auch am zweiten) Tag auf Ihrem Speiseplan stehen.
Was auch möglich ist: Sie können in der Mittagspause kurz zum Gemüsehändler gehen. Dort bekommen Sie frisches Obst und Gemüse, das Sie im Handumdrehen zubereitet haben. Manche Händler bieten auch vorgemischte Salate ohne Dressing und andere Zusätze an. Angepackte Fertigsalate aus dem Supermarkt sollten Sie jedoch besser stehen lassen. Griechischer Salat beispielsweise sieht zwar oft sehr lecker aus, enthält aber leider Feta, der zumeist aus Kuhmilch hergestellt wurde. Und der bekannte Caesar-Salat ist traditionell mit Parmesan bestreut, der ebenso aus Kuhmilch besteht. Achten Sie unbedingt auf diese kleinen Details!

Es wird sicherlich auch Tage geben, an denen Sie gar keine oder nur sehr wenig Zeit für Besorgungen haben. Wenn Sie dann mit dem Einkaufskorb durch den Supermarkt oder Naturkostladen eilen, steuern Sie am besten direkt die Gemüse- und Obsttheke an und wählen möglichst frische Ware ohne künstliche Zusatzstoffe oder irgendwelche Zutaten aus. 1 Apfel, etwas Salat, 1 Handvoll Tomaten, dazu geräucherten Fisch oder auch aus der Dose (Lachs oder Makrele) zum Unterheben. In vielen Supermärkten gibt es die unterschiedlichsten Gemüse- und Obstsorten bereits gewaschen und mundgerecht vorgeschnitten. Das spart Zeit, dabei sollten Sie jedoch bedenken, dass diese Häppchen mit Keimen belastet sein können. Sie erinnern sich: In dieser Detox-Kur geht es vor allem darum, Belastungen durch Giftstoffe zu vermeiden. Daher sollten Sie möglichst Bio-Produkte und Fisch aus nachhaltigem Fischfang vorziehen.

Bohnen können Sie in der Dose oder im Glas kaufen. (Achten Sie auch hier auf möglicherweise enthaltene Zusatzstoffe wie etwa Salz!). Ansonsten müssen Sie die trockenen Bohnen über Nacht einweichen – und das kostet Zeit, die Sie vielleicht nicht haben, wenn Sie schnell etwas zubereiten wollen.

Die Rezepte auf einen Blick

Auf dem Speiseplan stehen:

Glass of Fresh – Dieser Frühstückssaft ist vielleicht das originellste und interessanteste Mosaikstück Ihres Detox-Programms: eine Mischung aus Obst- und Gemüse, die dank der enthaltenen Zitrone und Limette ausgesprochen erfrischend und lecker schmeckt und Ihnen einen unschlagbar gesunden Start in den Tag ermöglicht.

Pesto alla Genovese – ist in vielen Gerichten einsetzbar. Beispielsweise im Salat, zu Fisch, zusammen mit Gurkenscheiben, als Aufstrich für Ihre Reiswaffeln oder in der Tomatensuppe. Lassen Sie Ihrer Kreativität freien Lauf!

Tomatensalat mit Frühlingszwiebeln und Koriander– ist eine sehr einfache und doch sehr schmackhafte Kombination. Diese Salatkreation können Sie auch zu einem größeren Salat dazugeben oder Sie mischen ein paar Blätter grünen Salat unter bzw. servieren diese als Beilage.

***Full of Life*-Salat** – Verwenden Sie für diesen bunten Salat, worauf Sie gerade Lust haben. Sie können ihn beispielsweise mit reichlich Rohkost, Kräutern, etwas nativem Pflanzenöl, Ziegen- oder Schafskäse und/oder Fisch zubereiten.

Feta-Variationen – Bei diesem Gericht handelt es sich um zwei sehr raffinierte und vielseitige „Mischungen", die Sie im Handumdrehen zubereitet haben und gut mit anderen Rezepten oder auch mit Fisch kombinieren können. Schmeckt sehr lecker als Aufstrich auf Reiswaffeln, aber auch gewürfelt als Snack für zwischendurch.

Suppen: Würzige Tomatensuppe, Gemischte Pilzsuppe – Diese einfachen und schnell zubereiteten Suppen können Sie sind mit frischen Kräutern oder geriebenem Käse bestreuen. Garan-tiert ein Genuss!

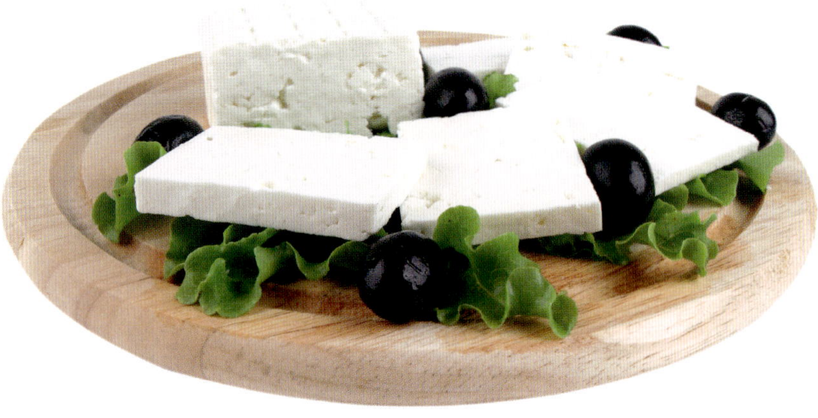

Was Sie brauchen – Die Zutaten

Diese Liste ist speziell für die 1. Woche gedacht. Nach dieser Woche haben Sie bereits eine etwas genauere Vorstellung davon, wie die Abläufe bei diesem Detox-Programm sind, woran Sie jeweils denken müssen, wann welche Einkäufe anstehen und was wie lange dauert. Und mit Sicherheit haben Sie für viele Abläufe schon eine gewisse Routine entwickelt. Sehen Sie die erste Woche als Eingewöhnungswoche und dazu kann ich nur wiederholen: Alles steht und fällt mit einer guten Planung. Teilen Sie Ihre Zeit gut ein! Ich empfehle Ihnen folgendes Vorgehen: Lesen Sie dieses Buch von vorn bis hinten durch, entwerfen Sie einen Wochenplan und überlegen Sie sich anschließend, wie Sie unter Beachtung der Regeln dieses Detox-Programms Ihre Woche kulinarisch gestalten wollen und können.

Ich halte nicht viel davon, Ihnen Schritt für Schritt vorzuschreiben, was Sie wann und in welchen Mengen essen müssen. Das Ziel dieses Buches ist es, Sie in die Lage zu versetzen, nach diesem Entschlackungsmonat so viele Detox-Elemente wie möglich in Ihren Alltag zu integrieren und viel häufiger zu kochen. In diesen vier Wochen werden Sie viel Zeit mit dem Einkaufen und Kochen zubringen, aber ich kann Ihnen versichern, dass Sie es genießen werden! Alle paar Tage sollten Sie sich die Zeit nehmen, um die kommenden Tage im Voraus durchzuplanen. Erstellen sie Ihren eigenen Zeitplan, damit Sie anschließend in der Hektik des Alltags alles schon weitgehend vorbereitet haben. Um Ihnen eine Starthilfe zu geben, habe ich in dieses Buch so viele Rezepte wie möglich aufgenommen, aber Sie dürfen natürlich jederzeit experimentieren. Ebenso dürfen Sie zu den Rezepten auch andere frische und gesunde Zutaten hinzufügen, und wenn Ihnen eine bestimmte Zutat nicht schmeckt, lassen Sie sie einfach weg. Halten Sie sich bei der Verwendung von Pfeffer, Kräutern, Knoblauch und Zwiebeln nicht zurück, damit bringen Sie Würze in Ihre Speisen. Tafelsalz ist hingegen absolut tabu! Verwenden Sie ausschließlich reines Meersalz, Sel Gris oder das hochwertige Himalaja-Salz – und das in Maßen.

Einkaufsliste für die 1. Woche

- 1 Handvoll grüne Bohnen
- ½ rote Paprikaschote
- 2 Salatgurken
- 3 gute Handvoll Spinat (die wilde Spinatart „Guter Heinrich")
- 3–4 Stangen Staudensellerie
- 4 Roma- oder Strauchtomaten

- 1 Handvoll Kirschtomaten
- Gemüsesorten (wie z. B. Karotten, Zucchini, Auberginen, Brokkoli, Paprika, verschiedene Kohlsorten). Achten Sie auch hier auf abwechslungsreiche Kost.
- 3 Avocados, 1 etwas weichere und 2 etwas härtere
- 4 große Handvoll gemischte Pilze
- 2 gute Handvoll gemischter Salat (vor allem dunkelgrüne Salatsorten wie Lollo rosso, Eichblattsalat oder auch Rucola)

- 1 Flasche kalt gepresstes Olivenöl in Bio-Qualität – vorzugsweise „extra vergine" für Salate, Pesto usw. – sowie ein mildes Olivenöl, das beim Braten einen angenehmen Geschmack entwickelt. Auch Kokosfett eignet sich hervorragend zum Braten. Kaufen Sie am besten in Ihrem Bio-Laden ein kalt gepresstes Kokosfett in Bio-Qualität.
- ½ TL schwarzes Trüffelöl in Bio-Qualität (wahlweise)
- 5 Bio-Gemüsebrühwürfel – Kaufen Sie diese wegen der natürlichen Zutaten unbedingt im Naturkostladen! Sie sollten am besten keine Hefe und keine gehärteten pflanzlichen Fette und Öle enthalten. Auf Seite 149 f. finden Sie zudem ein Rezept, mit dem Sie Ihre Gemüsebrühe auch selbst herstellen können. Probieren Sie es aus. Selbst gemachte Gemüsebrühe schmeckt einfach besser und Sie wissen, was drinsteckt!
- Misosuppe instant in Bio-Qualität (für zwischendurch), z. B. von *Arche* – Achten Sie auch hier auf die Inhaltsstoffe.
- 3 Frühlingszwiebeln
- 2 große rote Zwiebeln
- 1 Knoblauchknolle
- 1 großes Stück frische Ingwerwurzel
- 1 rote Chilischote
- Meersalz, Sel Gris (graues Meersalz aus der Bretagne) oder naturbelassenes Himalaja-Salz in Bio-Qualität
- frisch gemahlener schwarzer Pfeffer

- ein paar Zweige glatte Petersilie
- 5–6 Zweige krause Petersilie
- 2 Bund frisches Basilikum
- 1 Bund frische Korianderblätter
- 2 TL Oregano, frisch oder getrocknet
- 1 Bund frische Minze (für Ihren Tee)

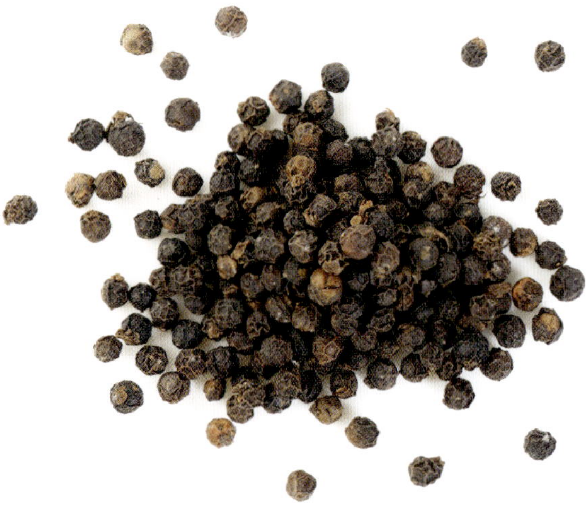

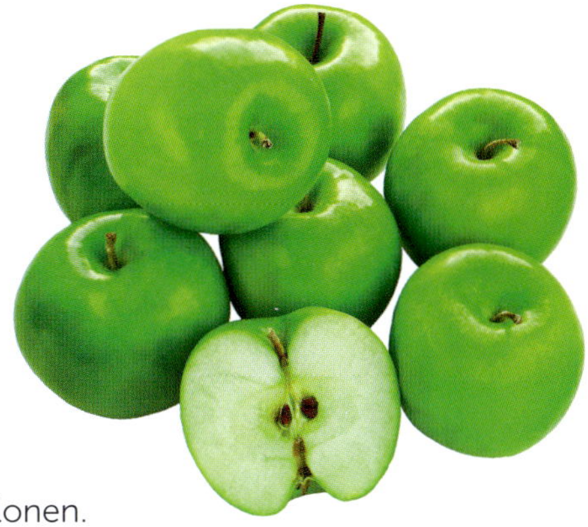

- 5 grüne Äpfel (vorzugsweise mit wenig Eigensüße, z. B. Granny Smith)
- Obstsorten Ihrer Wahl – Bringen Sie Abwechslung in Ihren Speiseplan. Essen Sie also nicht nur Äpfel und Bananen. Beachten Sie dabei auch den natürlichen Fruchtzuckergehalt und vermeiden Sie daher sehr süße Früchte wie Mangos oder Honigmelonen. Kaufen Sie am besten saisonales Obst in Bio-Qualität von regionalen Anbietern.
- 1 Bio-Limette
- 5–6 Bio-Zitronen

- Vollkornreis (als Startmenge 1 bis 2 kg), und zwar als Rundkorn
- 2 Packungen Reiswaffeln (für zwischendurch), am besten ungesalzen
- 1 Glas kalt geschleuderter Bio-Honig
- ungeschwefeltes Trockenobst in Bio-Qualität (für zwischendurch), z. B. Rosinen, Aprikosen oder Mangos. – Da diese Trockenfrüchte Ihren Blutzuckerspiegel schnell ansteigen lassen, sollten Sie die Portionen nicht zu groß werden lassen und zwischendurch ein paar Nüsse essen. Die darin enthaltenen Fette sorgen dafür, dass der Fruchtzucker nicht ganz so schnell in den Blutkreislauf aufgenommen wird.
- Nüsse Ihrer Wahl, ungesalzen und ungeröstet (für zwischendurch)
- 1 Packung Pinienkerne

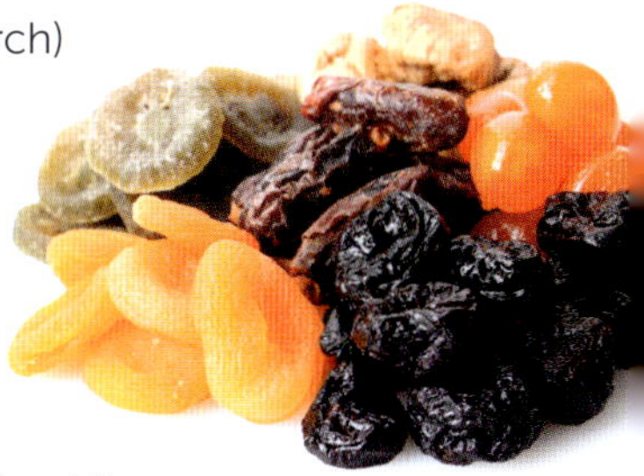

- 500 ml passierte Tomaten (Passata di Pomodoro)
- 1 kleine Dose Tomatenpüree, doppelt konzentriert
- 1 Dose (400 g) Tomatenstücke
- 1 Glas Bio-Oliven
- 200 g Feta aus Ziegen- oder Schafmilch – Lesen Sie sich bei allen Käsesorten die Etiketten auf der Verpackung gründlich durch, damit Sie sicher sein können, dass ausschließlich dabei Ziegen- bzw. Schafmilch verarbeitet wurde. Darauf sollten Sie vor allem bei Feta achten!
- 1 großes Stück Pecorino aus Schafmilch
- 1 kleines Stück gereifter Ziegenkäse (wahlweise)
- etwas Ziegenrolle oder anderen Ziegenkäse
- eingelegter Fisch in Dosen (wie etwa Thunfisch, Lachs, Makrelen oder Sardinen). Kaufen Sie nur Fisch aus nachhaltigem Fischfang.

Vorbereitungstag vor Beginn der 1. Detox-Woche – Die Rezepte

Glass of Fresh

- Frisch gepresster Frühstückssaft für Montag, Mittwoch und Samstag der ersten beiden Wochen
- Ergibt etwa 200 bis 300 Milliliter pro Portion.
- Die Zutaten dieses Rezepts ergeben etwa 1,5 Liter Saft. Die exakte Menge ist jedoch abhängig von dem Flüssigkeitsgehalt der Zutaten und von der Leistung Ihres Entsafters.

Diese Vitaminbombe stellen Sie im Entsafter selbst her. Ich empfehle Ihnen das Einfrieren nur, weil die meisten Menschen keine Zeit haben, den Saft jeden Tag frisch zu pressen. Natürlich ist die eingefrorene und aufgetaute Variante nur die zweitbeste Lösung, aber wenn Sie die einzelnen Portionen direkt nach dem Auspressen ins Gefrierfach stellen, büßt der Saft am wenigsten Frische, Energie und Vitamine ein.

Zutaten

- 3 gute Handvoll Spinat (Probieren Sie doch einmal die wilde Spinatart „Guter Heinrich")
- 3–4 Stangen Staudensellerie
- 5 grüne Äpfel (vorzugsweise mit wenig Eigensüße, z. B. Granny Smith)
- 5–6 Zweige krause Petersilie
- 1 Bio-Limette, geschält
- ½ Bio-Zitrone, geschält
- 1 große Salatgurke
- 1 daumengroßes Stück frische Ingwerwurzel

Zubereitung

Waschen, putzen, entkernen bzw. schälen Sie alle Zutaten und schneiden Sie sie in kleine Stücke. Vermengen Sie die Zutaten gut und geben Sie sie nach und nach in den Entsafter! Den fertigen Saft gut umrühren, in sechs Portionen aufteilen und jeweils portionsweise in einen hohen Behälter oder einen Trinkbecher geben. Mit dem Deckel luftdicht verschließen.

Eine Portion ist für den folgenden Morgen bestimmt, diese können Sie also in den Kühlschrank stellen. Die anderen frieren Sie ein. An Ihrem Arbeitsplatz sollten Sie für Ihr *Glass of Fresh* immer ein Glas und einen Löffel zum Durchrühren parat haben. Genießen Sie Ihr *Glass of Fresh* Schluck für Schluck gut gekühlt!

Pesto alla Genovese

Verwenden Sie für dieses Pesto keinen Kuhmilchkäse! Mit Pecorino aus 100 Prozent Schafmilch verleihen Sie ihm einen feinen würzigen Geschmack.

Zutaten

- 1 Bund frisches Basilikum (etwa 50 g – am besten eine Sorte mit spitzen Blättern)
- 1 Stück Pecorino aus Schafmilch, fein geraspelt (Nehmen Sie einen würzigen Pecorino, für das Pesto benötigen Sie gut eine Handvoll davon.)
- 1 Knoblauchzehe, klein geschnitten
- 1 Handvoll Pinienkerne
- 1 Schuss kalt gepresstes Olivenöl
- frisch gemahlener schwarzer Pfeffer zum Abschmecken
- etwas frisch gepresster Zitronensaft zum Abschmecken

Zubereitung

Zupfen Sie die die Basilikumblätter ab und geben Sie sie in die Küchenmaschine. Den geraspelten Käse, den klein geschnittenen Knoblauch und die Pinienkerne hinzufügen. Die Zutaten mit der Pulse-Funktion zerkleinern und durchmischen, bis eine glatte Masse entsteht. Die Küchenmaschine kurz ausschalten und das Mixgut mit dem Spatel von den Wänden ablösen, damit alle Zutaten gut zerkleinert werden. Anschließend das Olivenöl in einem dünnen Faden einlaufen lassen und mixen, bis die Masse die gewünschte Konsistenz hat und gut streichfähig ist. Das Pesto mit frisch gemahlenem Pfeffer würzen und mit etwas Zitronensaft abschmecken. Der Geschmack braucht übrigens eine Weile, um sich voll zu entfalten. Durch die Säure behält Ihr Pesto seine intensive grüne Farbe. In luftdicht verschließbare Behälter füllen und im Kühlschrank aufbewahren.

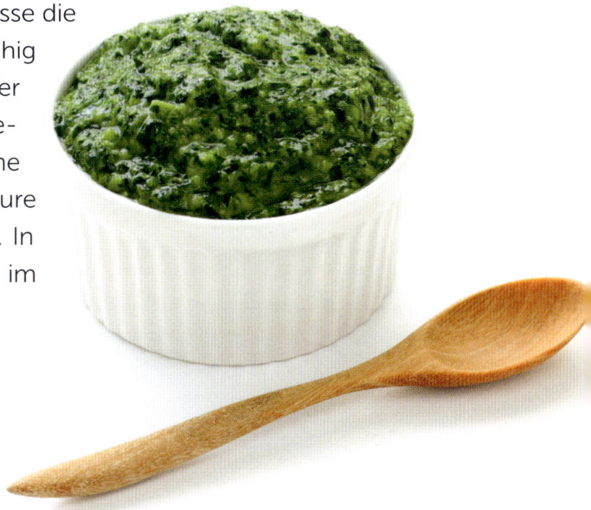

Tomatensalat mit Frühlingszwiebeln & Koriander

Zutaten

- 4 Roma- oder Strauchtomaten, entkernt und klein gewürfelt
- 2 Frühlingszwiebeln, in kleine Ringe geschnitten
- 1 Handvoll frische Korianderblätter, fein gehackt

Zubereitung

Von den Frühlingszwiebeln die Wurzeln und nur das harte Grün entfernen. Anschließend gut waschen und putzen. Alle zerkleinerten Zutaten vermischen und im Kühlschrank durchziehen lassen. Der Tomatensalat hält sich gut gekühlt höchstens zwei oder drei Tage.

Full of Life-Salat

Bei diesem reichhaltigen Salat ist es praktisch, so viele Zutaten wie möglich vorzubereiten. Frische und selbst zubereitete Speisen sind während Ihrer Detox-Kur sehr wichtig. Kaufen Sie also bevorzugt ganze Salatköpfe, die Sie eigenhändig waschen und schneiden. Rohkost aus dem Naturkostladen hält sich übrigens nicht so lange wie Gemüse aus konventioneller Landwirtschaft. Deshalb sollten Sie häufiger und möglichst frische Lebensmittel einkaufen. Von allen länger haltbaren Zutaten können Sie sich natürlich einen kleinen Vorrat anlegen.

Zutaten

- 2 gute Handvoll gemischter Salat (Nehmen Sie vor allem dunkelgrüne Salatsorten!)
- 1 Handvoll Kirschtomaten, halbiert
- 1 reife Avocado, entkernt und in kleine Stücke geschnitten
- 1/3 Salatgurke, ungeschält, in kleine Stücke geschnitten
- Oliven (Menge nach Bedarf)
- grüne Bohnen, gedämpft und abgekühlt (oder anderes Gemüse, das vom Vorabend übrig ist, z. B. Brokkoliröschen, Radieschen, Karottenscheiben, frischer Spinat usw.)
- ein paar Zweige glatte Petersilie, fein gehackt
- 1 Frühlingszwiebel, in Ringe geschnitten (oder ein paar rote Zwiebelringe; Menge nach Bedarf)
- 1/2 rote Paprikaschote, entkernt und in Streifen geschnitten

- Ziegenrolle oder anderen Ziegenkäse, zerbröckelt
- 1 kleine Handvoll Pinienkerne
- 1 Handvoll frisches Basilikum
- 1 Spritzer kalt gepresstes Olivenöl
- Saft von ½ Bio-Zitrone (Menge nach Bedarf)
- frisch gemahlener schwarzer Pfeffer (zum Abschmecken)

Zubereitung

Die Salatblätter waschen, bis das Wasser klar bleibt. Den Salat mit einer geeigneten Methode trocknen. Mit der Hand abschütteln und -tupfen, in einer Salatschleuder oder im Stil von Jamie Oliver: in einem Geschirrtuch herumwirbeln. Anschließend die Salatblätter in einem luftdicht verschließbaren Behälter oder in einem Mikrofaser Salatbeutel im Kühlschrank aufbewahren. So haben Sie immer einen Salatvorrat parat, von dem Sie auch etwas mit zur Arbeit nehmen können. Es ist zudem praktisch, wenn Sie bereits einen Teil der festeren Gemüsesorten vorschneiden und in luftdicht verschließbaren Behältern im Kühlschrank lagern. Dann lässt sich der *Full of Life*-Salat im Handumdrehen zubereiten.

Unmittelbar vor dem Verzehr Zitronensaft und Olivenöl gut durchmischen, mit etwas Pfeffer abschmecken. Die Avocado entkernen und das Fruchtfleisch in kleine Stücke schneiden. Den Salat anrichten. Guten Appetit!

Feta-Variationen

Diese leckeren Feta-Gerichte sind bestens geeignet als Snack für Zwischendurch. Feta mit Oregano ist zudem eine leckere Zutat für einen griechischen Salat.

Zutaten

- 200 g Feta aus Ziegen- oder Schafmilch
- 1 Bio-Zitrone oder 2 TL Oregano, frisch oder getrocknet

Feta mit geraspelter Zitronenschale

Zubereitung

Für diese erfrischende Feta-Mischung 100 Gramm Fetakäse mit der Gabel zerdrücken, 2 Teelöffel geraspelte Zitronenschale (nur den gelben Teil der Schale) und etwa 1 Esslöffel frisch gepressten Zitronensaft dazugeben. Alle Zutaten gut vermischen und in einem luftdicht verschließbaren Behälter im Kühlschrank aufbewahren.

Feta mit Oregano

Zubereitung

Schneiden Sie 100 Gramm Feta in kleine Würfel und bestreuen Sie diese mit 1 bis 2 Teelöffeln Oregano. Anschließend vorsichtig (per Hand) durchmischen. Auch diese Mischung in einem luftdicht verschließbaren Behälter im Kühlschrank aufbewahren.

Würzige Tomatensuppe

Von dieser Suppe frieren Sie am besten jeweils kleine Portionen ein. So können Sie sie – je nach vorhandenen küchentechnischen Möglichkeiten (zu Hause geht manches einfacher als im Büro) – sowohl mittags als auch abends oder zwischendurch essen.

Zutaten

- 1 große rote Zwiebel, fein gewürfelt
- 4 große oder 5 kleinere Knoblauchzehen, halbiert
- 1 Schuss kalt gepresstes Olivenöl
- 1 l Wasser
- 1 l Gemüsebrühe (aus 2 Bio-Gemüsebrühwürfeln oder selbst gemacht, siehe Seite 149 f.)
- 500 ml passierte Tomaten (Passata di Pomodoro)
- 1 kleine Dose Tomatenpüree, doppelt konzentriert
- 1 Dose (400 g) Tomatenstücke
- 1 rote Chilischote, entstielt, entkernt und in drei Stücke geschnitten

Zubereitung

In einem großen Suppentopf die gewürfelten Zwiebeln mit einem Schuss Olivenöl glasig dünsten, aber nicht braun werden lassen! Dann sofort den Knoblauch dazugeben, etwa 30 Sekunden lang durchmischen, mit 1 Liter Wasser aufgießen und zwei zerbröckelte Gemüsebrühwürfel hineingeben. Alternativ können Sie auch Ihre selbst gemachte Gemüsebrühe verwenden. Passata, Tomatenpüree, die Tomatenstücke aus der Dose und die klein geschnittene Chilischote hinzufügen. Das Ganze zum Kochen bringen und unter Rühren rund 1 Minute kochen lassen. Anschließend auf kleiner Flamme rund 20 Minuten köcheln lassen. Dann vom Herd nehmen etwas abkühlen und mit einem Pürierstab pürieren. Falls Sie keinen Pürierstab besitzen, können Sie die Suppe auch in die Küchenmaschine geben.

Dabei sollten Sie allerdings darauf achten, dass Sie die Mixschüssel nicht zu hoch befüllen, sonst schwappt die Suppe über.

Gemischte Pilzsuppe

Von dieser Suppe frieren Sie am besten jeweils kleine Portionen ein. So können Sie sie – je nach vorhandenen küchentechnischen Möglichkeiten (zu Hause geht manches einfacher als an der Arbeitsstelle) – sowohl mittags als auch abends oder zwischendurch essen.

Zutaten

- 4 große Handvoll gemischte Pilze (Nehmen Sie eine Mischung aus verschiedenen Sorten).
- 1 guter Schuss kalt gepresstes Olivenöl
- 2 große Knoblauchzehen, in hauchdünne Scheiben geschnitten
- 1½ l Gemüsebrühe (aus 3 Bio-Gemüsebrühwürfeln oder selbst gemacht, siehe Seite 149 f.)
- frisch gemahlener schwarzer Pfeffer zum Abschmecken
- 1 große rote Zwiebel, fein gewürfelt
- fein geraspelter Pecorino aus Schafmilch oder gereifter Ziegenkäse, pro Portion 1 kleine Handvoll (wahlweise)
- ½ TL schwarzes Trüffelöl in Bio-Qualität (wahlweise)

Zubereitung

In einer Pfanne die Pilze mit dem Olivenöl anschwitzen, bis sie weich sind. Den Knoblauch dazugeben und unter ständigem Rühren kurz auf großer Flamme anschmoren. Mit etwas Gemüsebrühe ablöschen. Weiterrühren und mit dem schwarzen Pfeffer abschmecken. Nach etwa 1 Minute den Topf vom Herd nehmen und kurz durchziehen lassen. Anschließend die fein gewürfelte Zwiebel mit einem Spritzer Olivenöl in einem Suppentopf glasig dünsten (nicht anbrennen lassen) und mit 1½ Liter Gemüsebrühe aufgießen. Dann die Pilzmischung dazugeben, kurz aufkochen lassen und auf kleiner Flamme 10 bis 15 Minuten köcheln lassen. Die Suppe in Portionsschüsseln füllen und mit Ziegen- oder Schafskäse bestreuen. Den Käse auf der heißen Suppe kurz schmelzen lassen.

Wenn Sie die Pilzsuppe nicht sofort essen wollen, den Käse erst kurz vor dem Servieren über die aufgewärmte Suppe streuen. Ganz nach Geschmack mit ein paar Spritzern Trüffelöl abrunden. Ein wahrer Genuss!

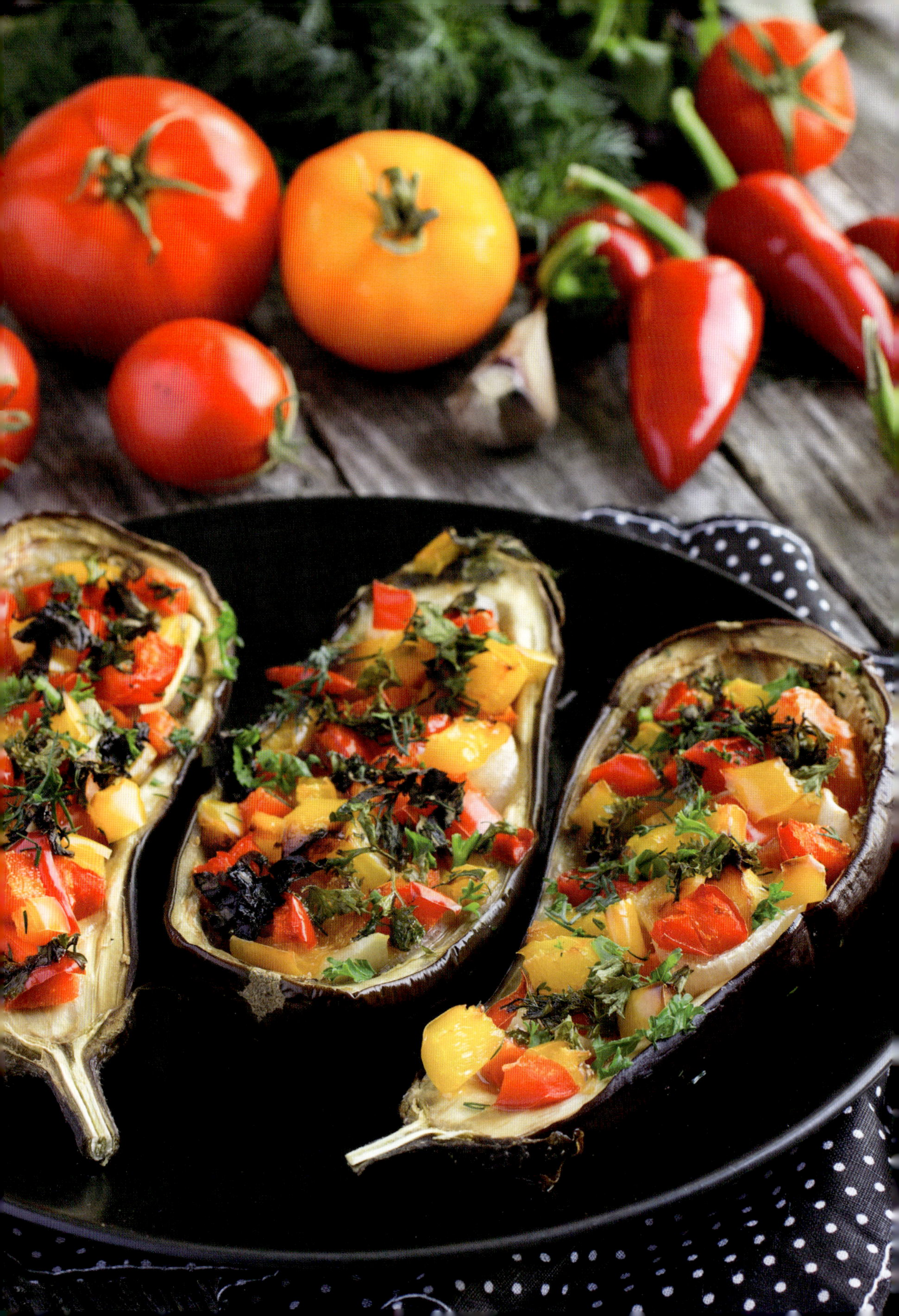

2. Woche

Das Detox-Programm für die 2. Woche

Herzlichen Glückwunsch, mit Beginn der zweiten Woche haben Sie bereits ein Viertel Ihres Detox- Programms geschafft! Ich hoffe, dass Sie während der ersten Woche nicht allzu viele Beschwerden wie etwa Kopfschmerzen und andere Zipperlein hatten. Ich hoffe, dass Sie wie viele meiner Klienten begeistert bei der Sache sind und in dieser ersten Woche entdeckt haben, dass Sie schon lange nicht mehr so lecker gegessen haben. Lassen Sie uns also mit Zuversicht die zweite Woche in Angriff nehmen. Innerhalb der nächsten sieben Tage sollten Sie sich – vor allem dann, wenn Ihnen dies bislang nicht gelungen ist – unbedingt eine Auszeit nehmen. Zudem sollte eine Meersalzabreibung oder ein Meersalzbad ebenso wie ein Saunabesuch fester Bestandteil dieser Woche sein. Und gehen Sie ein paar Abende lang früh zu Bett, vielleicht mit einem guten Buch.

Vergessen Sie nicht das tägliche Trockenbürsten- und die Wechseldusche. Diese Anwendungen sind ein wichtiger Bestandteil Ihres Detox-Programms, den Sie nicht auslassen sollten. Ich hoffe, dass Sie sich mittlerweile viel fitter fühlen und morgens fröhlich pfeifend mit Ihrer Bürste ins Badezimmer hüpfen.

Was die Mahlzeiten betrifft: Sie sollten in dieser Woche mehr Gerichte mit Rundkornreis essen. Ich bereite davon immer gleich eine große Menge zu. Ein paar Portionen davon friere ich ein, der Rest landet im Kühlschrank und wird in verschiedenen Rezepten verarbeitet. Beispielsweise in Salaten, anstelle von weißem Reis in Wokgerichten oder auch als Suppeneinlage. Daraus lässt sich aber auch ein Risotto zubereiten – mit Gemüsebrühe, Pecorino und reichlich Knoblauch. Sehr lecker! Seien Sie kreativ, dann fallen Ihnen bestimmt noch weitere gesunde und schmackhafte Kreationen ein!

Beim Kochen verwenden die meisten Menschen nicht mehr als drei oder vier Sorten Gemüse. Ein Standardeinkauf im Supermarkt gibt auch nicht sehr viel mehr her, denn das Angebot ist dort im Juni nahezu identisch mit dem im November. Neben Arbeit, Kindern und Freizeitaktivitäten fehlen vielen Menschen häufig Lust, Zeit und Inspiration zum Ausprobieren neuer Rezepte. Dennoch sollten Sie sich für diesen Monat das Ziel setzen, jede Woche unbekannte Gemüsesorten zu kaufen und neue Gerichte zu kochen. Fragen Sie also bei Ihrem Gemüsehändler oder in Ihrem Naturkostladen nach, ob dort noch jemand leckere und originelle Ideen für ein leckeres Wokgericht, herzhafte Suppen oder andere Zutaten für Ihren frischen Salat hat. Versuchen Sie von nun an, mehr saisonale Lebensmittel in Ihren Detox-Gerichten zu verwenden. Und ganz wichtig ist dabei, dass Sie regionale und wirklich frische Produkte kaufen.

In dieser Woche stehen wieder eine Reihe von neuen Rezepten auf dem Speiseplan für den Vorbereitungstag. Natürlich können Sie, wenn sie Ihnen so gut geschmeckt haben, auch die Rezepte der Vorwoche einfach noch einmal zubereiten. Oder Sie teilen es sich auf: Am Vorbereitungstag für diese Woche bereiten Sie die vorgesehenen Rezepte zu, und wenn Sie unter der Woche noch Zeit haben, kramen Sie eins der alten Rezepte wieder hervor. Natürlich können Sie auch in dieser Woche wieder experimentieren: Verwenden Sie andere Kräuter oder andere Gemüse- bzw. Obstsorten. Lassen Sie einfach Ihrer Fantasie freien Lauf! Oder informieren Sie sich im Internet, dort finden Sie einen nahezu unerschöpflichen Fundus an Rezepten, Ideen, Tipps und Informationen. Diese sollten natürlich keine kleinen Sünden und Versuchungen enthalten!

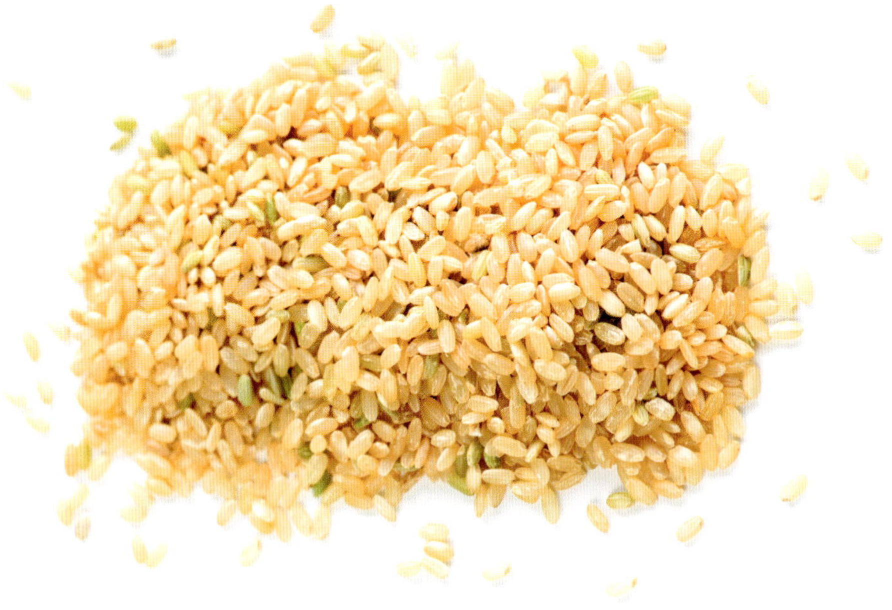

Die Rezepte auf einen Blick

Auf dem Speiseplan stehen:

- ***Glass of Strength*** – Wenn Sie sich Punkt für Punkt an den Speiseplan der letzten Woche gehalten haben, stehen in Ihrem Tiefkühlfach jetzt noch drei Behälter *Glass of Fresh* für diese Woche. Dennoch bereiten Sie für die zweite Woche erneut sechs Portionen des Frühstückssafts zu: drei Portionen für diese Woche und drei für nächste. Lassen Sie sich durch die Zutatenliste nicht abschrecken, dieser Saft schmeckt wirklich außergewöhnlich und ist sehr gesund! Zudem bringen Sie damit mehr Abwechslung in Ihr Frühstück und können jeden Morgen einen leckeren flüssigen Energie-Kick genießen.
- **Hummus** – Dieses Gericht aus dem Nahen Osten besteht aus Kichererbsen, Sesampaste, Knoblauch, Olivenöl und Zitronensaft und lässt sich vielfältig einsetzen: zu Salaten, auf Reiswaffeln, mit Rohkost und sogar zu manchen Fischsorten. Und wie bei Baba Ghanoush schmeckt es köstlich auf warmem Fladen- oder Pitabrot.
- **Detox-Salat der Woche** – Sie haben mittlerweile Erfahrung im Zubereiten von großen Salaten gesammelt und wissen, welche Gemüsesorten Ihnen am besten schmecken. Versuchen Sie, so viel wie möglich vorzubereiten, putzen und schneiden Sie also die Salatköpfe und schneiden Sie am Vorbereitungstag möglichst auch die anderen Gemüsezutaten zu. Frühzeitig mit Kräutern mariniert, können die Aromen gut einziehen. Werfen Sie auch einen Blick in die Salatrezepte im Kapitel „... und noch mehr leckere Rezepte" (siehe Seite 163 ff.) und lassen Sie sich davon inspirieren.
- **Baba Ghanoush** – Ein weiteres Gericht aus dem Nahen Osten, das dort häufig als Vorspeise oder Beilage oder auch zusammen mit Pitabrot aufgetischt wird. In manchen Supermärkten sind (häufig mit künstlichen Aromen versetzte) Varianten zu finden, meist unter der Bezeichnung „Auberginensalat". Zu Salat schmeckt Baba Ghanoush sehr lecker, aber auch auf Reiswaffeln oder zu Gurkenscheiben. Wenn Sie Gäste haben, können Sie es auf warmem Pitabrot oder Fladenbrot servieren, während Sie selbst die Variante mit Reiswaffel und Salatgurke wählen. Einfach lecker!
- **Scharfe Linsensuppe** – ein wahrhaft köstliches Süppchen! Vielleicht kochen Sie ja zum ersten Mal mit Linsen. Sie

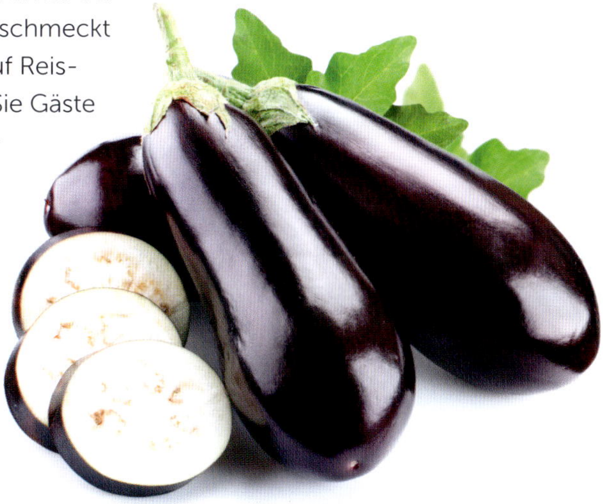

sind reich an Proteinen und außerdem sehr wohlschmeckend. Ich hoffe, dass Ihnen diese Zubereitungsvariante mundet und dass Sie sich inspiriert fühlen, weitere Linsenrezepte auszuprobieren. Man kann auch sehr leckere Salate aus ihnen zubereiten.

- **Mini-Pellkartoffeln auf provenzalische Art** – Diese französische Mini-Kartoffelsorte ist vielleicht nicht überall erhältlich. Wenn Sie keine bekommen sollten, können Sie stattdessen auch kleine Frühkartoffeln nehmen oder bitten Sie einfach Ihren Gemüsehändler, für Sie nur die kleinsten Kartoffeln auszuwählen. Auf keinen Fall sollten Sie bereits geschälte Kartoffeln kaufen. Die gekochten Mini-Kartoffeln werden in eine leckere Marinade eingelegt und können sowohl warm als auch kalt gegessen werden, entweder pur oder mit verschiedenen Dips, aber auch zu Gemüse, Fisch und/oder Salat.
- **Bunte Gemüse-Sticks** – Sie haben für diese Woche bereits zwei leckere Dips zubereitet. Jetzt brauchen Sie auch etwas, womit Sie dippen können: Gemüse-Sticks. Was die Zutaten angeht, so mache ich Ihnen ein paar Vorschläge, doch hier ist wieder Ihre Kreativität gefragt. Kombinieren Sie die Sticks einfach anders oder spielen Sie mit der Farbpalette.

Was Sie brauchen – Die Zutaten

Schauen Sie sich noch einmal die Einkaufsliste der ersten Woche an und überprüfen Sie Ihre Vorräte an Grundzutaten sowie an kleinen Snacks für zwischendurch. Besorgen Sie, was fehlt oder nachgefüllt werden muss. Falls Sie in der 1. Woche nicht viel Reis gegessen haben, setzen Sie diesen in der zweiten Woche auf Ihren Speiseplan.

Einkaufsliste für die 2. Woche

- 2 große Auberginen
- 1 Blumenkohl
- 1 großer Brokkoli
- 4–5 Karotten (unterschiedlich groß)
- 500 g Mini-Kartoffeln (ungeschält)
- 1 Bund Radieschen
- 1 Rote Bete (roh)
- 1 Salatgurke
- 5–6 Stangen Staudensellerie

- 4 Tomaten
- 1 Handvoll Kirschtomaten
- 1 Bio-Gemüsebrühwürfel
- 1 mittelgroße Zwiebel
- 1 Knoblauchknolle
- 1 rote Chilischote
- 1 Packung Kreuzkümmel in Bio-Qualität, gemahlen
- 1 Packung Kräuter der Provence in Bio-Qualität
- 1 Bund frischer Schnittlauch
- ein paar Zweige glatte Petersilie
- ein paar Zweige frischer Thymian

- 5 rote Äpfel
- 1 Bio-Limette
- 3 Bio-Zitronen

- 1 Glas Tahin in Bio-Qualität (Sesampaste, am besten ungesalzen)
- 1 Packung rote Linsen
- 1400 g Kichererbsen aus dem Glas, vorgekocht und ohne Zusätze
- 1 Dose geschälte Tomaten

- Zutaten Ihrer Wahl für den Detox-Salat der Woche

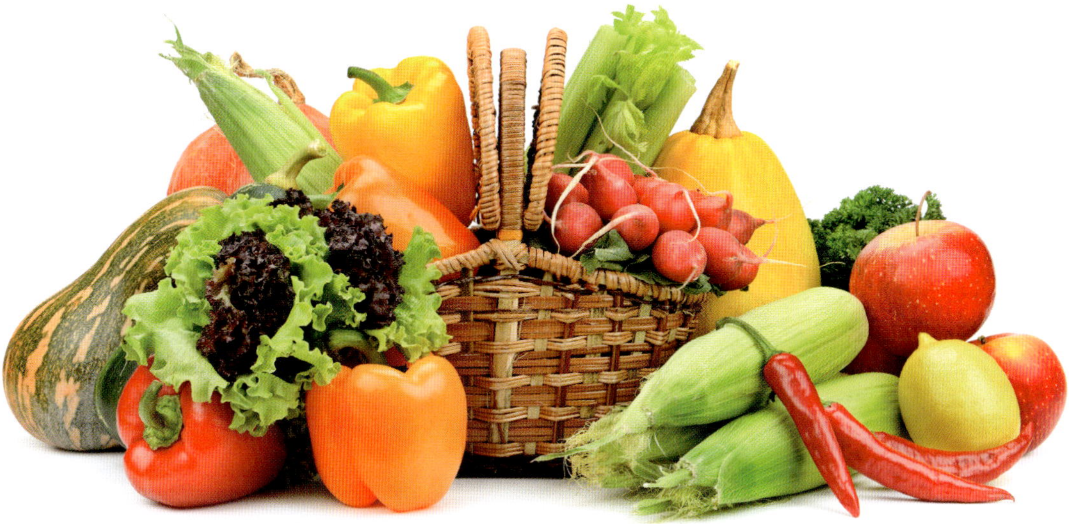

Vorbereitungstag vor Beginn der 2. Detox-Woche – Die Rezepte

Glass of Strength

- Frisch gepresster Frühstückssaft. An den Tagen, an denen Sie nicht Ihr *Glass of Fresh* trinken, gönnen Sie sich ein *Glass of Strength*.
- Das Rezept ergibt etwa 200 bis 300 Milliliter pro Portion. Falls Sie die Portionsgröße verändern möchten, sollten Sie dies beim Einfrieren berücksichtigen.
- Die Zutaten dieses Rezepts ergeben etwa 1,5 Liter Saft. Die exakte Menge ist jedoch abhängig von dem Flüssigkeitsgehalt der Zutaten und von der Leistung Ihres Entsafters.

Zutaten

- 1 Bio-Limette, geschält
- 5 rote Äpfel
- 1 dicker Brokkolistrunk (ohne Röschen)
- 3 Stangen Staudensellerie
- 1 Rote Bete (roh)
- 1 etwa 8 cm langes Stück Salatgurke

Zubereitung

Waschen, putzen, entkernen bzw. schälen Sie alle Zutaten und schneiden Sie sie in kleine Stücke. Vermengen Sie die Zutaten gut und geben Sie sie nach und nach in den Entsafter! Den fertigen Saft gut umrühren, in sechs Portionen aufteilen und jeweils portionsweise in einen hohen Behälter oder einen Trinkbecher geben. Mit dem Deckel luftdicht verschließen, mit Etiketten versehen und beschriften.

Eine Portion ist für den folgenden Morgen bestimmt, diese können Sie also in den Kühlschrank stellen. Die anderen frieren Sie wieder ein. An Ihrem Arbeitsplatz sollten Sie für Ihr *Glass of Strength* immer ein Glas und einen Löffel zum Durchrühren parat haben. Genießen Sie den Frühstückssaft Schluck für Schluck gut gekühlt!

Hummus

Zutaten

- 1400 g Kichererbsen aus dem Glas, vorgekocht und ohne Zusätze
- 2 gehäufte EL Tahin (Sesampaste, am besten ungesalzen)
- 1 große Knoblauchzehe, zerdrückt (bei Bedarf auch mehr)
- Saft von 1 Bio-Zitrone
- frisch gemahlener schwarzer Pfeffer zum Abschmecken
- etwa 100 ml kalt gepresstes Olivenöl

Zubereitung

Die Kichererbsen gut abtropfen lassen, falls nötig in ein Sieb geben und unter fließendem Wasser abspülen. Anschließend in die Küchenmaschine geben. Auch mit dem Stabmixer lassen sie sich gut verarbeiten. Die Sesampaste dazugeben (Dabei sollten Sie nicht sparsam sein!) und auch den Knoblauch einarbeiten. Die Zitrone mit einer Zitruspresse auspressen, die Kerne entfernen und den Saft zu der Mischung geben. Mit Pfeffer und etwas Olivenöl abschmecken. Verarbeiten Sie die Mischung nun in der Küchenmaschine mit der Pulse-Taste zu einer homogenen Masse. Dabei langsam in einem dünnen Faden so viel Olivenöl einlaufen lassen, bis eine streichfähige Masse entsteht. Die Masse noch einmal gründlich durchpürieren. Das fertige Hummus in einem luftdicht verschließbaren Behälter im Kühlschrank aufbewahren. Vorher können Sie natürlich erst probieren! Sie können die komplette Menge Hummus auch aufteilen und portionsweise einfrieren.

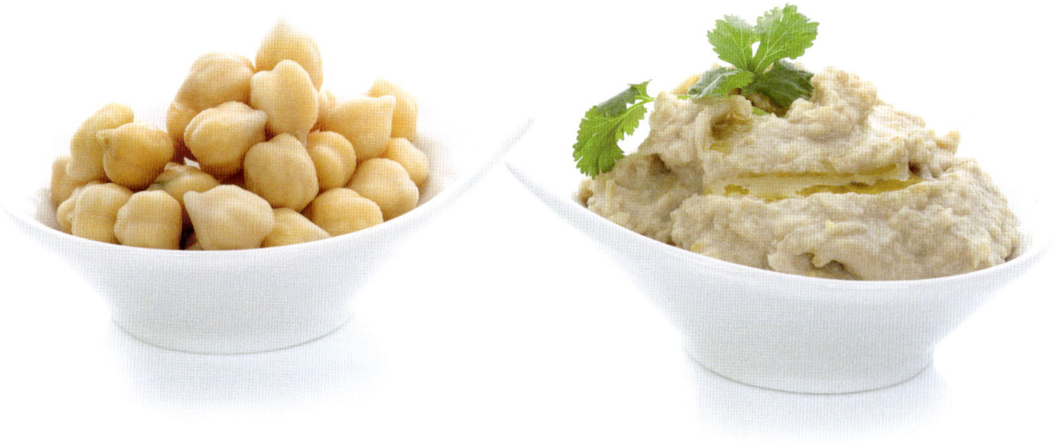

Detox-Salat der Woche

Wandeln Sie den *Full of Life*-Salat (siehe Rezept auf Seite 108 f.) der ersten Detox-Woche nach Ihrem Geschmack mit frischem saisonalen Gemüse ab oder holen Sie sich im Kapitel „... und noch mehr leckere Rezepte" (siehe Seite 163 ff.) weitere Anregungen für einen gesunden Mittagssalat.

Baba Ghanoush

Zutaten

- 2 große Auberginen
- 1 Knoblauchzehe, zerdrückt
- ½ TL Meersalz (wahlweise Sel Gris oder Himalaja-Salz)
- Saft von 2 Bio-Zitronen
- 1½ EL Tahin (Sesampaste)
- Kreuzkümmel in Bio-Qualität, gemahlen zum Abschmecken
- frisch gemahlener schwarzer Pfeffer zum Abschmecken
- 2 EL frische glatte Petersilie, fein gehackt

Zubereitung

Den Backofen auf 200 °C vorheizen. Die gewaschenen und geputzten Auberginen an mehreren Stellen mit einer Gabel anstechen, als Ganzes auf ein Backblech legen und dieses in den vorgeheizten Ofen schieben. Den Timer auf 60 Minuten einstellen und die Auberginen nach 30 Minuten wenden. Sie sollen sehr weich werden, also falls nötig die Backzeit noch um 15 bis 20 Minuten verlängern. In der Zwischenzeit den Knoblauch mit etwas Meersalz vermischen und pürieren (in der Küchenmaschine oder, falls vorhanden, im Mörser verarbeiten). In eine kleine Schüssel geben und Zitronensaft sowie Tahin dazugeben und unterrühren, bis die Mischung eine glatte Konsistenz hat. Die fertigen Auberginen gut abkühlen lassen. Anschließend das Fruchtfleisch aus der Schale lösen und mit der Gabel sehr fein zerdrücken. (*Achtung*: Nicht in der Küchenmaschine zerkleinern, weil die Masse dann zu glatt wird, sie sollte etwas stückig bleiben.) Das Auberginenpüree unter die Knoblauch-Tahin-Mischung rühren, gut vermischen und mit etwas Pfeffer abschmecken. Weiterrühren, dabei immer wieder abschmecken und mit reichlich Kreuzkümmel, Zitronensaft und, falls nötig, noch etwas schwarzem Pfeffer würzen. Anschließend noch einmal abschmecken. Vor dem Servieren mit fein gehackter Petersilie bestreuen.

Scharfe Linsensuppe

Zutaten

- 500 ml Gemüsebrühe (aus 1 Bio-Gemüsebrühwürfel oder selbst gemacht; siehe Seite 149 f.)
- 1 großer Schuss kalt gepresstes Olivenöl
- 2 kleine Karotten (oder 1 große), in dünne Scheiben geschnitten
- 1 mittelgroße Zwiebel, gewürfelt
- 1 Stange Staudensellerie, in dünne Scheiben geschnitten
- 2 Zweige frischer Thymian
- 1 rote Chilischote, entkernt und in dünne Streifen geschnitten
- 1 Knoblauchzehe, in hauchdünne Scheiben geschnitten
- 1 Dose geschälte Tomaten oder 4 frische Tomaten, entkernt und grob gewürfelt
- etwa 100 g rote Linsen
- frisch gemahlener schwarzer Pfeffer zum Abschmecken

Zubereitung

Alle klein geschnittenen Zutaten und die fertige Gemüsebrühe sollten bereitstehen. In einem Suppentopf 1 guten Schuss Olivenöl erhitzen. Karottenscheiben, Zwiebelwürfel sowie die Selleriestücke in den Topf geben und umrühren, bis alle Zutaten gut mit Öl benetzt sind. Die Hälfte der abgezupften Thymianblätter über die Gemüsemischung streuen und diese auf mittlerer Flamme anschmoren. Dabei gelegentlich umrühren. Sobald das Gemüse weich wird, die in Streifen geschnittene Chilischote und die Knoblauchscheiben dazugeben. Noch einmal gut durchrühren. Sollte das Gemüse ansetzen, mit etwas Gemüsebrühe ablöschen. Nach ein paar Minuten die Tomaten aus der Dose, die Linsen und die Gemüsebrühe in den Topf geben, zum Kochen bringen und 30 Sekunden sprudelnd kochen lassen, dann die Hitze reduzieren. Den Deckel mit einem Spalt aufsetzen und die Suppe rund 25 Minuten köcheln lassen. Gelegentlich umrühren. Anschließend den Topf vom Herd nehmen und die Suppe kurz abkühlen lassen. Dann vorsichtig mit einem Stabmixer pürieren, bis die Linsensuppe eine sämige Konsistenz hat. Mit schwarzem Pfeffer abschmecken. Die Linsensuppe zum Servieren in Portionsschüsseln geben und nach Belieben mit frischen Thymianblättern bestreuen.

Mini-Pellkartoffeln auf provenzalische Art

Zutaten

- 500 g Mini-Kartoffeln, ungeschält
- 1 Prise Meersalz (falls gewünscht, wahlweise Sel Gris oder Himalaja-Salz)
- 1 guter Schuss kalt gepresstes Olivenöl
- 1 Bund frischer Schnittlauch, in kleine Röllchen geschnitten
- 1 große Knoblauchzehe, zerdrückt
- 1 EL Kräuter der Provence in Bio-Qualität
- frisch gemahlener schwarzer Pfeffer

Zubereitung

Die Mini-Kartoffeln unter fließend kaltem Wasser waschen und putzen. In der Zwischenzeit in einem großen Topf Wasser zum Kochen bringen. Die Kartoffeln und eventuell etwas Salz in den Topf geben. Die Hitze reduzieren und die Kartoffeln auf kleiner Flamme etwa 15 Minuten garen. Kochen Sie die Kartoffeln nicht zu weich. Sie sollten beim Anstechen nicht auseinanderbrechen. Die Pellkartoffeln abgießen und kurz unter kaltem Wasser abspülen. In einer Schüssel anrichten, das Olivenöl darüber träufeln und vorsichtig durchrühren, bis alle Kartoffeln mit Öl benetzt sind. Mit den Schnittlauchröllchen bestreuen. Dann den Knoblauch unter die Kräuter der Provence mischen und über die Kartoffeln streuen. Reichlich frisch gemahlenen schwarzen Pfeffer darüber geben und die Kartoffeln ein letztes Mal gut durchrühren. Die abgekühlten Pellkartoffeln zugedeckt im Kühlschrank gut durchziehen lassen. Sie können aber auch sofort (also noch lauwarm) gegessen werden und kalt sind sie ein Genuss!

Bunte Gemüse-Sticks

Für dieses Rezept habe ich eine Auswahl an Rohkost zusammengestellt. In lange Stifte geschnitten eignet sich die bunte Gemüsemischung, die Sie ganz nach Geschmack kombinieren können, zum Mitnehmen und mit einem leckeren Dip als gesunder Snack für zwischendurch. Und auch die Menge der einzelnen Zutaten können Sie nach Belieben variieren.

Zutaten

- Salatgurke, schräg in etwa 5 cm lange und 2 cm dicke Streifen geschnitten
- Radieschen, in Streifen geschnitten

- Kirschtomaten, halbiert oder geviertelt
- Staudensellerie, in Streifen geschnitten
- Karotten, in Sticks geschnitten
- Blumenkohl, in kleine Röschen zerteilt
- Brokkoli, in kleine Röschen zerteilt

Zubereitung

Geben Sie das klein geschnittene Gemüse in eine Schüssel und mischen Sie die Sticks gut durch. In einem luftdicht verschlossenen Behälter im Kühlschrank aufbewahren.

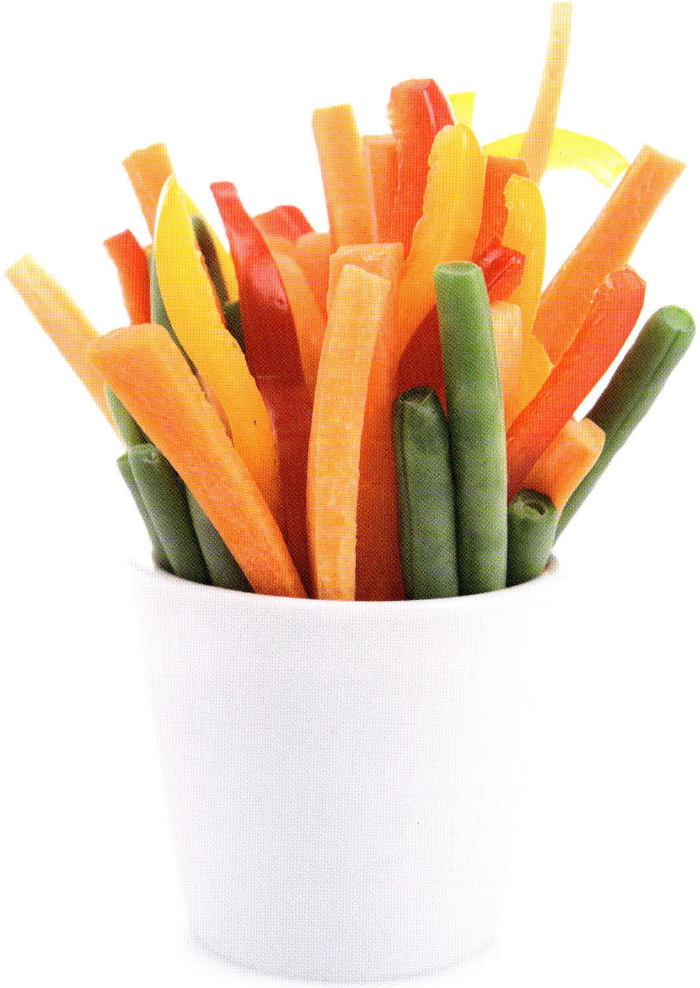

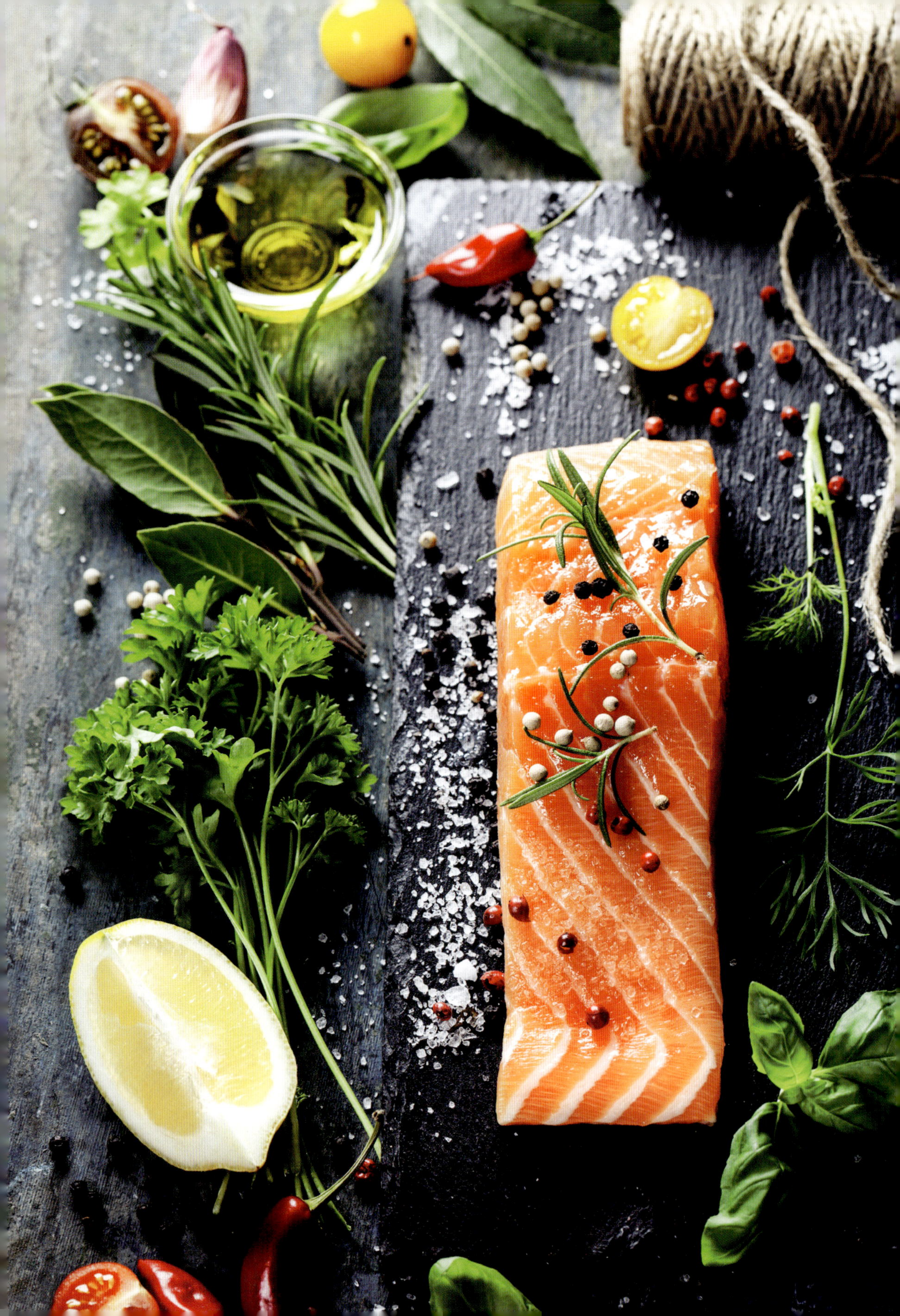

3. Woche

Das Detox-Programm für die 3. Woche

Halbzeit! Ich bin neugierig, wie es Ihnen geht. Haben Sie Gewicht verloren? Fühlen Sie sich anders als vor Ihrer Detox-Kur? Wie reagiert Ihre Umgebung darauf? Ich hoffe, dass Sie für Ihre Einkäufe neue Geschäfte und Märkte entdeckt haben und sich für die Zubereitung und vor allem beim genussvollen Essen mehr Zeit nehmen. Haben das sich Trockenbürsten und die Wechseldusche bei Ihnen schon positiv auf Ihre Gesundheit ausgewirkt? Noch einmal möchte ich Ihnen an dieser Stelle ans Herz legen, sich einmal pro Woche eine Auszeit zu nehmen, damit Sie noch mehr von Ihrem Detox-Programm profitieren können. Wahrscheinlich nehmen Sie sich wie viele Menschen viel zu wenig Zeit für sich selbst. Besonders Frauen werden von dem kaum zu unterdrückenden Drang beherrscht, sich um alles und jeden kümmern zu müssen – außer natürlich um sich selbst. In diesen Wochen haben Sie die Chance zu lernen, dass es nur eine Frage der Zeit ist, bis Ihre „Tankanzeige" ohne diese Achtsamkeit sich selbst gegenüber irgendwann auf „Null" steht. Das bleibt in der Regel nicht ohne Folgen, sondern äußert sich durch allerlei vage Zipperlein und Beschwerden, die von den meisten mit den Worten „Ach ja, wir werden eben alle älter!" abgetan werden. Zwar verspüren Sie dann vielleicht den drängenden Wunsch, dass sich das in Zukunft unbedingt ändern muss. Aber es ist eine Tatsache, dass Veränderungen für die meisten Menschen schwierig, wenn nicht sogar beängstigend sind. Letztendlich sind wir doch Gewohnheitstiere.

Ich hoffe deshalb von Herzen, dass dieser Monat auf Sie dieselbe Wirkung wie auf mich und all die Klienten haben wird, die ich während ihrer Detox-Wochen intensiv begleitet habe. Im Anschluss an das Programm werden Sie wieder gelegentlich ganz normal zu etwas Süßem oder einem Glas Wein greifen, wenn Ihnen der Sinn danach steht. Aber Sie kennen dann die Wirkung all dieser Dinge auf Ihren Körper und wissen, wie wichtig es ist, von Zeit zu Zeit bestimmte Lebensmittel zu meiden, innezuhalten und Ihrer Gesundheit Ihre volle Aufmerksamkeit zu widmen. Und Sie wissen dann auch, dass Sie sich einfach besser fühlen, wenn

Sie gesundheitsbewusst essen und trinken und sich Zeit dafür nehmen. Das ist, so hoffe ich, für Sie die langfristige Wirkung dieses Programms und um genau die geht es mir in diesem Buch. Es ist nicht mein Ziel, dass Sie dieses Programm unbedingt durchhalten. Mir liegt vielmehr daran, Ihnen zu vermitteln, wie wichtig es ist, dass wir bewusst essen und trinken, und zwar sowohl hinsichtlich der Zutaten als auch, was eine abwechslungsreiche und unverfälschte Ernährung angeht. Eigenhändig zu kochen und sich das Essen selbst zuzubereiten, die eigene persönliche Wahrheit zu finden, sich durch die Lektüre von Büchern zum Thema „Ernährung" und durch eigene Recherchen über Ihre Nahrungsmittel zu informieren – all das wünsche ich mir für Sie. Lassen Sie sich von niemandem etwas einreden. Probieren Sie es aus! Ich hoffe, dass mein Detox-Programm für Sie ein erster Schritt in diese Richtung sein wird. Lernen Sie durch die Erfahrungen, die Sie in diesen vier Wochen machen, und entscheiden Sie dann, wie Sie diese in Ihr Leben integrieren können und wollen. Jeder Körper reagiert auf ganz individuelle Weise. Wovon ich allerdings felsenfest überzeugt bin: Dieser Monat wird Ihnen richtig guttun. Machen Sie also am besten in den kommenden zwei Wochen guten Mutes weiter!

Für mich ist die Halbzeitmarke immer ein sehr angenehmer Moment. Was die Einkäufe, das Kochen und die neue Art zu essen und sein Leben einzurichten angeht, hat sich bereits eine gewisse Routine eingespielt. Ich höre oft, dass die Kleidung mittlerweile nicht mehr richtig passt und dass die „Detoxer" sich extrem frisch und sauber fühlen, was hauptsächlich den Flohsamenschalen zu verdanken ist, die eine großartige Kur für den Darm sind. Manche von ihnen wundern sich darüber, wie viele Altlasten sie losgeworden sind und wie gut es ihnen geht. Bekannte und Freunde machen ihnen Komplimente über ihr gutes Aussehen und sie fühlen sich ausgeglichener und können besser schlafen. Ich habe mich früher fast immer müde und schläfrig gefühlt. Als ich dann schließlich meine erste Detox-Kur machte, erzählte mir mein Partner, dass er nun nachts endlich nicht mehr meinen Geschichten zuhören musste. Wenn das kein Erfolg ist! Hoffentlich haben auch Sie derartige außergewöhnliche Effekte zu verbuchen und springen Tag für Tag morgens fröhlich und energiegeladen aus dem Bett!

Die Rezepte auf einen Blick

Auf dem Speiseplan stehen:

- ***Glass of Fresh* und/oder *Glass of Strength*** – Sie haben bis jetzt zwei verschiedene Säfte hergestellt und drei Portionen *Glass of Strength* müssten für diese Woche noch in Ihren Tiefkühlfach stehen. Ich hoffe, dass Sie sich mittlerweile selbst einen Entsafter (am besten einen *Slow Juicer*!) zugelegt haben, und natürlich, dass Sie den Geschmack dieser beiden Frühstückssäfte gar nicht schlecht oder vielleicht sogar lecker finden!
  Sie können eigentlich neben zahlreichen Obstsorten auch nahezu jedes Gemüse entsaften. Statt Ihren Frühstückssaft einzufrieren, ist es natürlich besser, wenn Sie ihn möglichst oft frisch zubereiten. Dann steckt er voller Nähr- und Vitalstoffe und damit voller Lebenskraft. Kaufen Sie Obst und Gemüse der Saison in Bio-Qualität und zaubern Sie damit jeden Morgen einen köstlichen Drink!
  Doch kommen wir auf Woche drei zurück: Stellen Sie nun für mehr Abwechslung insgesamt sechs Portionen der beiden Frühstückssäfte her. Die Rezepte finden Sie auf Seite 106 f. (*Glass of Fresh*) und Seite 118 (*Glass of Strength*).
- **Tomaten-Oliven-Tapenade** – Ich bin mir ziemlich sicher, dass Sie dieses Rezept bereits kennen. Eine Variante dieser Tapenade wird oft zusammen mit Brot in Restaurants serviert oder sie begegnet einem auch häufig als Aufstrich auf Sandwiches oder Toast. Dieses Rezept ist im Handumdrehen zubereitet und zudem ein ideales Party-Mitbringsel! Die aromatische Tapenade können Sie auf Reiswaffeln streichen, in Salat-Wraps füllen, zu Fisch servieren oder auch einfach mit etwas Reis vermischen.
- **Guacamole** – Dieser Avocado-Dip gehört in Mexiko zu den Grundnahrungsmitteln und genießt dort große Beliebtheit. Ich bin ein großer Fan von Avocados. Haben Sie gewusst, dass Avocados außerordentlich gesund sind? Die Schärfe des Dips können Sie durch Hinzufügen von roten Chilischoten und/oder etwas Knoblauch ganz nach Geschmack variieren.
- **Thailändische Fischsuppe** – Wer Fisch mag und gern etwas schärfer isst, findet mit diesem Rezept womöglich sein neues Lieblingsgericht. Und allen, die diese Suppe normalerweise nur im thailändischen Restaurant essen, sei gesagt: Es wird höchste Zeit, dass Sie diese überaus leckere Suppe einmal selbst zubereiten! Wenn Sie die Fischsuppe als Mittag- oder Abendessen einplanen, sollten Sie davor und danach vorwiegend (frisches!) Gemüse und Obst essen.

- **Thunfisch-Wraps** – Einfach fantastisch! Diese Wraps gehören zu meinen absoluten Favoriten. Wenn ich Freunde zu Besuch habe, mache ich dieses „Fingerfood" ganz oft und jedes Mal sind meine Gäste begeistert von ihrem Geschmack. Sie können es kaum glauben, dass es sich dabei um ein Rezept aus meinem Detox-Programm handelt, denn immer noch denken viele Menschen, dass man beim Entgiften überhaupt nichts Leckeres mehr essen darf. Ich wünsche Ihnen, dass Sie dieses Rezept lieben werden.
- **Gefüllte Römersalat-Wraps** – Haben Sie schon Sehnsucht nach einem leckeren Baguette? Diese Wraps werden Ihnen sehr gut schmecken, obwohl sie anstelle von Fladenbrot in Römersalatblätter gewickelt werden. Das Rezept für die Wraps enthält ein paar leckere Variationen. Probieren Sie sie aus!
- **Ofengemüse mit Manchego und Basilikum** – In dieser Woche wartet auf Sie ein weiterer Salat, und zwar ein besonders praktischer, denn er kann sowohl (lau-) warm als auch kalt gegessen werden. Sie können ihn also auch mit ins Büro nehmen oder unterwegs genießen. Das Rezept ist nur als Beispiel gedacht. Auch hier gilt wieder: Kaufen Sie saisonale Gemüsesorten aus der Region, am besten in Bio-Qualität. Manchego ist ein höchst aromatischer spanischer Schafskäse, den Sie vielleicht in einem Tapas-Restaurant schon einmal gegessen haben. Sollten Sie diesen Käse nirgends bekommen, können Sie ihn auch durch gereiften Ziegenkäse, Feta oder Pecorino ersetzten, die Sie eventuell noch im Kühlschrank haben.

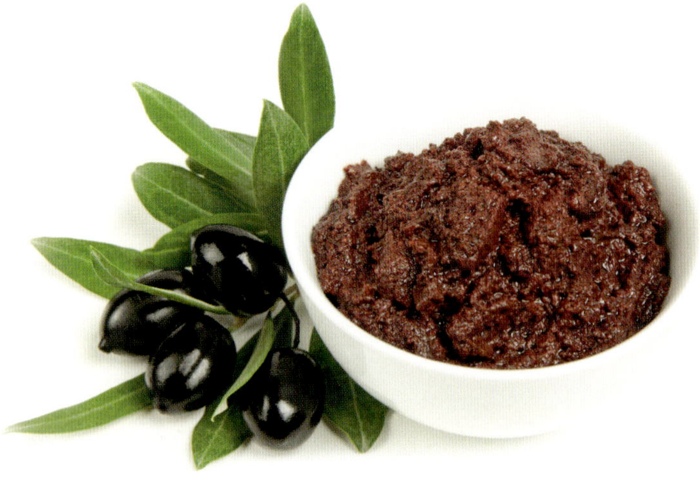

Was Sie brauchen – Die Zutaten

Schauen Sie sich noch einmal die Einkaufsliste der ersten Woche an und überprüfen Sie Ihre Vorräte an Grundzutaten sowie an kleinen Snacks für zwischendurch. Besorgen Sie, was fehlt oder nachgefüllt werden muss. Falls Sie in den ersten beiden Wochen nicht viel Reis gegessen haben, setzen Sie diesen in der zweiten Woche auf Ihren Speiseplan.

Einkaufsliste für die 3. Woche

- 3 Avocados
- 3 Auberginen
- 3 Karotten
- 1 gelbe Paprikaschote
- 2 rote Paprikaschoten
- 1 Salatgurke
- 1 Kopf Eisbergsalat, Kopfsalat oder Römersalat
- 1 Bund Radieschen
- 3 Tomaten
- 500 g Kirschtomaten
- 2 Zucchini (roh)
- 100–150 g Pilze

- 1 Bio-Limette
- 1 Bio-Zitrone
- 2 Walnüsse

- 1 Bio-Gemüsebrühwürfel
- 1 Spritzer Fischsauce (Verwenden Sie davon so wenig wie möglich. Diese Sauce enthält sehr viel Salz und häufig auch Zucker!)
- 1 EL Red Thai Currypaste in Bio-Qualität (Kaufen Sie diese Paste nur in bester Qualität!)
- 1 Flasche Balsamico-Essig in Bio-Qualität
- 2 Frühlingszwiebeln
- 3 kleine rote Zwiebeln
- 1 kleiner Stängel Zitronengras
- 2 rote Chilischoten
- 1 Packung Kreuzkümmel, gemahlen
- 2 große Zweige frischer Dill oder 1 Packung getrockneter Dill

- 1 Bund frisches Basilikum
- 1 kleines Bund frischer Koriander
- ein paar Zweige frischer Thymian

- 1 Dose Kokosmilch (400 ml) in Bio-Qualität
- 1 Glas schwarze Oliven in Bio-Qualität, ohne Stein
- 1 Glas grüne Oliven in Bio-Qualität, ohne Stein
- 1 Glas Kapern in Bio-Qualität
- 1 Packung sonnengetrocknete Tomaten in Bio-Qualität (sie sollten noch etwas weich und leuchtend rot sein)
- 1 Dose Kichererbsen (etwa 400 bis 450 g; ohne Salz und andere Zusätze)
- etwa 300 g Ziegen- und/oder Schafskäse (Menge nach Bedarf)
- 200–300 g Ziegenrolle
- etwa 200 g Pecorino aus Schafmilch (Menge nach Bedarf)
- etwa 200 g Manchego (Menge nach Bedarf)
- 3 Anchovisfilets (frisch oder aus der Dose)
- 2 Dosen Bio-Thunfischfilet in eigenem Saft (vorzugsweise aus nachhaltigem Fischfang)
- 1 Dose Makrelen in Bio-Qualität (vorzugsweise aus nachhaltigem Fischfang)
- 500 g Bio-Lachsfilet (vorzugsweise aus nachhaltigem Fischfang)
- 100 g weißer Bio-Fisch (z. B. Kabeljau; vorzugsweise aus nachhaltigem Fischfang)
- 250 g Riesengarnelen in Bio-Qualität (vorzugsweise aus nachhaltigem Fischfang)

- Zutaten für *Glass of Fresh* (siehe Seite 106 f.) und/oder *Glass of Strength* (siehe Seite 118)

Vorbereitungstag vor Beginn der 3. Detox-Woche – Die Rezepte

Glass of Fresh und/oder *Glass of Strength*

Frisch gepresste Frühstückssäfte. An den Tagen, an denen Sie nicht Ihr *Glass of Fresh* trinken, gönnen Sie sich ein *Glass of Strength*.

Jedes der beiden Rezepte ergibt etwa 200 bis 300 Milliliter pro Portion. Falls Sie die Portionsgröße verändern möchten, sollten Sie dies beim Einfrieren berücksichtigen.

Die Zutaten der beiden Rezepte ergeben jeweils etwa 1,5 Liter Saft. Die exakte Menge ist jedoch abhängig von dem Flüssigkeitsgehalt der Zutaten und von der Leistung Ihres Entsafters.

Zutaten und **Zubereitung** für *Glass of Fresh*, siehe Seite 106 f.
Zutaten und **Zubereitung** für *Glass of Strength*, siehe Seite 118

Tomaten-Oliven-Tapenade

Zutaten

- 1 kleines Schälchen schwarze Oliven, ohne Stein
- 1 kleines Schälchen sonnengetrocknete Tomaten in Bio-Qualität (sie sollten noch etwas weich und leuchtend rot sein)
- 3 Anchovisfilets (frisch oder aus der Dose)
- 1 Schuss kalt gepresstes Olivenöl

Zubereitung

Alle Zutaten in die Küchenmaschine geben, gut durchmischen und zu einer homogenen Masse verarbeiten. Füllen Sie die Tapenade in einen luftdicht verschließbaren Behälter und bewahren Sie sie im Kühlschrank auf. Weitere Rezeptvorschläge für Tapenade finden Sie im Kapitel „Weitere Detox-Rezeptideen“ auf Seite 153 ff.

Guacamole

Dieser Dip passt zu einer Vielzahl von unterschiedlichen Gerichten und ist bestens geeignet für Partys, denn Guacamole schmeckt auch den Gästen, die gerade nicht das Detox-Programm machen. Reichen Sie Tortillachips dazu – lecker! Sie können die Guacamole genüsslich mit Gemüse-Sticks verzehren, als Salatsauce verwenden oder einfach pur direkt aus der Schüssel essen.

Zutaten

- 1 große oder 2 kleine reife Avocados, entkernt
- 1 reife Tomate, entkernt und in kleine Würfel geschnitten
- 1 Frühlingszwiebel (etwa 25 cm lang) oder 1 kleine rote Zwiebel
- 2 EL frisch gepresster Saft von einer Bio-Limette
- 1 kleine Knoblauchzehe, zerdrückt
- ½–1 Chilischote, entkernt und sehr fein gehackt (wahlweise)
- frisch gemahlener schwarzer Pfeffer zum Abschmecken

Zubereitung

Das Fruchtfleisch der Avocado(s) in eine Schüssel geben und mit der Gabel fein zerdrücken. Die gewürfelten Tomatenstücke darunter mischen. Die übrigen Zutaten bis auf den Pfeffer dazugeben und gut unterheben. Anschließend mit dem Pfeffer abschmecken. Die Guacamole in einen luftdicht verschließbaren Behälter füllen und im Kühlschrank gut durchziehen lassen, damit sich die Aromen verbinden können. Sollte die Oberfläche nach einem Tag etwas grau geworden sein, können Sie die Guacamole einfach noch einmal gut durchrühren.

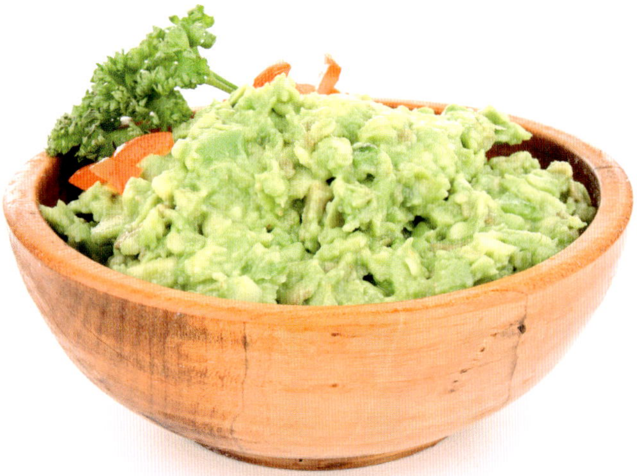

Thailändische Fischsuppe

Zutaten

- etwa 300 g Bio-Lachsfilet, in 2 x 2 cm große Würfel geschnitten
- 100 g weißer Bio-Fisch (z. B. Kabeljau), in 2 x 2 cm große Würfel geschnitten
- 250 g Riesengarnelen in Bio-Qualität
- 1 kleiner Stängel Zitronengras
- 1 Dose Kokosmilch (400 ml) in Bio-Qualität (Verwenden Sie nur die Flüssigkeit.)
- ½ l Gemüsebrühe (aus 1 Bio-Gemüsebrühwürfel oder selbst gemacht; siehe Seite 149 f.)
- 1 Spritzer Fischsauce (Verwenden Sie davon so wenig wie möglich. Diese Sauce enthält sehr viel Salz und häufig auch Zucker!)
- 1 EL Red Thai Currypaste in Bio-Qualität (Kaufen Sie diese Paste nur in bester Qualität!)
- 2 EL frischer Koriander, fein gehackt
- 1 Frühlingszwiebel, in feine Ringe geschnitten
- 1 rote Chilischote, entkernt und in feine Ringe geschnitten

Zubereitung

Der Fisch sollte bereits gewürfelt sein, bevor Sie sich den anderen Zutaten zuwenden. Den Zitronengrasstängel mit einem scharfen Messer etwas einschneiden. Alternativ können Sie auch einen Knoten in den Stängel machen, damit sein feines Aroma beim Kochen austritt. Anschließend Kokosmilch, Gemüsebrühe, Fischsauce und Currypaste in einen Topf geben und auf hoher Flamme unter Rühren zum Kochen bringen. Den Fisch und die Garnelen sowie das Zitronengras dazugeben und das Ganze rund 10 Minuten auf kleiner Flamme köcheln lassen. Und schon ist die Fischsuppe fertig! In Portionsschüsseln füllen und mit etwas Koriander sowie ein paar Frühlingszwiebel- und Chilischotenringen garnieren. Lassen Sie es sich schmecken!

Thunfisch-Wraps

Zutaten

- 2 Dosen Bio-Thunfischfilet in eigenem Saft (vorzugsweise nachhaltig gefischt)
- 2–3 gehäufte TL Kreuzkümmel, gemahlen
- frisch gemahlener schwarzer Pfeffer (Menge nach Bedarf)
- 1 kleine rote Zwiebel, sehr fein geschnitten
- 2 TL Kapern
- 1 Stück (ca. 5 cm) Salatgurke, in kleine Würfel geschnitten
- Saft von ½ Bio-Zitrone
- ½ Knoblauchzehe, fein gehackt oder zerdrückt (bei Bedarf auch mehr)
- 2 große Zweige frischer Dill oder 2 EL getrockneter Dill
- 1 Kopf Eisbergsalat, Kopfsalat oder Römersalat
- lange Cocktail- oder Fingerfood-Spieße

Zubereitung

Den abgetropften Thunfisch in eine Schüssel geben. Den Kreuzkümmel darüber streuen und nach Geschmack mit schwarzem Pfeffer würzen. Die restlichen Zutaten bis auf den Salat hinzufügen und die Masse gut durchmischen. Die Schüssel abdecken und zum Durchziehen etwa 30 Minuten in den Kühlschrank stellen. In der Zwischenzeit ein paar große Blätter von dem Salatkopf ablösen, waschen und trocknen. Die Thunfischmischung aus dem Kühlschrank holen, abschmecken und gegebenenfalls nachwürzen, beispielsweise mit etwas Pfeffer für mehr Schärfe. Anschließend den Thunfisch gleichmäßig auf den Salatblättern verteilen. Rollen Sie die einzelnen Blätter so auf und falten Sie sie, dass kleine Päckchen entstehen. Jedes Blatt mit einem Cocktail-Spieß verschließen und die Wraps sofort servieren oder für unterwegs einpacken.

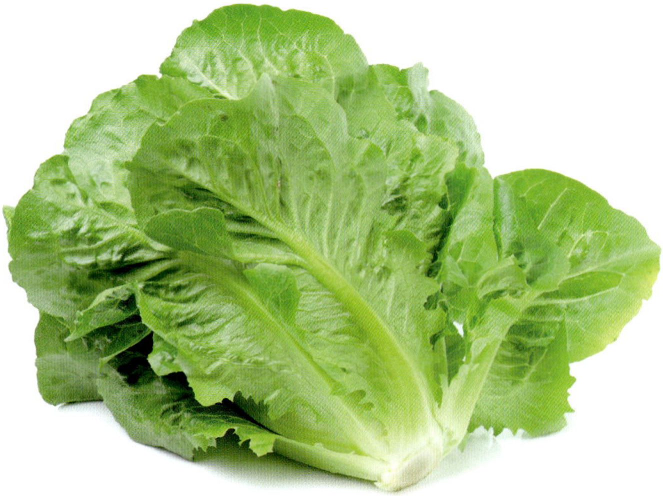

Gefüllte Römersalat-Wraps

Zutaten

- 1 Kopf Römersalat, Eisbergsalat oder Kopfsalat

Und damit können Sie Ihre Wraps füllen:

- Avocado, in Streifen geschnitten
- Ziegen- und/oder Schafskäse, in Scheiben geschnitten
- Zwiebel (rote Zwiebeln, Frühlingszwiebeln oder Schalotten), in dünne Ringe geschnitten
- Tomate, in sehr dünne Scheiben geschnitten
- Salatgurke, schräg in hauchdünne Scheiben geschnitten
- Karotten, geraspelt
- Zucchini (roh), geraspelt oder klein geschnitten
- Auberginenscheiben, in etwas Olivenöl gegrillt und abgekühlt
- Radieschen, in dünne Scheiben geschnitten
- Kirschtomaten
- schwarze und/oder grüne Oliven, ohne Stein, in Scheiben geschnitten
- Knoblauch, in hauchdünne Scheiben geschnitten
- Paprikastreifen (von einer roten, gelben oder grünen Paprikaschote)
- Pilze, klein geschnitten und mariniert oder kurz in der Pfanne gewendet
- Lachsfilet, in Scheiben geschnitten
- Makrelenstücke

Weitere Zutaten Ihrer Wahl

- evtl. lange Cocktail- oder Fingerfood-Spieße

Zubereitung

Wie Sie bereits in dem Rezept für die Thunfisch-Wraps gelesen haben, dienen die Salatblätter zum Einwickeln der köstlichen Füllungen. Lösen Sie dafür ein paar große Blätter von dem Salatkopf ab, waschen und trocknen Sie sie. Anschließend die Zutaten für die Füllung auf den Salatblättern verteilen. Rollen Sie die einzelnen Blätter so auf und falten Sie sie, dass kleine Päckchen entstehen. Für den Transport der Salat-Wraps empfehle ich Ihnen, die Päckchen mit einem Cocktail-Spieß zu verschließen. Bei sofortigem Verzehr einfach den Wrap wie einen Döner in die Hand nehmen. Köstlich!

Wrap-Variationen

Ziegenkäse-Avocado-Wrap

Zutaten

- 1 großes Salatblatt
- ½ Avocado, entkernt und in Scheiben geschnitten
- mehrere dünne Scheiben Ziegenrolle
- 5–6 Zwiebelringe (von einer Frühlingszwiebel oder einer roten Zwiebel)
- 1 Tomate, in dünne Scheiben geschnitten
- ⅓ Salatgurke, ungeschält, in kleine Stücke geschnitten
- frisch gemahlener schwarzer Pfeffer zum Abschmecken
- evtl. 1 langer Cocktail- oder Fingerfood-Spieß

Zubereitung

Die Zutaten auf das Salatblatt geben und mit etwas Pfeffer würzen. Rollen Sie das Blatt so auf und falten Sie es, dass ein kleines Päckchen entsteht. Für unterwegs mit einem Cocktail-Spieß verschließen oder sofort von der Hand essen.

Wrap mit gegrilltem Ziegenkäse und Honig

Zutaten

- 2 große Salatblätter (vorzugsweise Eisbergsalat)
- mehrere dünne Scheiben Ziegenrolle (Sie sollten nicht dicker als 1 cm sein.)
- 2 Scheiben Salatgurke, in der Dicke der Ziegenrolle schräg abgeschnitten
- 2 Walnüsse, fein gehackt
- ein paar frische Thymianzweige
- 1 kleiner Löffel kalt geschleuderter Bio-Honig
- evtl. 1 langer Cocktail- oder Fingerfood-Spieß

Zubereitung

Den Backofengrill einschalten und gut vorheizen. Die Thymianblätter abzupfen. In einer kleinen Auflaufform die Zutaten wie folgt anordnen: Legen Sie die Ziegenrollenscheiben am Boden aus und verteilen Sie den Honig mit der Rückseite des Löffels darauf. Anschließend mit den Thymianblättern bestreuen. Die Form in den Ofen schieben. Der Käse sollte nicht zu braun werden. Nehmen Sie die Auflaufform nach wenigen Minuten aus dem Ofen und lassen Sie sie etwas abkühlen. Die gewaschenen und getrockneten Salatblätter übereinanderlegen. Die Salatgurkenscheiben darauflegen, dann den warmen Käse darüber geben und mit gehackten Walnüssen bestreuen. Das Ganze mit zwei weiteren Salatblättern bedecken.

Möglicherweise lässt sich dieses Gericht besser mit Messer und Gabel essen, aber vielleicht klappt es auch mit den Händen. Dann sollten Sie das Päckchen aber vorher mit einem Cocktail-Spieß gut verschließen!

Bunter Gemüse-Wrap

Zutaten

- 2 große Salatblätter
- 1 Aubergine, in dünne Scheiben geschnitten
- 1 Zucchini (roh), in dünne Scheiben geschnitten
- kalt gepresstes Olivenöl (Menge nach Bedarf)
- frisch gemahlener schwarzer Pfeffer
- 1 Tomate, entkernt und in dicke Scheiben geschnitten
- 1 dicke Karotte, in Scheiben geschnitten
- 2 Scheiben reifer Ziegen- oder Schafskäse
- ein paar Radieschen, in dünne Scheiben geschnitten (Menge nach Bedarf)

Zubereitung

Mit einem Messer von der Aubergine zwei dünne Scheiben abschneiden und mit einem Gemüsehobel zwei bis drei dünne Scheiben von der Zucchini abhobeln. Anschließend einen Spritzer Olivenöl in eine Brat- oder Grillpfanne geben und diese auf einer Herdplatte erhitzen. Die Zucchini- und Auberginenscheiben mit etwas frisch gemahlenem Pfeffer bestreuen und in der heißen Pfanne unter mehrmaligem Wenden anbraten, bis sie noch bissfest sind. Die Gemüsescheiben aus der Pfanne nehmen und zum Abkühlen beiseitestellen. Die gewaschenen und getrockneten Salatblätter übereinanderlegen und eine dicke Tomatenscheibe in die Mitte legen. Mit dem Gemüsehobel zwei Scheiben von der Karotte hobeln und auf die Tomatenscheibe legen. Darauf 2 Scheiben Käse platzieren (oder eine doppelt gefaltete, falls die Scheiben sehr dick sind). Nun erst die Zucchini- und dann die Auberginenscheiben darauf anordnen. Die Radieschen in hauchdünne Scheiben schneiden und einige davon oben auf den Stapel legen. Eventuell mit etwas Pfeffer nachwürzen, einrollen, zu einem Päckchen falten und

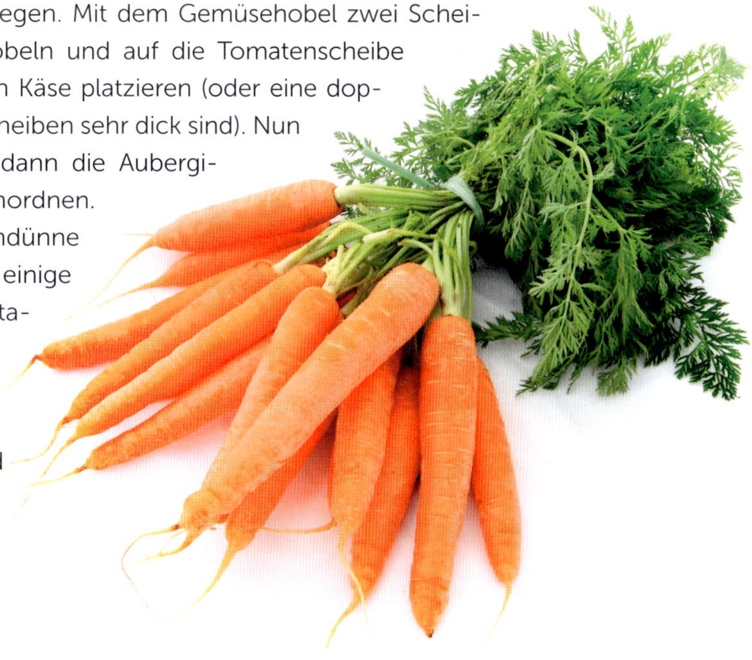

genießen!

Tomaten-Basilikum-Wrap

Zutaten

- 1 großes Salatblatt
- Kirschtomaten, in dünne Scheiben geschnitten (Menge nach Bedarf)
- frisches Basilikum (Menge nach Bedarf)
- Pecorino aus Schafmilch, geraspelt (Menge nach Bedarf)
- selbst gemachtes Pesto alla Genovese (Seite 107, Menge nach Bedarf)
- frisch gemahlener schwarzer Pfeffer (wahlweise)
- evtl. 1 langer Cocktail- oder Fingerfood-Spieß

Zubereitung

Auf dem gewaschenen und getrockneten Salatblatt drei Kirschtomatenscheiben verteilen und die Basilikumblätter darüber streuen. Nach Belieben geraspelten Pecorino sowie das selbst gemachte Pesto darauf geben. Wenn Sie es schärfer mögen, können Sie den Wrap zudem mit etwas schwarzem Pfeffer würzen. Das Salatblatt aufrollen, zu einem Päckchen falten und entweder sofort essen oder mit einem Cocktail-Spieß für unterwegs oder später zusammenstecken.

Ofengemüse mit Manchego und Basilikum

Zutaten

- 1 gelbe Paprikaschote, entkernt und geviertelt
- 1 rote Paprikaschote, entkernt und geviertelt
- 1 kleine rote Zwiebel, halbiert und in dicke Stücke geschnitten
- 1 Zucchini, der Länge nach halbiert und in 1 cm dicke Scheiben geschnitten
- 3 Knoblauchzehen, geschält
- kalt gepresstes Olivenöl (Menge nach Bedarf)
- 1 Dose Kichererbsen (etwa 400 bis 450 g), abgegossen und gespült
- 2 EL frisches Basilikum, fein gehackt
- 2 EL Balsamico-Essig in Bio-Qualität)
- frisch gemahlener schwarzer Pfeffer
- 1 großzügige Handvoll Manchego, geraspelt

Zubereitung

Den Backofen auf 180 °C vorheizen. In einer Schüssel Paprika, Zwiebeln, Zucchini und die ganzen Knoblauchzehen gut mit dem Olivenöl durchmischen. Das

Gemüse auf das Backblech geben und rund 20 Minuten im vorgeheizten Ofen garen. Während dieser Zeit gelegentlich wenden. Das fertige Gemüse aus dem Ofen holen, gut abkühlen lassen und anschließend in eine große Schüssel geben. Die Knoblauchzehen entweder fein würfeln oder mit einer Knoblauchpresse zerdrücken. Kichererbsen, Basilikumblätter, Knoblauch, einen kleinen Schuss Olivenöl sowie den Essig darüber geben und das Gemüseallerlei gut durchmischen. Mit etwas Pfeffer abschmecken und vor dem Servieren den geraspelten Manchego darüber streuen. Sie können dieses Gericht auch als Salat genießen. Es schmeckt aber auch mit Rundkornreis sehr lecker!

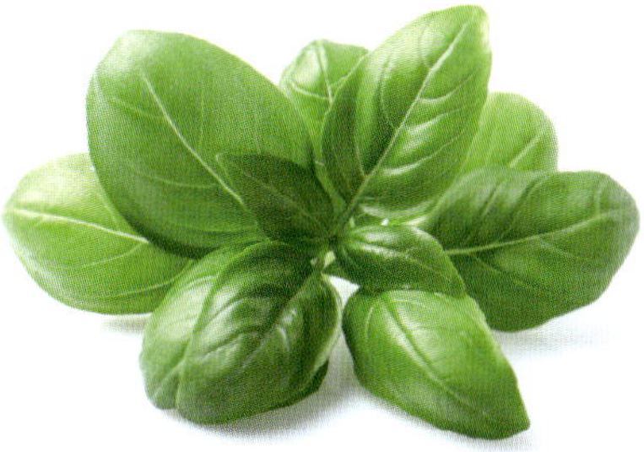

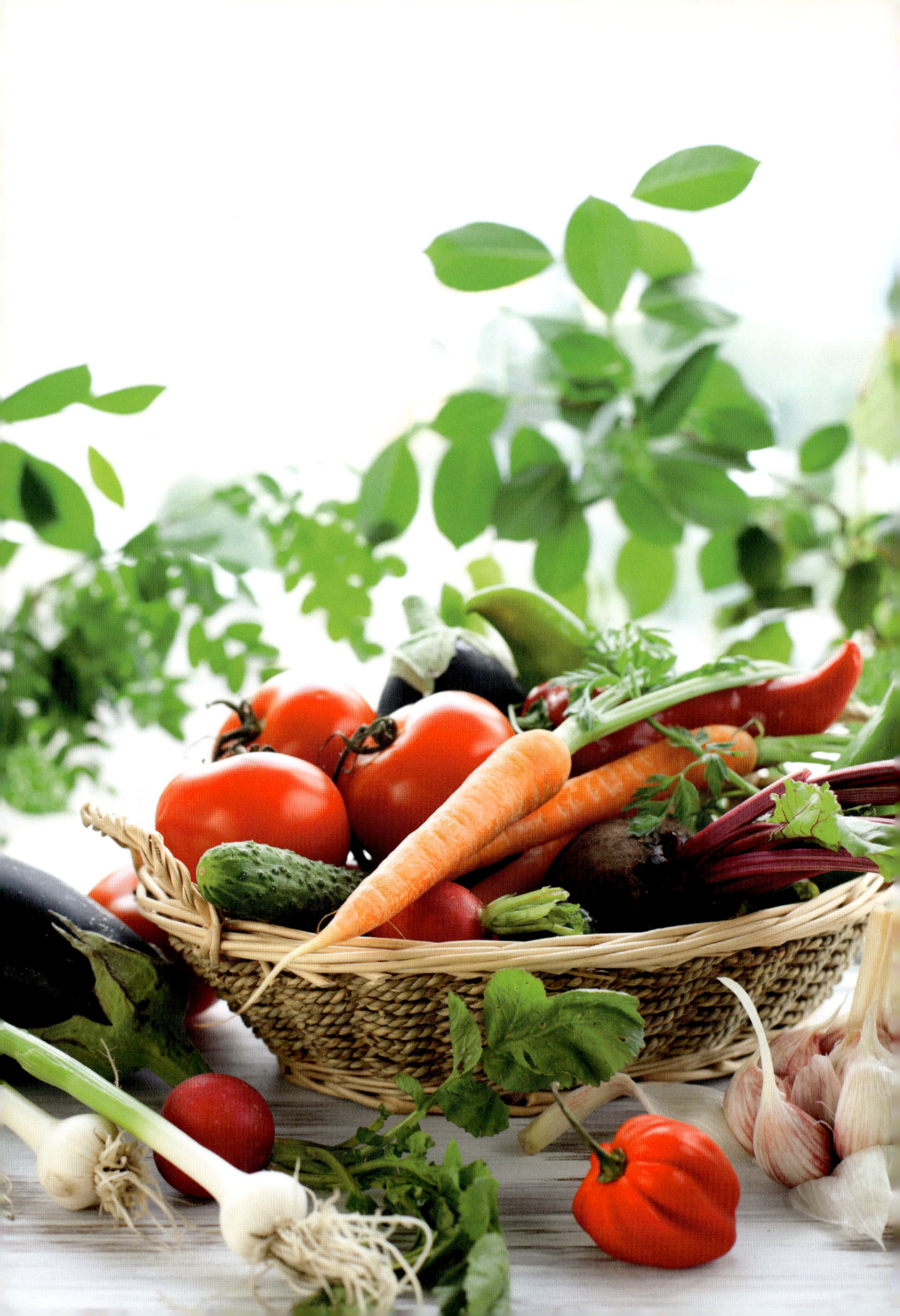

4. Woche

Das Detox-Programm für die 4. Woche

Noch eine Woche ... und Sie haben es geschafft! Dann können Sie wirklich stolz auf sich sein. Sie fühlen sich mit Sicherheit schon viel besser und Ihr Verlangen nach Kaffee, Zucker, Chips und Wein hat vielleicht auch schon abgenommen. In dieser letzten Woche werden Sie noch einmal ein paar neue Rezepte zubereiten und das, wie ich hoffe, wieder mit Spaß und gutem Erfolg. Und falls Sie bislang noch nicht dazu gekommen sind: Gehen Sie in dieser Woche in ein Restaurant essen und finden sie heraus, ob Sie sich ein leckeres Menü zusammenstellen können, ohne die Regeln dieses Detox-Buchs zu brechen. Achten Sie dabei aber auch auf so kleine Details wie Croûtons und Speckwürfel in Salaten, Suppen oder Saucen und fragen Sie nach, ob der angebotene Ziegen- oder Schafskäse tatsächlich aus Ziegen- bzw. Schafmilch hergestellt wurde oder doch aus Kuhmilch.

In dieser Woche steht besonders das bewusste Genießen von alldem, was uns die Natur (und auch das Meer!) zu bieten hat, im Vordergrund. Lassen Sie auch schon ganz allmählich Gedanken an den „Tag danach" zu und überlegen Sie sich schon einmal, was Sie dann essen werden. Es macht immer Spaß, sich mit anderen Detoxern auszutauschen, denn jeder kennt wahrscheinlich ein Gericht, bei dem Sie denken: „Ja, darauf hätte ich wirklich Lust!" Es gibt übrigens auch Ausnahmen. Ich hatte beispielsweise mal eine Klientin, die nach ihrem Detox-Monat dabeigeblieben ist und seitdem nie wieder etwas anderes gegessen hat. Sie schrieb mir eine überschwängliche und rundum begeisterte E-Mail:

„So zu essen ist einfach gesund und ganzheitlich. Mittlerweile habe ich verstanden, worum es bei der Detox-Kur geht. Man hat dabei enorm viel Auswahl und Abwechslung. Diese Art der Ernährung tut mir so gut, dass ich keinen Grund sehe, wieder zu meinem gewohnten Lebensstil, der mir ohnehin nicht so gut gefiel, zurückzukehren. Ich sehe besser aus als je zuvor und bin ein glücklicherer Mensch geworden und deshalb hat auch meine Umgebung mehr Freude an mir. Manchmal stibitze ich eine Pommes frites vom Teller meiner Tochter, esse eine Scheibe Toastbrot mit Brie oder trinke einen Schluck Wein. Aber all das schmeckt mir nicht mehr halb so gut wie früher. Falls ich damals überhaupt in der Lage war, den Geschmack von Lebensmitteln richtig wahrzunehmen! Vielen Dank für das Coaching, es hat mich sehr bereichert und unglaublich glücklich gemacht!"

Sacha V. D. B., Amsterdam (Niederlande)

Von den meisten meiner Klienten höre ich ein paar Monate nach der Detox-Kur, dass einige der alten Essgewohnheiten wieder in ihrer Ernährung Einzug gehalten haben, allerdings nur in abgeschwächter Form. Manche ihrer Gelüste sind hingegen dauerhaft verschwunden und ich höre ausnahmslos von jedem in etwa Folgendes: „Ich achte jetzt viel mehr darauf, was ich esse, lese mir die Zutatenliste auf Verpackungen durch, schiebe gelegentlich eine etwas strengere Detox-Phase ein, aber ich kann mir auch dann und wann mal so richtig den Bauch mit Dingen vollschlagen, die ich einfach furchtbar lecker finde. Ich koche noch immer öfter selbst und finde das Essen dann auch viel leckerer. Ich unterhalte mich jetzt häufiger mit Freundinnen und Freunden über Ernährung und, wenn ich etwas nicht weiß oder verstehe, suche und vergleiche ich die entsprechenden Informationen, bevor ich entscheide, was sich für mich richtig anfühlt."

Ich wünsche Ihnen viel Erfolg in Ihrer letzten Detox-Woche und hoffe, dass Sie die Gerichte, die diese Woche auf dem Speiseplan stehen, genießen werden!

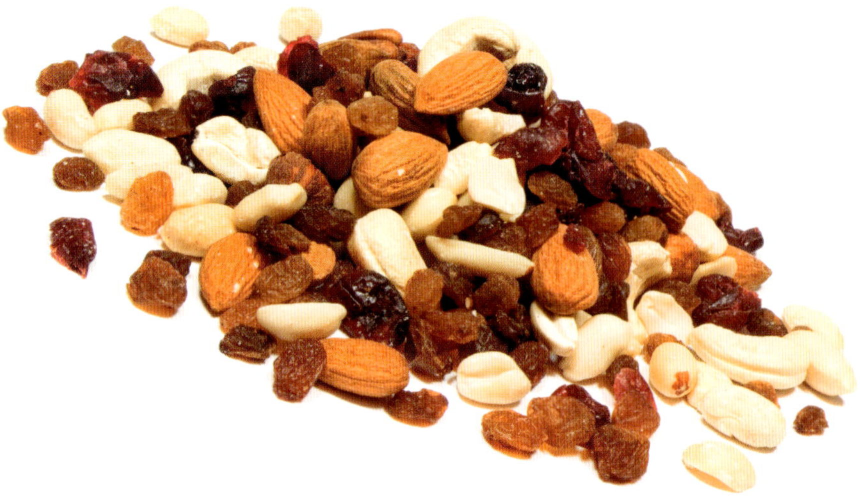

Die Rezepte auf einen Blick

Auf dem Speiseplan stehen:

- **Gemüsesaft mit Pep** – Ich hatte Lust auf einen etwas würzigeren, schärferen Gemüsesaft und daraus ist dieses Rezept entstanden. Lassen Sie Ihrer Fantasie am Entsafter freien Lauf und wandeln Sie das Rezept mit Ihren Lieblingsgemüsesorten ganz nach Ihrem Geschmack ab. Frisch gepresste Säfte sind eine einfache, schnelle und wirkungsvolle Methode, um dem Körper wertvolle Nährstoffe zuzuführen. Und obendrein schmecken sie auch noch besonders lecker! Diesen Saft können Sie morgens trinken, aber auch am Nachmittag anstelle eines herzhaften Snacks zu sich nehmen.
- **Zaziki** – Wer kennt nicht diese herzhafte griechische Joghurtsauce ...? Vielleicht haben Sie auch schon einmal einen Urlaub auf einer griechischen Insel verbracht und dort den erfrischenden Joghurt-Dip probiert. Absolut köstlich! Zaziki wird oft zu Fleischgerichten gereicht, passt aber auch hervorragend zu den Mini-Pellkartoffeln, zu Wraps und ist ein perfekter Dip zu Gurkenscheiben oder Gemüse-Sticks.
- **Feurige Zucchinisuppe mit Ziegenkäse** – Eine leckere, warme und schnell gemachte Suppe, die man eigentlich zu jeder Tageszeit essen kann. Hoffentlich kommen Ihnen nach der Zubereitung noch viele andere Suppen-ideen. Was Sie nicht gleich verzehren, können Sie einfach einfrieren. So haben Sie

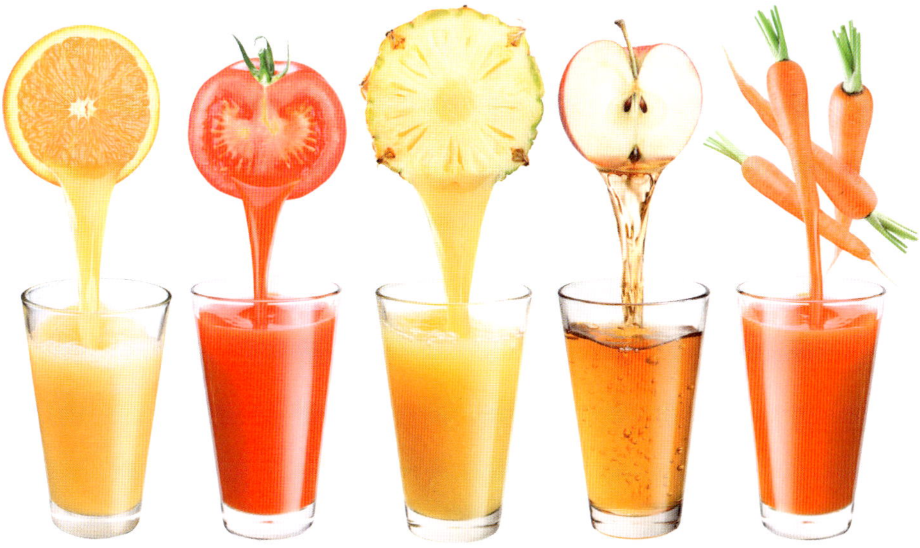

beispielsweise auch am Sonntagabend etwas selbst Gemachtes, Warmes, das im Handumdrehen fertig ist, und Sie können sich schnell wieder aufs Sofa und weiterlesen.

- **Detox-Lasagne** – Ich bin mir sicher, dass Sie zwischendurch Lust auf einen leckeren, mit Käse überbackenen Auflauf bekommen. Für diese Gelüste habe ich eine gesunde Lasagne entwickelt, die gut in das Detox-Programm passt. Und sie schmeckt zudem auch sehr lecker! Sie können entweder nur die Lasagne servieren oder bei großem Hunger auch noch Reis dazu auftischen. Auch ein einfacher grüner Salat passt sehr gut dazu.
- **Pilzrisotto mit Pecorino** – Dies ist eines meiner absoluten Lieblingsgerichte. Ich bereite davon immer gleich große Mengen zu, stelle den Rest in den Kühlschrank und esse ihn am nächsten Tag kalt zum Mittagessen, oft vermengt mit einer Handvoll Rucola oder ein paar halbierten Kirschtomaten. Dieses Pilzgericht schmeckt einfach himmlisch gut und eignet sich auch bestens zum Mitnehmen.
- **Selbst gemachte Gemüsebrühe** – Wahrscheinlich haben Sie bis jetzt immer mit Brühwürfeln gekocht. Solange Sie ein möglichst naturbelassenes Produkt ohne künstliche Zusatzstoffe verwenden, ist das kein Problem, aber selbst gemachte Gemüsebrühe schmeckt natürlich immer noch am besten und Sie wissen zudem genau, was sie enthält und woher die Zutaten stammen. Damit vermeiden Sie auch die Unmengen von Speisesalz, die meistens in Brühwürfeln enthalten sind. Auch bei Ihrer selbst gemachten Gemüsebrühe gilt wieder: Experimentieren Sie mit den Zutaten! Durch Ausprobieren und Abschmecken werden Sie irgendwann eine wahrhaft köstliche Variante kreiert haben.

Was Sie brauchen – Die Zutaten

Schauen Sie sich noch einmal die Einkaufsliste der ersten Woche an und überprüfen Sie Ihre Vorräte an Grundzutaten sowie an kleinen Snacks für zwischendurch. Besorgen Sie, was fehlt oder nachgefüllt werden muss. Falls Sie in den vergangenen Wochen nicht viel Reis gegessen haben, setzen Sie diesen in Ihrer letzten Detox-Woche auf den Speiseplan.

Einkaufsliste für die 4. Woche

- 1 Aubergine
- 1 Fenchelknolle (wahlweise)
- 2–3 Karotten
- 1 Stange Lauch
- 1 mittelgroße Salatgurke
- 2 gute Handvoll Spinat
- 1–2 Stangen Staudensellerie
- 5 Kirschtomaten
- 2 Zucchini
- 200 g gemischte Pilze (z. B. Shiitake, braune Champignons, Austernseitlinge usw.)

- 2 Bio-Gemüsebrühwürfel
- 1 kleine rote Zwiebel
- 4 Zwiebeln
- 1 Frühlingszwiebel
- 2 Knoblauchknollen
- 1 rote Chilischote
- 2 gestrichene TL Dill (getrocknet oder frisch)
- 1 Bund frischer Schnittlauch
- 2 Zweige frischer Basilikum
- 1 Bund frische Kräuter wie z. B. Thymian, Rosmarin, Salbei, Majoran oder Oregano
- ein paar ganze Pfefferkörner (weiß und/oder schwarz)

- 500 ml Tomatensaft (möglichst frei von Zusätzen, vorzugsweise ohne Salz und in Bio-Qualität)
- 2 Dosen (oder 800 g) geschälte Tomaten
- 1 kleine Dose Tomatenpüree, doppelt konzentriert
- 500 g Ziegenjoghurt in Bio-Qualität
- 1 kleines Stück weicher Blauschimmel-Ziegenkäse (z. B. Lady Blue oder Capriziola Legnetto; wahlweise)
- 1 Packung geriebener Ziegenkäse (mittelalt, alt oder Pecorino; etwa 200–250 g)
- etwa 500 g weicher Ziegenkäse (Menge nach Bedarf)
- 200 g Pecorino aus Schafmilch (Menge nach Bedarf)

Vorbereitungstag vor Beginn der 4. Detox-Woche – Die Rezepte

Gemüsesaft mit Pep

Zutaten

- 500 ml Tomatensaft (möglichst frei von Zusätzen, vorzugsweise ohne Salz und in Bio-Qualität)
- 2 gute Handvoll Spinat, vom Strunk befreit
- ½ dicke Karotte, in Stücke geschnitten
- 3 Stangen Staudensellerie, in Stücke geschnitten
- ½ rote Chilischote, entkernt und in Stücke geschnitten
- frisch gemahlener schwarzer Pfeffer zum Abschmecken

Zubereitung

Alle Gemüsezutaten in den Entsafter geben. Den gewonnenen Saft mit dem Tomatensaft vermischen, gut durchrühren und mit etwas Pfeffer abschmecken. Den Gemüsesaft je nach Geschmack nachwürzen und noch einmal gründlich durchrühren

Zaziki

Zutaten

- 500 g Ziegenjoghurt in Bio-Qualität
- 1 mittelgroße Salatgurke, geschält, halbiert, von Kernen befreit und in kleine Würfel geschnitten
- 1 Handvoll frischer Schnittlauch, in kleine Röllchen geschnitten
- 2 Knoblauchzehen, zerdrückt
- 2 gestrichene TL Dill (getrocknet oder frisch)
- reichlich frisch gemahlener schwarzer Pfeffer zum Abschmecken

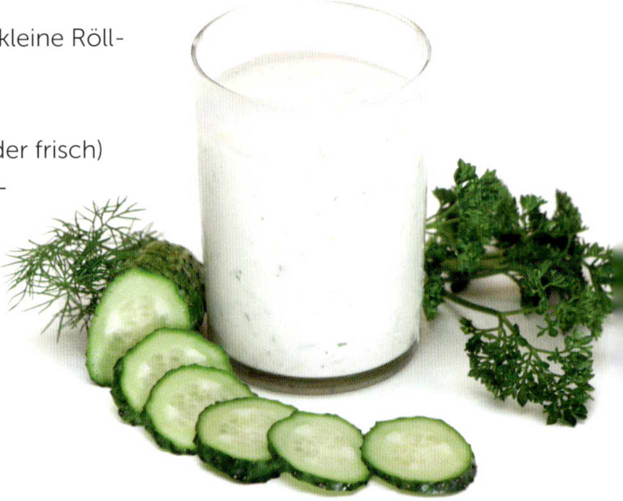

Zubereitung

Alle Zutaten in eine Schüssel geben und gut vermengen. Mit Pfeffer abschmecken und bei Bedarf nachwürzen. Dann in eine weitere Schüssel ein Sieb hängen und dieses mit einem sauberen Leinen- oder Mulltuch auslegen. Den Zaziki in das Tuch geben und mit einem großen Teller bedecken. Die Schüssel über Nacht in den Kühlschrank stellen. Am nächsten Tag den Zaziki aus dem Mulltuch schöpfen und die ausgetretene Flüssigkeit entsorgen. Schmecken Sie den Zaziki vor dem Verzehr noch einmal ab. Er ist besonders lecker mit Gemüse-Sticks, passt aber auch zu gedämpftem Gemüse (z. B. Brokkoli). Oder Sie mischen ihn unter einen einfachen Salat aus Tomaten und Oliven oder genießen ihn als Beilage zu Mini-Pellkartoffeln. Auch unter Partygästen ist Zaziki sehr beliebt. Guten Appetit!

Feurige Zucchinisuppe mit Ziegenkäse

Zutaten

- 1 guter Schuss kalt gepresstes Olivenöl
- 2 Zwiebeln, klein gehackt
- 3 Knoblauchzehen, geschält und halbiert
- 1 große Zucchini, in Würfel geschnitten
- ½ rote Chilischote, entkernt und klein gehackt
- 1 l Gemüsebrühe (aus 2 Bio-Gemüsebrühwürfeln oder selbst gemacht; siehe Seite 149 f.)
- frisch gemahlener schwarzer Pfeffer zum Abschmecken
- 1 Frühlingszwiebel, klein gehackt
- etwas zerbröckelter weicher Ziegenkäse (Menge nach Bedarf)

Zubereitung

Das Olivenöl in einem großen Topf erhitzen. Die Zwiebeln sowie den Knoblauch dazugeben und bei mittlerer Hitze glasig dünsten. Sobald sie weich sind und einen aromatischen Duft verströmen, Zucchiniwürfel und Chilistücke hinzufügen und mit der Gemüsebrühe aufgießen. Die Suppe zum Kochen bringen und anschließend auf kleiner Flamme etwa 20 Minuten köcheln lassen. Mit einer Prise Pfeffer abschmecken. Vom Herd nehmen, gut abkühlen lassen und die Suppe mit dem Stabmixer sehr glatt pürieren. Portionsweise in Schüsseln füllen und jede Portion mit klein gehackten Frühlingszwiebeln und etwas zerbröseltem Ziegenkäse bestreuen. Vor dem Servieren bei Bedarf mit etwas frisch gemahlenem schwarzem Pfeffer abrunden.

Detox-Lasagne

Zutaten

- 1 Zucchini, in dünne Scheiben geschnitten
- 1 Aubergine, in lange dünne Scheiben geschnitten
- 1 Prise Meersalz (wahlweise Sel Gris oder Himalaja-Salz)
- 1 Schuss kalt gepresstes Olivenöl zum Anbraten
- 2 Knoblauchzehen, in kleine Würfel geschnitten
- 4 Handvoll gemischtes Gemüse Ihrer Wahl, klein geschnitten
- 2 Dosen (oder 800 g) geschälte Tomaten
- etwa 15 grüne Oliven, ohne Stein
- 1 kleine Dose Tomatenpüree, doppelt konzentriert
- 1 kleines Stück weicher Blauschimmel-Ziegenkäse (z. B. Lady Blue oder Capriziola Legnetto; wahlweise)
- 1 Packung geriebener Ziegenkäse (mittelalt, alt oder Pecorino; etwa 200 g)
- 1 Handvoll Pinienkerne
- 5 Kirschtomaten, halbiert
- 5 frische Basilikumblätter

Zubereitung

Den Backofen auf 180 °C vorheizen. Die Zucchini- und Auberginenscheiben in einer Auflaufform grillen, bis sie gut gebräunt sind. Sie können die Form auch mit etwas Öl einfetten. Die Scheiben gelegentlich mit etwas Meersalz bestreuen und nach dem Grillen gut abkühlen lassen. Anschließend in einer Pfanne etwas Olivenöl erhitzen, den Knoblauch kurz darin anbraten, das fein geschnittene Gemüse dazugeben und auf mittlerer Flamme schmoren. Sobald die Mischung weich ist, die geschälten Tomaten, die klein geschnittenen Oliven und das Tomatenpüree hinzufügen. Alle Zutaten gut durchmischen. Nun können Sie die Detox-Lasagne ganz normal in die Auflaufform schichten: eine Schicht gegrillte Auberginen- und Zucchinischeiben, eine Schicht Gemüsesauce, eine Schicht gegrillte Auberginen- und Zucchinischeiben usw. – immer im Wechsel. Wer möchte, kann zwischen die Schichten auch etwas zerkrümelten Blauschimmelkäse streuen. Wenn die Auflaufform gefüllt ist bzw. die Zutaten aufgebraucht sind, über die obere Schicht den geriebenen Käse streuen. Dafür eignet sich besonders Ziegenkäse, der mit etwas zerkrümeltem Blauschimmelkäse vermischt ist. Die Lasagne mit Pinienkernen bestreuen, mit den halbierten Kirschtomaten belegen und mit ein paar Basilikumblättern dekorieren. Anschließend etwa 35 Minuten lang bei 200 °C überbacken und vor dem Anschneiden etwa 5 Minuten ruhen lassen.

Pilzrisotto mit Pecorino

Zutaten

- 1 kleine Schüssel gekochter Rundkornreis
- 200 g gemischte Pilze (z. B. Shiitake, braune Champignons, Austernseitlinge)
- 1 kleine rote Zwiebel, fein gewürfelt
- 1 kleine Knoblauchzehe, zerdrückt
- 1 Schuss kalt gepresstes Olivenöl zum Anbraten
- etwas sehr weicher Ziegenkäse, klein gewürfelt (Menge nach Bedarf)
- 1 kleine Handvoll Pinienkerne
- frisch gemahlener schwarzer Pfeffer zum Abschmecken
- 6 sonnengetrocknete Tomaten in Bio-Qualität (sie sollten noch etwas weich und leuchtend rot sein), in Streifen geschnitten (wahlweise)
- etwas Pecorino aus Schafmilch, geraspelt (Menge nach Bedarf)

Zubereitung

Den gekochten Reis in eine große Schüssel geben. Die Pilze putzen und in kleine Streifen schneiden (die Austernseitlinge mit der Hand in Streifen zerpflücken). Dann das Olivenöl in einem Topf erhitzen und die Hälfte der Zwiebelwürfel mit dem Knoblauch kurz anschmoren. Die Pilzstücke dazugeben und unter Rühren schmoren, bis sie weich sind. Die Pilzmischung unter den Reis heben. Die Ziegenkäsewürfel und die restlichen Zwiebelwürfel dazugeben und gut mit dem Risotto vermischen. Runden Sie den Geschmack des Risottos mit Pinienkernen, schwarzem Pfeffer, Tomatenstreifen und geraspeltem Pecorino ab. Heben Sie auch diese Zutaten unter und lassen Sie das Risotto vor dem Servieren gut durchziehen.

Selbst gemachte Gemüsebrühe

Grundzutaten

- 2 große Zwiebeln
- 1 Bund Staudensellerie
- 1 große Karotte
- 1 Stange Lauch
- 1 Fenchelknolle (wahlweise, denn das anisartige Aroma mag nicht jeder)
- 10 große Knoblauchzehen (bei Bedarf auch mehr)
- 1 Bund frische Kräuter, wie z. B. Thymian, Rosmarin, Salbei, Majoran oder Oregano

- ein paar ganze Pfefferkörner (weiß und/oder schwarz)
- Paprika, Pilze (eine Mischung aus Sorten Ihrer Wahl), Spinat, Frühlingszwiebeln, Zucchini, Tomaten, aber auch Gemüsereste, wie z. B. Kartoffelschalen, abgeschnittene Bohnenspitzen, dicke Brokkolistrünke usw. (wahlweise)
- Wasser

Zubereitung

Nehmen Sie für die Gemüsebrühe den größten Suppentopf, den Sie besitzen, oder legen Sie sich einen zu. Diese Anschaffung lohnt sich auf jeden Fall, wenn Sie auch in Zukunft größere Mengen Suppe oder Gemüsebrühe zubereiten wollen. Darüber hinaus benötigen Sie ein Sieb, durch das Sie die Brühe nach dem Kochen passieren. Für diese Gemüsebrühe benötigen Sie insgesamt mindestens 1½ Kilo Gemüse.

Alle Gemüsezutaten waschen, putzen und grob zerkleinern. Die Zwiebeln müssen Sie einmal nicht schälen. Es reicht aus, wenn Sie einfach die schlechten Stellen herausschneiden. Die Zwiebelschalen enthalten sowohl viel Aroma als auch jede Menge Vitamine. Warum sollte man sie also wegwerfen? Für den Knoblauch nehmen Sie am besten ein breites Messer und zerdrücken die Zehen mit der flachen Klinge. Auch er muss nicht geschält werden. Falls Sie sich darüber wundern: Letztendlich werden Sie die Brühe durch ein Sieb passieren, also sind die Schalen kein Problem. Geben Sie zudem großzügig ganze Pfefferkörner in den Topf. Die vorbereiteten Zutaten mit reichlich Wasser (3 bis 4 Liter) aufgießen und zum Kochen bringen. Anschließend die Hitze reduzieren und die Gemüsebrühe mindestens 90 Minuten köcheln lassen. Gelegentlich umrühren. Den Topf vom Herd nehmen und die Brühe kurz abkühlen lassen. Die Gemüsebrühe durch ein Sieb passieren, die Flüssigkeit abkühlen lassen, in luftdicht verschließbare Behälter füllen und im Kühlschrank aufbewahren.

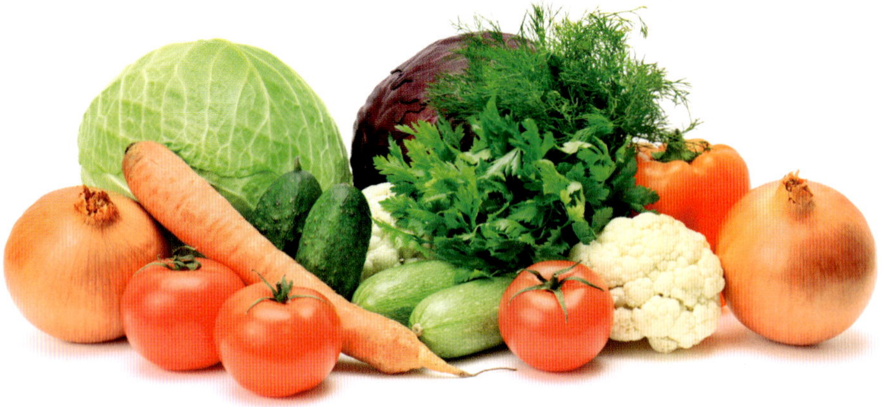

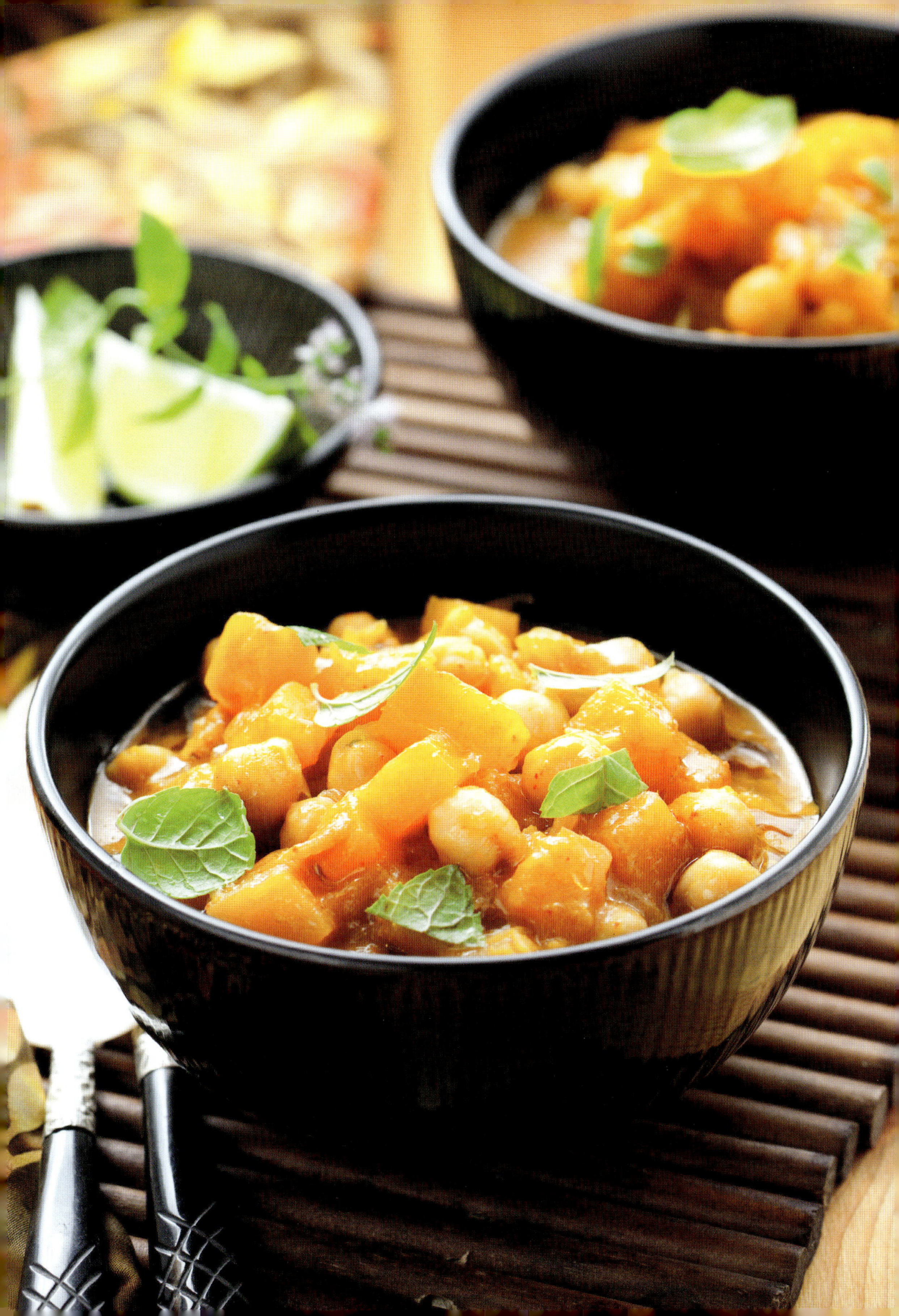

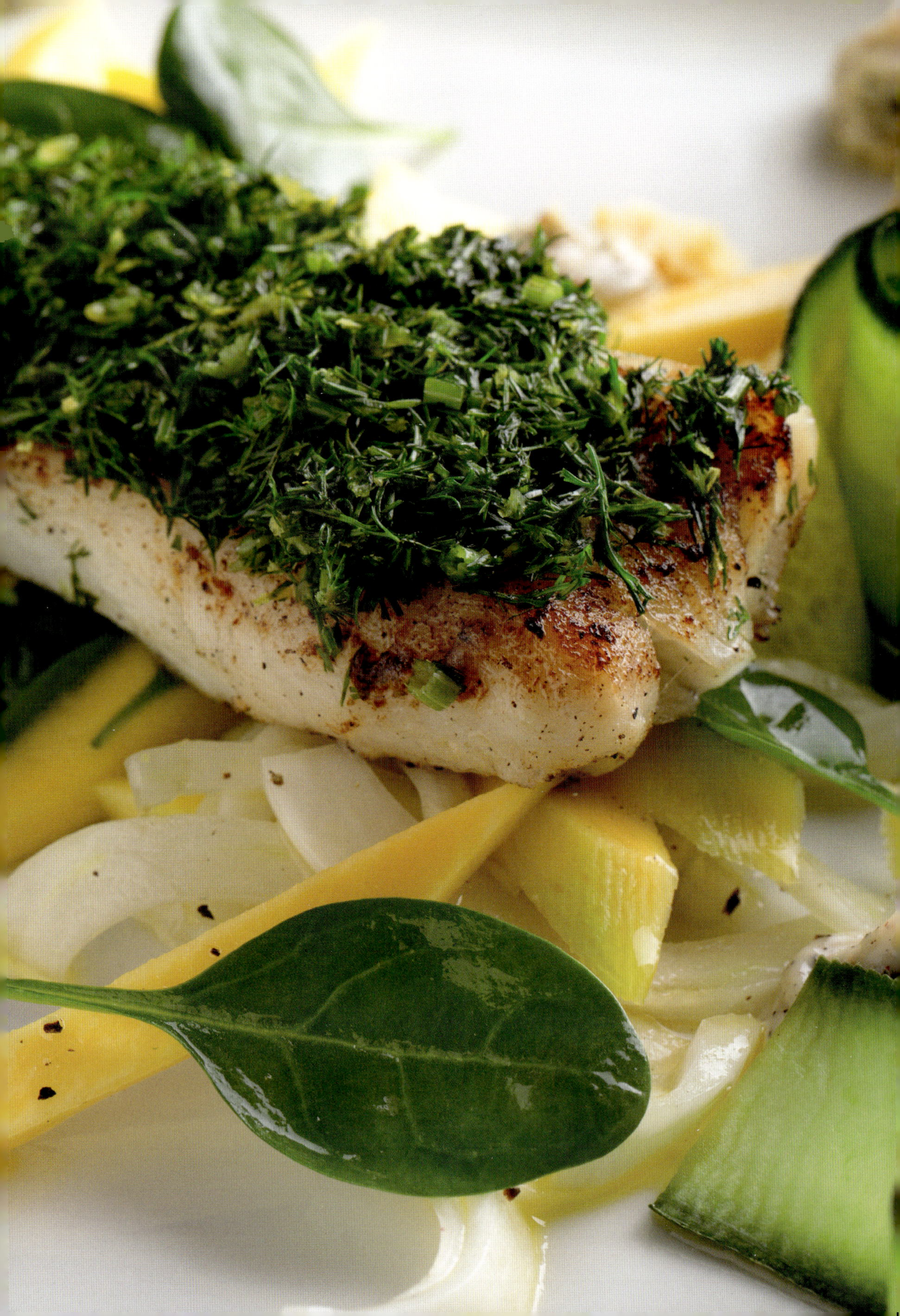

Weitere Detox-Rezeptideen

Frühstück

- Ziegenkäse mit Honig
- Ziegenkäse mit frischem Obst
- Reiswaffeln mit
  - Ziegenrolle, Alfalfa und Kresse
  - Ziegenkäsescheiben und frischem Basilikum
  - Tomaten-Tapenade (siehe Rezept auf Seite 154) und Salatblättern
  - Hummus (siehe Rezept auf Seite 119) und Salatgurkenstreifen
  - Ziegenrolle, Avocadoscheiben, frisch gemahlenem schwarzem Pfeffer und 1 Prise getrocknetem Oregano
  - Was schmeckt Ihnen am besten zu Reiswaffeln?

Snacks und Dips

Als Snack für zwischendurch können Sie natürlich frisches Obst oder Nüsse, aber auch Reiswaffeln mit etwas Ziegen- oder Schafskäse, Guacamole (siehe Rezept auf Seite 132), Pesto alla Genovese (siehe Rezept auf Seite 107), Hummus (siehe Rezept auf Seite 119), Baba Ghanoush (siehe Rezept auf Seite 120) oder einen der Dips in diesem Kapitel genießen. Die Feta-Variationen (siehe Rezept auf Seite 109 f.) oder die bunten Gemüse-Sticks (siehe Rezept auf Seite 153) stillen den kleinen

Hunger ebenso bestens. Eine Gemüse-Sticks-Platte mit unterschiedlichen Dips ist zudem ein beliebter und obendrein gesunder Party-Snack.

Tipp: Wenn Sie in Eile sind und nicht viel Zeit zum Einkaufen haben: Kaufen Sie frisches Obst, das beste Fast Food aller Zeiten!

Nehmen Sie bereits geputzten und gewaschenen Salat und vermischen Sie ihn mit Gemüse-Sticks oder greifen Sie *ausnahmsweise* zu einem Fertigsalat wie etwa einem *Salade Niçoise*. (Entfernen Sie aber möglicherweise enthaltene Croûtons, Nudeln und das Dressing!) Geben Sie ein paar Spritzer Olivenöl und etwas Zitronensaft zu den Salatblättern. Und dieses eine Mal dürfen Sie auch das zu dem Salat gehörende Ei essen. Aber allerhöchstens ein Ei pro Woche.

Tipp: Kaufen Sie geräucherten Bio-Fisch (Aal, Makrele oder Lachs aus nachhaltigem Fischfang), *ausnahmsweise* eine Packung Tütensalat und mengen Sie etwas klein geschnittene Rohkost (Karotten oder Kirschtomaten) darunter. So können Sie (z. B. auch im Büro) schnell und einfach etwas Gesundes auf Ihren Teller zaubern.

Und denken Sie daran: Es lohnt sich, auch am Arbeitsplatz einen Teller oder eine kleine Schüssel sowie Messer und Gabel bereitzulegen.

Dips – Auf diesem Gebiet sind Sie inzwischen schon ein Experte! Immerhin haben Sie ja bereits eigenhändig Pesto, Hummus, Tapenade, Baba Ghanoush, die Feta-Variationen und Guacamole hergestellt. Suchen Sie sich eines oder mehrere der Rezepte des 28-Tage-Detox-Programms heraus und probieren Sie auch die folgenden Rezepte aus. Oder erfinden Sie eigene Kreationen!

Tomaten-Tapenade – Ein Schälchen voll sonnengetrockneter Tomaten in Öl in die Küchenmaschine geben und gut durchpürieren. Weil diese Tomaten häufig bereits in Öl und Kräutern mariniert sind, brauchen Sie dafür nur knapp eine Minute.

Champignon-Tapenade – Wenn Sie in einem Feinkostgeschäft oder in Öl und Knoblauch eingelegte Champignons finden, können Sie daraus in der Küchenmaschine im Handumdrehen eine Tapenade herstellen. Frisch zubereitet ist dies etwas mehr Aufwand: Etwa 10 bis 15 braune Champignons halbieren und zusammen mit einer großen, fein gehackten Knoblauchzehe bei großer Hitze anbraten, bis die Champignons etwas weicher sind. Frische Thymianblätter (nicht zu viel) darüber streuen und kurz durchrühren. Die Mischung abkühlen lassen und anschließend in der Küchenmaschine zu einer glatten Masse verarbeiten. Mit etwas Olivenöl verfeinert wird die Tapenade noch streichfähiger. Sie können aber auch mit anderen Kräutern experimentieren oder die Tapenade beispielsweise mit einer roten Zwiebel zubereiten.

Grüne-Oliven-Tapenade – In dem besagten Feinkostgeschäft oder in Ihrem Naturkostladen bekommen Sie mit Sicherheit grüne Oliven, die in einer Marinade aus Öl, Petersilie und Knoblauch eingelegt sind. Die schmecken zwar schon sehr lecker, lassen sich aber ganz einfach zu Tapenade verarbeiten. Sie können die Tapenade auch selbst herstellen: Grüne Oliven (ohne Stein), Knoblauch, Olivenöl und Petersilie in eine Schüssel geben und gut durchmischen und in der Küchenmaschine zu einer homogenen Masse verarbeiten. Seien Sie beim Knoblauch nicht zu geizig!

Artischocken-Tapenade – Kaufen Sie in Ihrem Naturkostladen Artischockenherzen im Glas. In Feinkostgeschäften werden sie auch in Dosen angeboten. Lesen Sie die Zutatenliste und wählen Sie das Produkt mit den wenigsten Zusatzstoffen aus. Vermischen Sie 5 Artischockenherzen mit 2 Esslöffeln Pinienkernen, 6 Basilikumblättern, etwas Olivenöl und einer kleinen Knoblauchzehe. Geben Sie alle Zutaten in die Küchenmaschine und verarbeiten Sie sie zu einer zu einer streichfähigen Tapenade. Genuss pur!

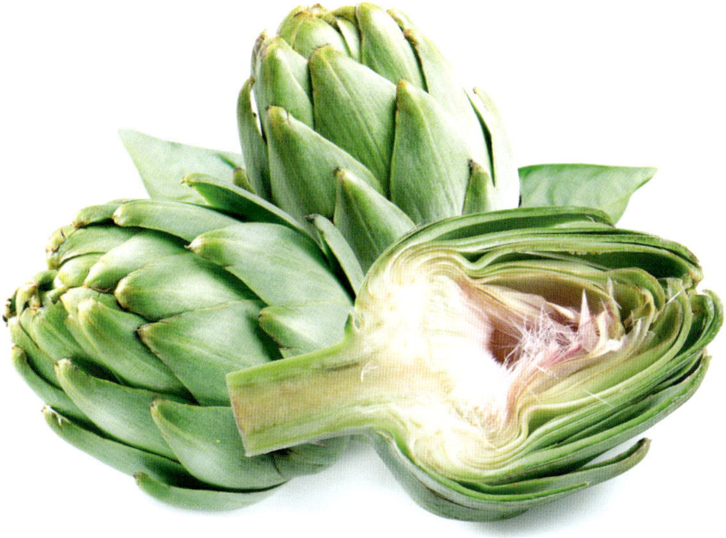

Komplette Mahlzeiten

Super Detox-Abendessen (*bestens geeignet für Kinder oder wenn Gäste kommen*):

- Salat aus Eichblatt, Rucola, Olivenöl, Zitronensaft, Chili, Tomate und Paprikastreifen
- Mini-Pellkartoffeln auf provenzalische Art
- Gedämpfte Brokkoliröschen, grüne Bohnen und Gartenerbsen, mit frischen Kräutern vermischt
- ein Stück gegrillter Bio-Fisch

Asiatisch gewürzter Thunfisch auf Reis und Salat oder gedämpftem Gemüse

Zutaten

- 1 guter Schuss Sesamöl in Bio-Qualität
- ½ rote Chilischote, entkernt und in feine Ringe geschnitten
- 1 Knoblauchzehe, zerdrückt
- 2 etwa würfelgroße Stücke frische Ingwerwurzel, fein gehackt
- 1 Frühlingszwiebel, in feine Ringe geschnitten
- 1 Stück Bio-Thunfischfilet (pro Person)
- 1 kleines Glas Wasser
- frisch gemahlener schwarzer Pfeffer
- 3–4 gehäufte EL gekochter Rundkornreis
- 2 Handvoll gemischter Salat oder 2 Servierlöffel gedämpftes Gemüse Ihrer Wahl

Zubereitung

Das Sesamöl in einer Pfanne erhitzen und darin Chilischote, Knoblauch, Ingwer und Frühlingszwiebel anbraten. Das Glas Wasser bereitstellen. So lange weiterbraten, bis die Mischung weich geworden ist und einen aromatischen Duft verströmt. Nun das Thunfischfilet dazugeben und auf hoher Flamme von beiden Seiten anbraten, jedoch nicht länger als 2 Minuten pro Seite. Mit frisch gemahlenem schwarzem Pfeffer bestreuen und mit 1 Schuss Wasser ablöschen. Auf einem Teller eine Portion gekochten Rundkornreis mit gemischtem Salat oder mit gedämpftem Gemüse anrichten. Den Thunfisch mittig auf den Teller setzen und mit den warmen Gemüsezutaten aus der Pfanne garnieren.

Ofenkartoffel, Räuchermakrele und Pak Choi aus dem Wok

Zutaten

- 1 große ungeschälte Kartoffel pro Person
- 100 g Ziegenrolle
- ½ kleine Knoblauchzehe, zerdrückt
- ½ kleine rote Zwiebel, fein gehackt
- ein paar Stängel Schnittlauch, in feine Röllchen geschnitten
- 1 Schuss Sesamöl in Bio-Qualität
- 1 rote Chilischote, entkernt und
- ein 2 x 2 cm großes Stück frische Ingwerwurzel
- 1 Pak Choi, in etwa 3 cm breite Streifen geschnitten
- 1 Bio-Räuchermakrele, halb oder ganz
- 1 Rolle Alufolie

Zubereitung

Den Backofen auf 180 °C vorheizen. Die Kartoffel(n) waschen und putzen und rundherum ein paar Mal mit einer Gabel anstechen. In Alufolie einwickeln, auf ein Backblech legen und für 50 Minuten in den Ofen schieben, sobald dieser die Temperatur erreicht hat. In der Zwischenzeit den Ziegenkäse in eine Schüssel geben und mit Knoblauch, Zwiebel und Schnittlauchröllchen vermischen. Etwa 10 Minuten vor Ende der Garzeit der Kartoffel mit der Zubereitung des Pak Choi beginnen. Dafür das Sesamöl in einer Pfanne erhitzen und die Chilischote sowie den Ingwer darin anschmoren. Wenn die Pfanne richtig heiß ist, den Pak Choi hineingeben und immer wieder gut durchrühren. Die Mischung in eine Schüssel geben, sobald der Pak Choi weich ist. Die gegarte Kartoffel aus der Folie nehmen und der Länge nach durchschneiden, aushöhlen und die Ziegenkäsemischung in die Vertiefung füllen. Die Ofenkartoffel mit der Räuchermakrele auf einem flachen Teller servieren. Das Gericht nach Belieben mit ein paar Schnittlauchröllchen garnieren.

Salate

Linsensalat mit geraspelter Zitronenschale und Ziegenkäse

Zutaten

- etwa 150 g Puy-Linsen in Bio-Qualität
- etwas Ziegenrolle (Suchen Sie diesmal im Fachgeschäft einen besonders leckeren aus!)
- geraspelte Schale und Saft von 1 Bio-Zitrone
- 1 rote Zwiebel, fein gehackt
- frisch gemahlener schwarzer Pfeffer zum Abschmecken

Zubereitung

Die Linsen etwa 15 Minuten kochen, bis sie weich sind. Sie sollten noch bissfest sein und gegen Ende der Kochzeit nicht aufplatzen. Die fertigen Linsen gut unter kaltem Wasser abspülen und abtropfen lassen. Den Ziegenkäse klein schneiden oder zerkrümeln und mit den Linsen vermischen. Die gelben Anteile der Zitronenschale darüberraspeln und mit etwa 2 Esslöffeln frisch gepressten Zitronensaft beträufeln. Die fein gehackte Zwiebel unter die Linsen heben und den Linsensalat mit frisch gemahlenem schwarzem Pfeffer bestreuen. Gut durchmischen und abschmecken. Sofort servieren oder im Kühlschrank aufbewahren

Thunfischsalat mit zweierlei Bohnen

Zutaten

- 3 EL kalt gepresstes Olivenöl
- 1 EL frisch gepresster Saft von einer Bio-Zitrone
- 1 Dose Bio-Thunfisch, abgetropft und zerkleinert
- frisch gemahlener schwarzer Pfeffer
- 1 TL Oregano, getrocknet
- 9 große Basilikumblätter, in Streifen geschnitten
- 1 kleine Handvoll Oliven in Bio-Qualität, ohne Stein und fein gehackt

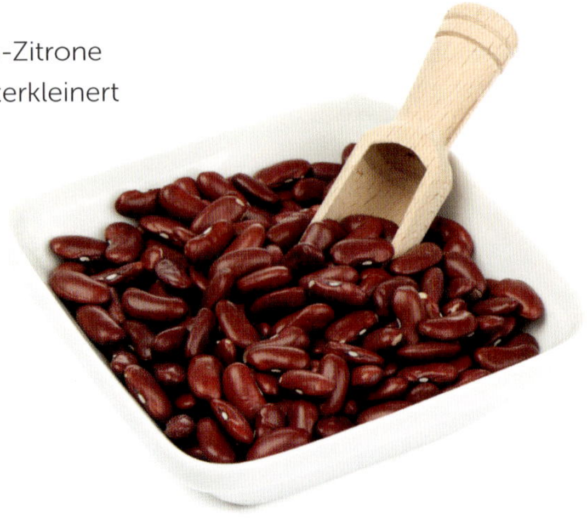

- 1 kleine rote Zwiebel, fein gehackt
- 1 Dose Kidneybohnen (etwa 425 g, ohne Salz und andere Zusätze), abgetropft und gut abgespült
- 1 Dose weiße Bohnen (etwa 425 g, ohne Salz und andere Zusätze), abgetropft und gut abgespült

Zubereitung

Alle Zutaten in eine große Schüssel geben und gut vermischen. Den Salat zugedeckt mindestens eine Stunde im Kühlschrank durchziehen lassen.

Grüner Reis-Linsen-Salat

Zutaten

- 5 gehäufte EL gekochter Rundkornreis
- 3 gehäufte EL gekochte Linsen (vorzugsweise Puy-Linsen)
- 1 EL kalt gepresstes Olivenöl
- 2 kleine Handvoll Rucola
- 7 Kirschtomaten, halbiert
- 2 großzügige EL selbst gemachtes Pesto alla Genovese (Seite 107)
- 1 EL frisch gepresster Zitronensaft
- frisch gemahlener schwarzer Pfeffer

Zubereitung

Den Reis und die Linsen in eine Schüssel geben und mit den restlichen Zutaten vermischen. Diesen erfrischenden Salat können Sie lauwarm oder auch kalt genießen.

Tipp: Achten sie darauf, die Linsen nicht zu lange kochen zu lassen. Sie sollten noch bissfest sein und gegen Ende der Kochzeit nicht aufplatzen. Die fertigen Linsen gut unter kaltem Wasser abspülen und abtropfen lassen.

Scharfe Vinaigrette mit Honig (Salatdressing)

Zutaten

- 100 ml kalt gepresstes Olivenöl
- 1 EL kalt geschleuderter Bio-Honig
- 1 Schalotte, in kleine Würfel geschnitten
- ½ große Knoblauchzehe, zerdrückt
- ½ rote Chilischote, entkernt und klein geschnitten
- 1 kleine Handvoll glatte Petersilie
- 1 EL Wasser
- frisch gemahlener schwarzer Pfeffer zum Abschmecken
- 4 Blätter frischer Koriander
- ½ TL Kreuzkümmel, gemahlen
- 1 EL Tomatenpüree, doppelt konzentriert
- geraspelte Schale und Saft von 1 Bio-Zitrone

Zubereitung

Bis auf das Olivenöl alle Zutaten in einen Mixer oder in die Küchenmaschine geben. Sobald alle Zutaten gut vermischt sind, das Olivenöl in einem dünnen Faden einlaufen lassen und mixen, bis die Vinaigrette eine glatte, etwas cremige Konsistenz hat.

Dieses Salatdressing schmeckt vorzüglich zu gegrilltem Ofengemüse!

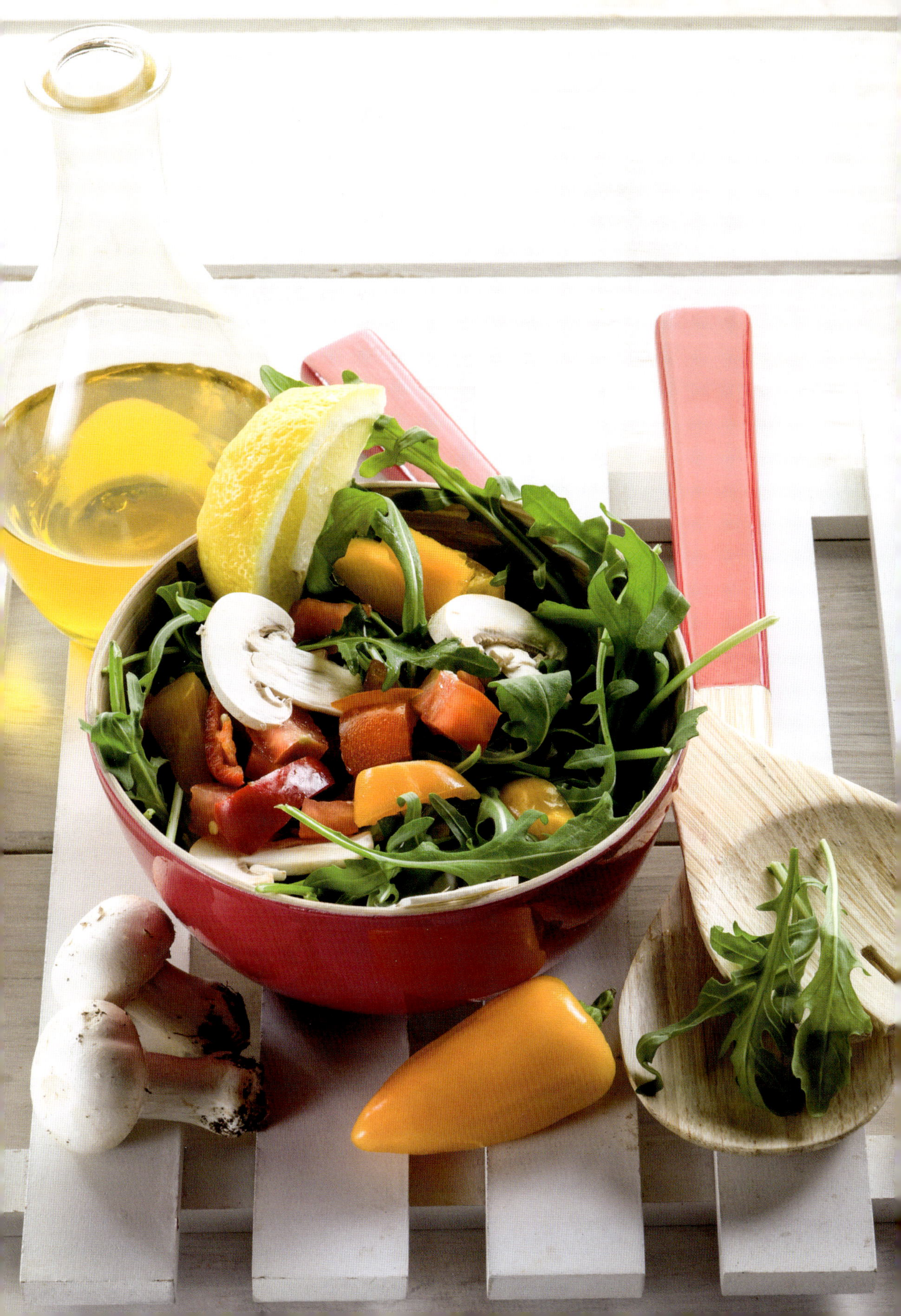

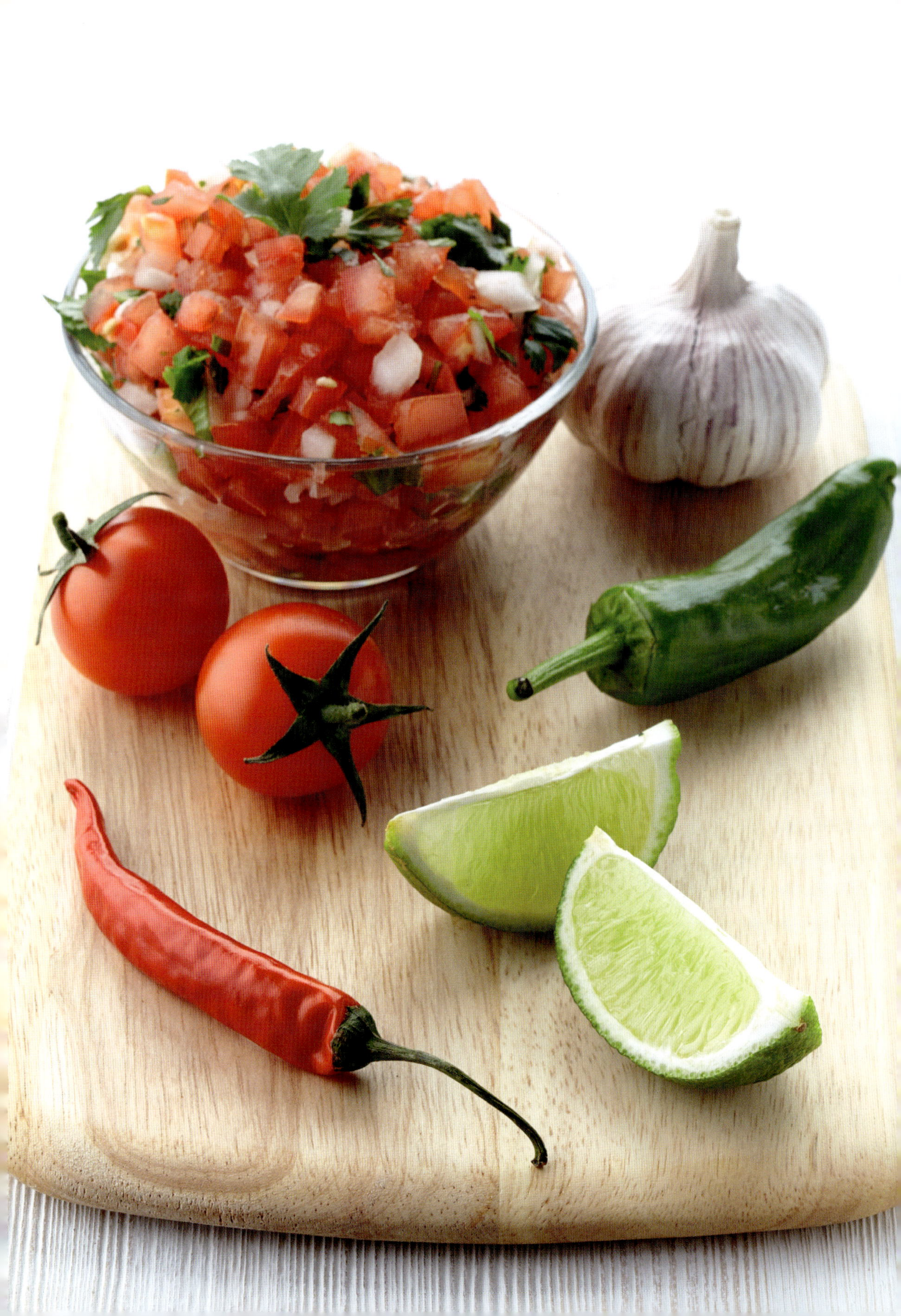

… und noch mehr leckere Rezepte

Salsa

Diese Salsa ist eine sehr schmackhafte Alternative zu Pesto oder Hummus. und auch geeignet für Gäste! Sie können dazu Salatgurkenscheiben essen, Nicht-Detoxer bekommen die Salsa mit Tortillachips gereicht.

Zutaten

- 1 Spritzer kalt gepresstes Olivenöl
- 1 mittelgroße rote Zwiebel, fein gewürfelt
- 1 Knoblauchzehe, zerdrückt
- 1 mittelgroße grüne Paprikaschote, klein gewürfelt
- 1 Prise Meersalz (wahlweise Sel Gris oder Himalaja-Salz)
- 1 Prise frisch gemahlener schwarzer Pfeffer
- etwas Wasser
- 2 große Tomaten, fein gewürfelt
- Saft von 1 Bio-Limette
- etwa 1 TL geraspelte Schale von einer Bio-Limette
- 1 kleine Handvoll frische Korianderblätter
- Koriander zum Dekorieren

Zubereitung

Das Olivenöl in einer Pfanne erhitzen. Zwiebeln, Knoblauch und Paprika dazugeben und mit Salz und Pfeffer schmoren, bis die Paprikawürfel weich sind. Dabei gelegentlich umrühren und darauf achten, dass die Mischung nicht ansetzt. Mit etwas Wasser ablöschen. Die Pfanne vom Herd nehmen und die Tomatenwürfel dazugeben. Sobald das Gemüse abgekühlt ist, Limettensaft und -schale hinzufügen und gut durchmischen. Vor dem Servieren die Korianderblätter unterheben und die Salsa nach Belieben mit Koriander dekorieren.

Salatsauce mit Ziegenjoghurt und Senf

Zutaten

- 6–8 EL Ziegenjoghurt in Bio-Qualität (Sie können ihn auch etwas abtropfen lassen, damit er eine dickere Konsistenz erhält.)
- 1 gute Handvoll frischer Schnittlauch, in kleine Röllchen geschnitten
- 1 Knoblauchzehe, sehr fein gehackt oder zerdrückt
- 1 EL frischer Dill, sehr fein gehackt
- 1 TL Zitronensaft (wahlweise)
- 1 Prise Meersalz (wahlweise Sel Gris oder Himalaja-Salz)
- 1 TL Dijon-Senf in Bio-Qualität

Zubereitung

Alle Zutaten in eine Schüssel geben, gut vermischen und kurz durchziehen lassen. Diese würzige Salatsauce schmeckt auch zu Gemüsegerichten.

Italienische Zucchinisuppe mit Frühlingszwiebeln

Zutaten

- 1 guter Schuss kalt gepresstes Olivenöl
- 3 kleine oder 2 große Frühlingszwiebeln, mit dem Grün in Streifen geschnitten
- 500 ml Gemüsebrühe (aus 1 Bio-Gemüsebrühwürfel oder selbst gemacht, siehe Seite 149 f.)
- ¾ Zucchini (roh), in kleine Würfel geschnitten
- ½ EL Italienische Kräutermischung in Bio-Qualität
- 3 Knoblauchzehen, halbiert
- 1 Lorbeerblatt, getrocknet

Zubereitung

In einem Suppentopf das Olivenöl erhitzen, die Frühlingszwiebelstreifen dazugeben und kurz anschmoren. Mit der Gemüsebrühe aufgießen, sobald die Frühlingszwiebeln weich sind. Anschließend Zucchiniwürfel, Kräuter und Knoblauch hinzufügen. Das Lorbeerblatt in die Suppe legen und diese etwa

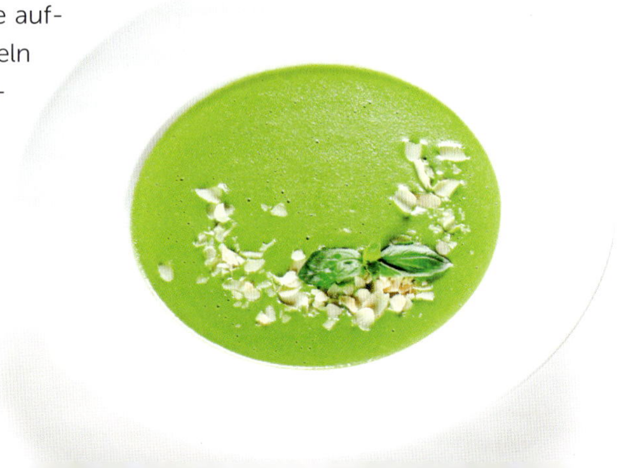

eine Viertelstunde köcheln lassen. Vom Herd nehmen und abkühlen lassen. Das Lorbeerblatt he-rausnehmen, bevor Sie die Suppe mit dem Stabmixer sämig pürieren.

Basilikumsuppe mit roten Linsen

Zutaten

- 1 guter Schuss kalt gepresstes Olivenöl
- 1 rote Zwiebel, fein gewürfelt
- 500 ml Gemüsebrühe (aus 1 Bio-Gemüsebrühwürfel oder selbst gemacht, siehe Seite 149 f.)
- 1 Dose geschälte Tomaten
- 4 EL rote Linsen
- 1 Lorbeerblatt, getrocknet
- etwa 30 g frischer Basilikum (Die Blätter abzupfen und die Stiele in kurze Stücke schneiden.)
- frisch gemahlener schwarzer Pfeffer

Zubereitung

Das Olivenöl in einer Pfanne erhitzen und die Zwiebel in Olivenöl darin glasig dünsten. Mit Gemüsebrühe ablöschen und die geschälten Tomaten hinzufügen. Die roten Linsen, das Lorbeerblatt und die Basilikumstiele in die Suppe geben und diese etwa 20 Minuten köcheln lassen. Das Lorbeerblatt herausnehmen, die Suppe vom Herd nehmen und die Basilikumblätter hineinstreuen. Abkühlen lassen und anschließend mit dem Stabmixer gut durchpürieren. Die Basilikumsuppe abschmecken und bei Bedarf mit etwas Pfeffer nachwürzen.

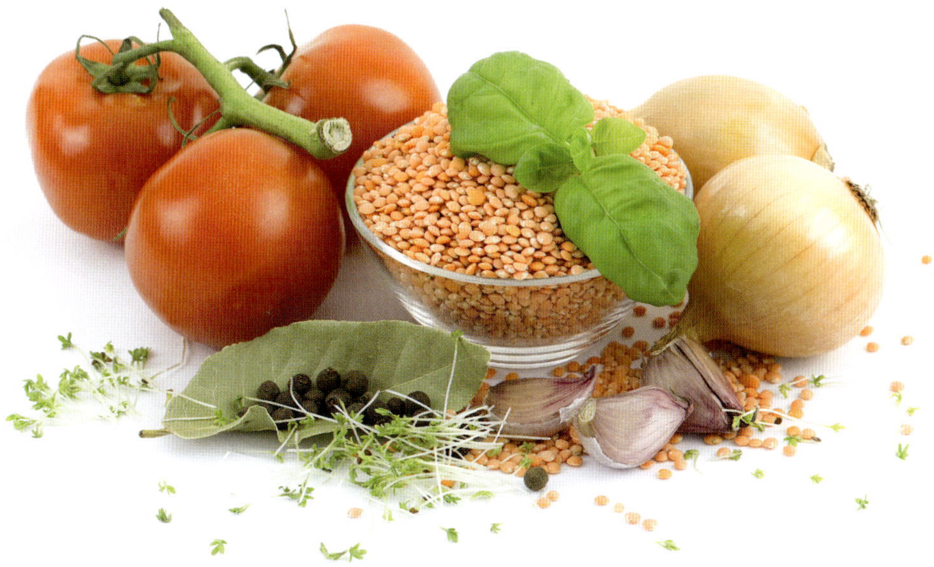

Kichererbsensalat mit Spitzpaprika

Zutaten

- 4 EL kalt gepresstes Olivenöl
- 2–3 EL Balsamico-Essig in Bio-Qualität (wahlweise)
- 1 Prise Meersalz (wahlweise Sel Gris oder Himalaja-Salz)
- 1 Prise frisch gemahlener schwarzer Pfeffer
- 1 kleine bis mittelgroße rote Zwiebel, fein gewürfelt
- ½–1 TL Chilipulver (wahlweise, wenn Sie es scharf mögen!)
- etwa 15 g frische, glatte Petersilie, gehackt
- 1 Dose Kichererbsen ohne Zusätze, abgetropft und abgespült
- 1 kleiner Spitzpaprika, in dünne Streifen geschnitten
- ⅓ Salatgurke, in kleine Streifen geschnitten

Zubereitung

Alle Zutaten in eine Schüssel geben und gut vermischen. So können Sie einmal einen anderen, im Handumdrehen gemachten Salat auftischen!

Grüner Gemüsesalat mit Minze

Zutaten

- 2 gute Handvoll große grüne Erbsen
- 1 Handvoll Zuckererbsen (Sie werden auch „Zuckerschoten" genannt.)
- 1 Handvoll grüne Bohnen (oder die französische Sorte Haricot Verts)
- 1 gute Handvoll frischer Spinat
- ½ Zucchini (roh), in Würfel geschnitten
- ½ grüne Paprikaschote, in Würfel geschnitten (wahlweise)
- 2 Frühlingszwiebeln, fein geschnitten
- 1 gute Handvoll grüner Salat, in Streifen gezupft
- 3 Zweige frische Minze (nur die Blätter), in Streifen geschnitten
- 4 Zweige frische Petersilie, in Streifen geschnitten (wahlweise)
- 1 Spritzer kalt gepresstes Olivenöl (wahlweise, zum Abschmecken)
- 1 Spitzer frisch gepresster Saft von einer Bio-Zitrone (wahlweise, zum Abschmecken)
- 1 Prise Meersalz (wahlweise, zum Abschmecken)
- 1 Prise frisch gemahlener schwarzer Pfeffer (wahlweise, zum Abschmecken)

Zubereitung

Erbsen, Zuckerschoten, grüne Bohnen, Spinat, Zucchini und Paprika in einem Dampftopf oder Dampfofen garen. Anschließend das Gemüse in eine Schüssel geben, gut durchmischen und die restlichen Zutaten hinzufügen. Vor dem Servieren mit Minze und Petersilie garnieren und bei Bedarf mit etwas Olivenöl, Zitronensaft, Salz und Pfeffer abschmecken.

Bunter Rucolasalat mit grünem Spargel und Roquefort

Zutaten

- 1 Spritzer Saft von einer Bio-Zitrone
- 1 Schuss kalt gepresstes Olivenöl
- 2 gute Handvoll Rucola
- 6 Stangen grüner Spargel, kurz gedämpft
- 2 gute Handvoll frischer Spinat
- 1 kleiner Spitzpaprika, kurz bei 200 °C im Ofen gegrillt oder auch roh
- 1 Handvoll braune Champignons, roh oder kurz gebraten
- ein kleines Stück Roquefort, gewürfelt (Menge nach Bedarf; dieser Käse hat ein starkes Aroma, also vorsichtig dosieren)
- 1 kleine Handvoll gehackte Walnüsse
- 1 kleine Handvoll Pinienkerne (eventuell geröstet)

Zubereitung

Alle Zutaten in eine Schüssel geben und gut durchmischen. Diesen reichhaltigen Salat können Sie auch gut in einen Buchweizenpfannkuchen einwickeln oder in ein Römersalat-Wrap (siehe Rezept auf Seite 135) verwandeln.

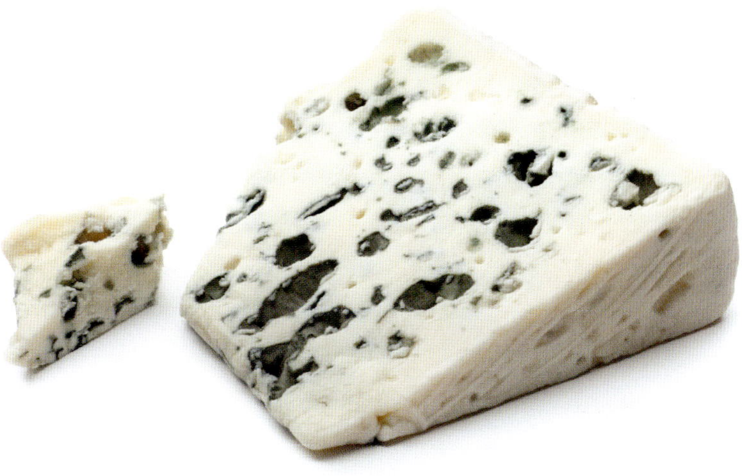

Rote-Bete-Salat mit Walnüssen und Ziegenkäse

Zutaten

- 1 Rote Bete (roh), gewaschen und gegebenenfalls geschält, anschließend gewürfelt oder geraspelt
- 1 Stück Feta aus Ziegen- oder Schafmilch, gewürfelt
- frische Petersilie (Menge nach Bedarf)
- Kopfsalat, in Streifen geschnitten (Menge nach Bedarf)
- Salatgurke, in Streifen geschnitten (Menge nach Bedarf)
- 1 Spritzer kalt gepresstes Olivenöl (wahlweise, zum Abschmecken)
- 1 Spitzer frisch gepresster Saft von einer Bio-Zitrone (wahlweise, zum Abschmecken)
- kalt geschleuderter Bio-Honig (wahlweise)
- ein paar gehackte Walnüsse

Zubereitung

Alle Zutaten in eine Schüssel geben, gut durchmischen und mit etwas mildem Olivenöl sowie ein paar Spritzern Zitronensaft abschmecken. Wer es süßer mag, kann zudem auch etwas Honig dazugeben. Mit gehackten Walnüsse bestreut servieren.

Avocado-Lachs-Törtchen mit Rucola

Zutaten

- 2 reife Avocados, entkernt und in Würfel geschnitten
- 3 EL Saft von einer Bio-Zitrone
- 3 EL frischer Dill, fein gehackt
- 1 Prise Meersalz (wahlweise Sel Gris oder Himalaja-Salz)
- 1 Prise frisch gemahlener schwarzer Pfeffer
- 2 gehäufte EL Ziegenjoghurt in Bio-Qualität
- 4 Scheiben Bio-Räucherlachs (vorzugsweise aus nachhaltigem Fischfang)
- 2 Handvoll Rucola
- 1 kreisförmiger Ausstecher bzw. Dessertring (Durchmesser etwa 6 cm, Höhe mindestens 4 cm)
- ein paar Spritzer Olivenöl (wahlweise, zum Dekorieren)

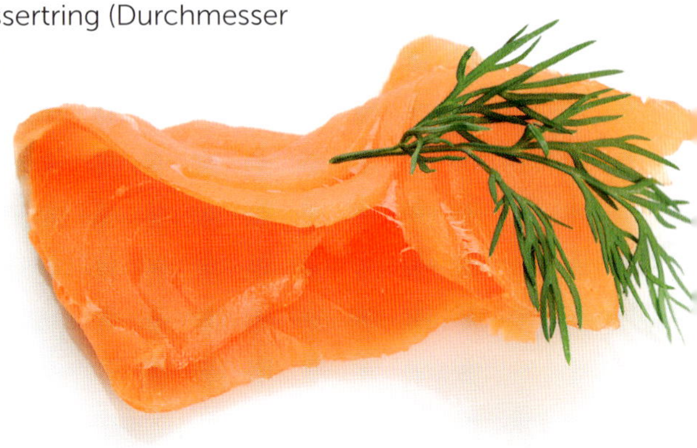

Zubereitung

Die Avocado, die Hälfte des Zitronensafts, 2 Esslöffel Dill, Pfeffer und Salz sowie den Ziegenjoghurt vorsichtig in einer Schüssel vermengen. Dann den Ausstecher bzw. den Ring auf einen Teller setzen und ein Viertel der Avocadomischung einfüllen, sanft festdrücken. Nun den Ring vorsichtig entfernen und das „Törtchen" mit einer Lachsscheibe umwickeln. Den Teller mit Rucola bestreuen und den Tellerrand zur Dekoration eventuell mit ein paar Spritzern Olivenöl besprenkeln. Diese delikaten Törtchen sind genau das Richtige, wenn Sie etwas Exquisites zubereiten wollen.

Gefüllte Ofenkartoffeln

Für 4 Personen als Beilagengericht

Zutaten

- 4 mittelgroße Kartoffeln
- ein paar Spritzer kalt gepresstes Olivenöl
- etwas Meersalz zum Bestreuen des Backblechs
- 300 g Bio-Räuchermakrele (wahlweise auch die Variante mit Pfeffer)
- 4 Frühlingszwiebeln, in kleine Streifen geschnitten
- 1 Scheibe Ziegenrolle
- 1 Handvoll Brunnenkresse zum Garnieren
- frisch gemahlener schwarzer Pfeffer

Zubereitung

Den Ofen auf 200 °C vorheizen. Die Kartoffeln waschen, putzen, abtrocknen und ein paar Mal mit einem scharfen Messer anstechen. Mit etwas Olivenöl einreiben und anschließend auf ein mit etwas Salz bestreutes Backblech in den vorgeheizten Ofen geben. Etwa 75 Minuten backen bzw. so lange, bis die Kartoffeln weich sind.

In der Zwischenzeit die Räuchermakrele enthäuten, zerkleinern und in eine Schüssel geben, Die Frühlingszwiebelstreifen (ein paar Streifen für die Dekoration aufbewahren) und die zerbröselte Ziegenrolle unterheben.

Die fertigen Kartoffeln kreuzweise einschneiden, etwas öffnen und aushöhlen. Die Makrelenmischung in die Kartoffeln füllen und mit Brunnenkresse, frisch gemahlenem schwarzem Pfeffer und den restlichen Frühlingszwiebelringen garnieren.

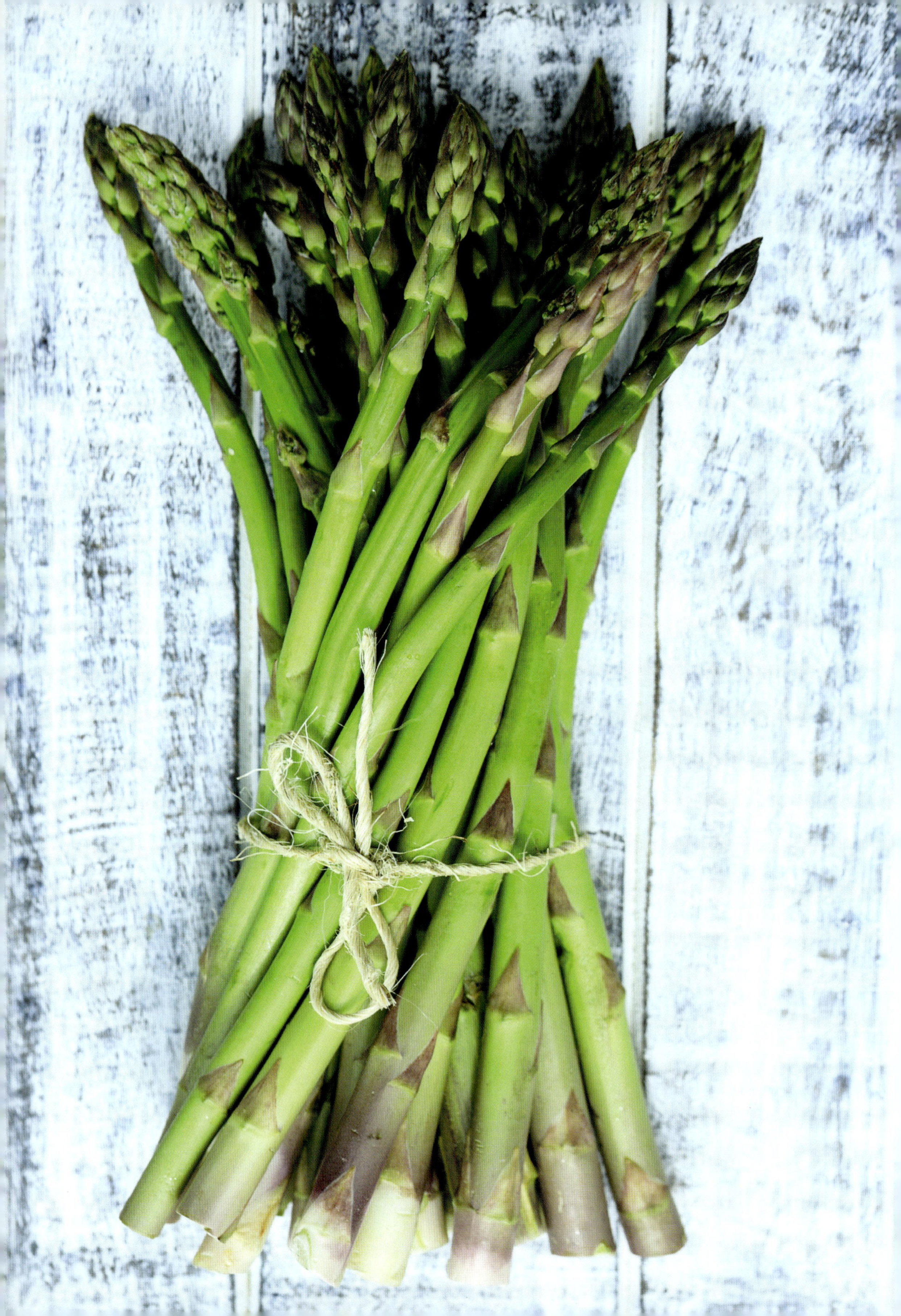

Teil III

Aufbauen – Wie geht es nun weiter?

Willkommen in Ihrem neuen Leben!

Viele meiner Klienten sind ein paar Tage vor Ende des Detox-Programms ein wenig nervös und aufgeregt. Immerhin haben sie sich vier Wochen lang ganz anders ernährt und nicht zuletzt sich selbst viel mehr Aufmerksamkeit gewidmet als sonst. Die meisten behalten neue Gewohnheiten wie das Trockenbürsten und teilweise auch die Wechseldusche nach diesem Monat bei. Es ist natürlich großartig, wenn diese Anwendungen irgendwann wie das tägliche Zähneputzen einfach mit dazugehören.

Ich kann mich noch gut erinnern, wie ich mir nach meinem ersten Detox-Monat mein erstes Vollkornpitabrot kaufte. Ich schnitt es zur Hälfte auf, füllte es mit etwas Ziegenkäse und steckte es in den Toaster. Der Duft von warmem Brot war einfach köstlich und ich hatte enormen Appetit. Auch der Geschmack war wirklich himmlisch, nur was anschließend passierte, war doch ein sehr erhellendes Erlebnis für mich. Recht schnell empfand ich ein sehr unangenehmes Völlegefühl im Magen, das mich auch den Rest des Tages plagte. Eine höchst interessante Erfahrung! Wie die meisten Niederländer hatte auch ich all die Jahre davor haufenweise belegte Brote gegessen und nie ein Problem damit gehabt. Es ist durchaus möglich, dass mein Körper in Bezug auf die Verdauung von Brot schlichtweg etwas aus der Übung war. Oder war die Ursache doch der in dem Pitabrot enthaltene Weizen? Trotz des unangenehmen Gefühls im Bauch bin ich dann doch abends in ein exquisites Restaurant gegangen. Und dort habe ich mir natürlich ein Glas Rotwein bestellt! Der war lecker, aber er mir kam er viel stärker vor als sonst. Deshalb dauerte es auch lange, bis ich das Glas leer getrunken hatte. Das war wohl auch gut so, denn er stieg mir gehörig schnell zu Kopf. Nach diesem einen Glas Wein habe ich mich den Rest des Abends auf Wasser beschränkt.

Doch dann kam der Tag danach! Sie werden es kaum glauben, aber ich hatte einen Kater, der es in sich hatte, mit Kopfschmerzen und allem, was dazugehört! Also legte ich sofort wieder einen Detox-Tag ein, um mich etwas zu erholen.

Ich gehe natürlich nicht davon aus, dass der Großteil von Ihnen für den Rest des Lebens das Detox-Programm anwendet, dazu ist es ja in erster Linie auch nicht gedacht. Ich hoffe dennoch, dass Sie, genau wie ich, immer mal wieder einen oder ein paar Detox-Tage einschieben werden, an denen Sie ganz bewusst essen und trinken und so Ihrem Körper ein wenig Ruhe gönnen. Und dabei ist mir eigentlich noch viel wichtiger, dass Sie sich nicht durch all die Werbespots und Versprechen der Nahrungsmittelhersteller oder durch schöne Verpackungen von Ihrem Weg abbringen lassen. Mithilfe dieses Buches haben Sie einen ersten Einblick bekommen, was es mit den Inhaltsstoffen auf Zutatenlisten auf sich hat, aber es gibt natürlich noch viel, viel mehr Wissenswertes rund um unsere Ernährung. Und wer weiß, vielleicht entschließen Sie sich sogar, Ihren eigenen Kräuter- und Gemüsegarten anzulegen und Ihre frischen Zutaten selbst anzubauen. Das ist nicht nur ein schönes Hobby, sondern Gemüse und Kräuter aus Eigenanbau schmecken auch gleich doppelt so gut! Und Sie haben ganz nebenbei auch noch die billigste Art und Weise entdeckt, an Biogemüse heranzukommen.

Natürliche, unverarbeitete Rohkost ist Energie pur

Der neueste „Trend", falls man es einen Trend nennen kann, ist die immer größere Verbreitung der sogenannten Rohkost. Wer jemals auf dem Bio-Bauernmarkt in Amsterdam war, hat sicherlich all die Stände, Gläser mit Weizengrassaft und die zahlreichen Bücher des Rohkostexperten David Wolfe gesehen. Er ist ein enorm fitter Mann in den Dreißigern, dessen Eltern beide Ärzte waren und der mittlerweile in der „Ernährungswelt" immer mehr Anhänger findet. Doch selbstverständlich muss jeder für sich selbst entscheiden, ob er diesen Weg gehen will.

Ich bin davon überzeugt, dass uns am meisten mit natürlichen Nahrungsmitteln gedient ist, die so wenig Zusatzstoffe wie möglich enthalten und zudem nur wenig verarbeitet sind bzw. nicht vorgekocht wurden. Aber wenn Ihr Körper es gut verträgt, dass Sie gelegentlich Dinge essen, die in diesem Buch auf der

„schwarzen Liste" stehen, dann tun Sie das ruhig. Ich glaube felsenfest: Wenn man sich bewusst ernährt und am eigenen Körper erfahren hat, wie es sich anfühlt, wenn man die richtigen Dinge isst, dann stellt sich von ganz allein ein anderes Ernährungsverhalten ein.

Rohes Gemüse und frisches Obst sind meiner Meinung nach die Lebensmittel mit den meisten Nährstoffen. Sie unterstützen unsere Gesundheit. Meine 74-jährige Mutter setzt heute noch die grünen Bohnen um Viertel nach drei auf, und wenn sich dann um halb sechs mein Vater an den Tisch setzt, sind sie grau. Ich bin absolut sicher, dass in der Zwischenzeit sämtliche Nährstoffe zu Tode gekocht worden sind. Ich plädiere in diesem Fall für den goldenen Mittelweg: Ein paar Minuten dampfgaren, damit die Bohnen noch etwas „Biss" haben und ihre frische grüne Farbe sowie ihr charakteristisches Aroma behalten und dann servieren, ohne irgendwelche geschmacksverändernden Saucen darüber zu gießen.

Ganz und gar glücklich macht mich ein frischer Salat – einfach köstlich! Nicht ein paar zerrupfte Blätter Eisbergsalat, eine Tomate und eine eklige Instant-Salatsauce, sondern eine große Schüssel mit verschiedenen Salatsorten (dunkelgrüne und helle), Bio-Tomaten (Welch ein Geschmacksunterschied im Vergleich zu den konventionell angebauten Tomaten!), Salatgurke, Pinienkernen, eventuell etwas Ziegenkäse und einer ganzen Avocado. Sie ist für mich die leckerste von allen Zutaten.

Ausgleichstage, aber richtig

Natürlich gibt es Tage, an denen man ungesund und/oder zu viel isst. Kein Problem, denn unser Körper ist darauf eingerichtet, diese „Ausrutscher" wieder auszugleichen. Schließlich erledigt er genau diese Aufgabe schon seit vielen Jahren für uns. Sie können ihn allerdings dadurch unterstützen, dass Sie diese ungesunden Tage nicht mehr so häufig zulassen, denn dann werden Sie merken, dass Sie bei nachbarschaftlichen Grillpartys oder auf Weihnachtsfeiern viel weniger Lust haben, sich sinnlos den Bauch vollzuschlagen. Weil Sie bis dahin in Bezug auf Ihre Ernährung viel achtsamer geworden sind, ist die Versuchung, mal eben ein Mettbrötchen zu vertilgen, auch nicht mehr so groß – und gleichzeitig wird der Anteil von Gemüse und Salat bei Ihren Mahlzeiten größer. Sollten Sie aber doch einmal „über die Stränge schlagen", dann sollten Sie am Tag darauf einen Ruhetag für Ihren Körper einlegen. Wenn Sie es durchhalten, wären dann ein paar reine Obsttage ideal für Sie. Oder auch Obst- und Gemüsetage. Morgens essen

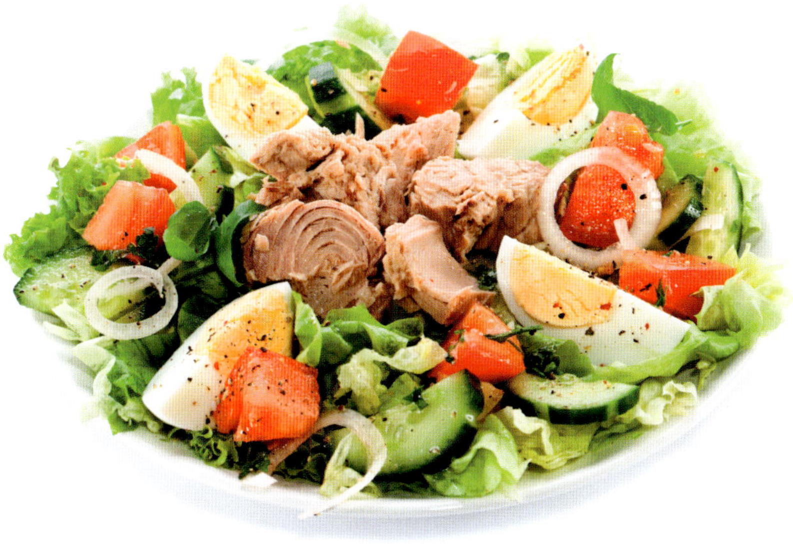

Sie an diesen Tagen beispielsweise ein paar Früchte, mittags einen großen *Full of Life*-Salat (ausschließlich mit pflanzlichen Zutaten, also ohne Käse), zwischendurch wieder etwas Obst und abends wieder Gemüse, entweder im Wok oder dampfgegart. Das ist zwar nicht ganz so spektakulär, aber Ihr Körper wird es Ihnen nach solch einem Exzess danken. Ich kenne viele Menschen, die einmal im Monat bewusst ein paar Ausgleichstage einplanen oder als Alternative jede Woche einen Obst- und/oder Gemüsetag. Das finde ich sehr empfehlenswert – besonders für Menschen, die auf ihr Gewicht achten müssen!

Der Darm – jährlicher Hausputz

Wie wichtig ein gesunder Darm ist, habe ich in diesem Buch bereits erwähnt und ich hoffe sehr, dass Sie innerhalb der vier Wochen auch selbst gespürt haben, welch gutes Gefühl es ist, wenn die Verdauung optimal funktioniert. Ich habe immer eine Packung Flohsamenschalen im Schrank, und obwohl es sein kann, dass ich sie wochenlang nicht einnehme, lege ich regelmäßig ein paar Kurtage für den Darm ein, um alles wieder ins Lot zu bringen. Zudem versuche ich, einmal im Jahr eine Parasiten-Kur durchzuführen. Ich liebe Sushi, aber der Verzehr von rohem Fisch kann einem gelegentlich unerwünschte Untermieter einbringen, die man am besten so schnell wie möglich wieder loswerden sollte. Ideal ist ein „Darm-Kur-Monat", in dem ich täglich eine Portion Flohsamenschalen einnehme, die Parasiten-Kur durchführe (mit den Flohsamenschalen lassen sich die abgetöteten Parasiten hervorragend abführen) und zusätzlich noch ein bis zwei Darmspülungen einplane.

Und noch ein paar Worte zu Darmparasiten: Sie werden im Volksmund auch einfach als „Würmer" bezeichnet. Sie sollten wissen, dass die Mehrheit der Menschen in den westlichen Ländern unter Wurmbefall leidet. Wurmeier dringen auf unterschiedlichen Wegen in unseren Körper ein: durch das Trinkwasser, durch Stubenfliegen und verschiedene Mückenarten, über den Geschlechtsverkehr, durch den Verzehr von rohem Fisch und Fleisch und nicht zuletzt über die Umgebungsluft. Würmer im Darm sind die Ursache für eine Reihe von Erkrankungen, können sich aber auch durch weniger offensichtliche Symptome und Beschwerden bemerkbar machen. In manchen Fällen lassen sich sogar starkes Übergewicht und Depression auf das Vorhandensein von Darmparasiten zurückführen! Es gibt rund 130 verschieden Wurmarten, also weitaus mehr als den allseits bekannten Bandwurm. Die Damen in „meiner" Klinik für Darmspülungen haben mir übrigens von einem gruseligen Experiment erzählt: Wenn man ein Schälchen mit frischem Mett ein bis zwei Minuten in die Mikrowelle stellt, kriechen die Würmer heraus! Das können Sie selbst zu Hause ruhig einmal nachprüfen.

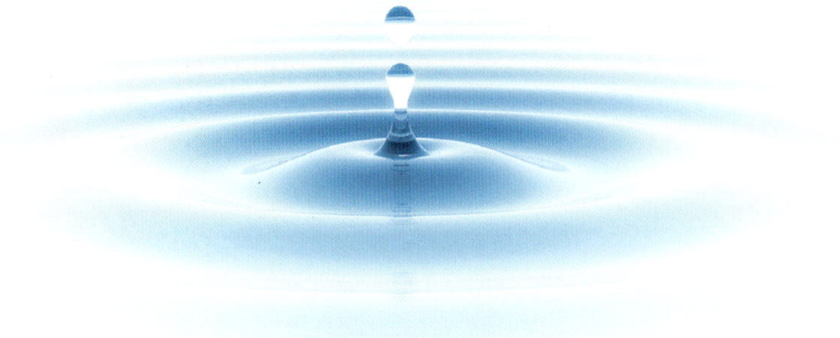

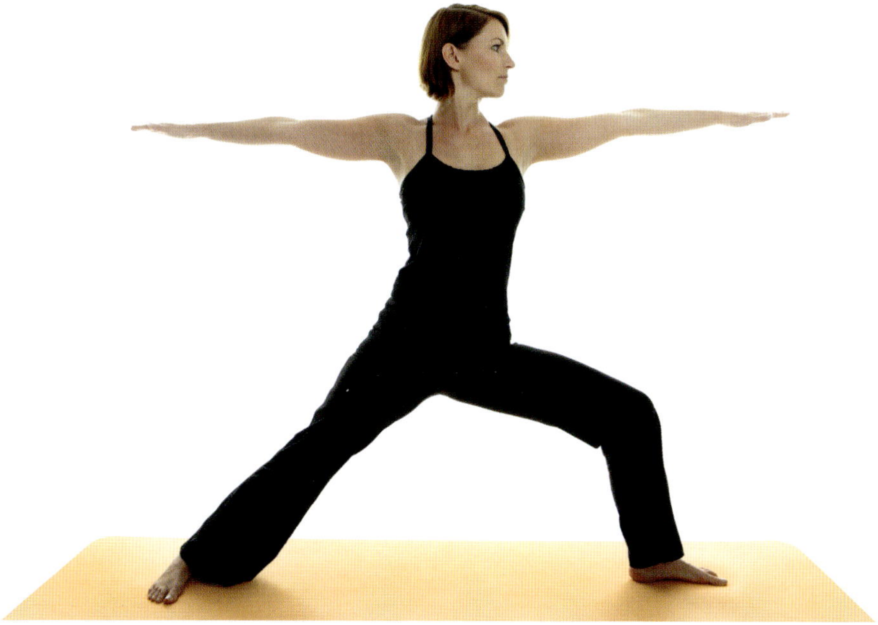

Bewegung: Was passt am besten zu Ihnen?

Ich habe in diesem Buch bis jetzt sehr wenig über Bewegung geschrieben. Keine Frage: Es wäre sicher wünschenswert, wenn wir alle uns (mehr) bewegen würden. Dennoch bin ich manchmal etwas genervt von der derzeit herrschenden Fitnesskultur. Wen das glücklich macht, dem sei es zweifellos gegönnt, doch ich persönlich frage mich, ob es wirklich so ideal ist, sich auf einem Gerät abzurackern – den Blick ins Leere gerichtet, genau wie die fünfzehn anderen rechts und links neben einem. Abgesehen von der Tatsache, dass es eine echte Überwindung ist, sich überhaupt ins Fitnessstudio zu schleppen, geben die meisten Menschen nach drei Monaten schließlich wieder auf, während die Kosten für das Jahresabo fröhlich weiterlaufen. Ich weiß, dass Bewegung vielen Menschen guttut und Ihnen nutzt, aber das oben beschriebene Szenario ist heutzutage doch keineswegs eine Seltenheit.

Auch wenn ich durchaus nicht die Erste bin, die diese Ansicht vertritt: Versuchen Sie, öfter mal aufs Auto zu verzichten und stattdessen zu Fuß zu gehen oder das Fahrrad zu nehmen. Ich habe es da leicht, denn ich fahre sowieso nicht so gern Auto, sondern steige viel lieber aufs Rad. Aber ich wundere mich immer wieder über Leute, die mit dem Auto zum Supermarkt fahren, obwohl der nicht mal einen Kilometer entfernt liegt. Meine Devise lautet: Fahren Sie mit dem Fahrrad zum Wochen- oder Bauernmarkt, zum Bioladen und zum Hofladen für die frischen Bio-Eier, den Käse und das ungespritzte Gemüse aus der Region!

Und was den Sport betrifft, so möchte ich Ihnen den Rat geben, einfach das zu tun, was Ihnen wirklich Spaß macht. Für mich besteht er auch heute noch darin (heimlich) mit dem Pfeffermühlen-Mikrofon wie Madonna wild durch die Wohnung zu tanzen. (Jetzt ist es kein Geheimnis mehr!) Auch eine tolle Yoga- oder Pilatesstunde können Sie heutzutage einfach zu Hause machen, dafür gibt es mittlerweile jede Menge fantastische DVDs. Und außerdem können Sie viele der Übungen mit ein paar Klicks auch einfach im Internet ausfindig machen! Das ist alles viel billiger als ein Jahresabo in einem Fitnessstudio, wobei man aber unbedingt darauf achten sollte, es bei der Durchführung der Übungen zu Hause nicht zu übertreiben. Deshalb rate ich jedem immer, sich in einem Kurs gründlich mit den Übungen vertraut zu machen, bevor man sie zu Hause ohne Begleitung durchführt. Besonders bei Yoga und Pilates ist das sehr wichtig!

Wenn Sie Ihren Körper jeden Tag mindestens 30 Minuten gut durchbewegen, brauchen Sie sich in diesem Punkt keine Sorgen mehr zu machen. Im Übrigen liest man immer häufiger, dass exzessiv betriebener Sport tatsächlich gar nicht so gesundheitsfördernd ist. Aber ich möchte auch noch einmal betonen, dass Menschen unterschiedlich sind: Was für den einen gut ist, kann dem anderen schaden. Entscheiden Sie sich also für das, was sich für Sie persönlich gut anfühlt, und lassen Sie sich durch kompetente Fachleute beraten, die kein Eigeninteresse haben, weil sie Ihnen etwas andrehen wollen.

Coaching

In den Niederlanden gibt es immer mehr gut ausgebildete Coachs. Zum Glück, denn fast jeder kommt in seinem Leben irgendwann einmal an den Punkt, an dem er Unterstützung und Begleitung brauchen kann – ganz gleich auf welchem Gebiet. Wenn es ums Entschlacken geht, ist ein Coach ein wahrer Segen. Er oder sie begleitet Sie während der vier Wochen, berät sie über die Vorgehensweise, geht mit Ihnen (oder für Sie) zum Einkaufen in den Naturkostladen und hilft, wo auch immer es nötig ist. Für manche meiner Klienten übernehme ich in dem Detox-Monat auch das Kochen, damit sie immer leckere und selbst gekochte Speisen auf dem Tisch haben. Es werden Treffen mit anderen Detox-Klienten organisiert, bei denen gekocht wird und mit denen man Erfahrungen austauschen kann. Und das besondere Highlight: Einmal pro Woche gibt es ein Peeling und eine Massage. Dadurch wird der Detox-Monat doch gleich viel erträglicher! Sollten Sie sich nicht durch einen Coach begleiten lassen, ist es eine gute Idee, das Programm zusammen mit einem Freund oder einer Freundin durchzuführen. Im Internet finden Sie geeignete Detox-Coachs in Ihrer Region.

Tipps für das Leben nach dem Detox-Monat

Sie dürfen nun wieder essen und trinken, was Sie wollen. Hier ein paar Tipps und Tricks für das „normale Leben danach“:

- Kaufen Sie gesundes Brot. Ein englischer Spruch trifft den Nagel auf den Kopf: *The whiter the bread, the sooner you're dead.* (Je weißer das Brot, desto früher bist du tot.) Die Bezeichnung „Vollkorn“ ist in Deutschland ein geschützter Begriff. Sie sollten deshalb stets „Vollkornbrot“ kaufen, und nicht einfach irgendein Brot, das braun aussieht. Kaufen Sie Ihr Brot nicht im Supermarkt, sondern bei einem guten Bäcker, der Ihnen genau sagen kann, was es enthält. Und probieren Sie auch Dinkelbrot oder mit Sauerteig gebackenes Brot. Diese Sorten schmecken einfach super lecker! Und natürlich können Sie Ihr Brot auch selbst backen.

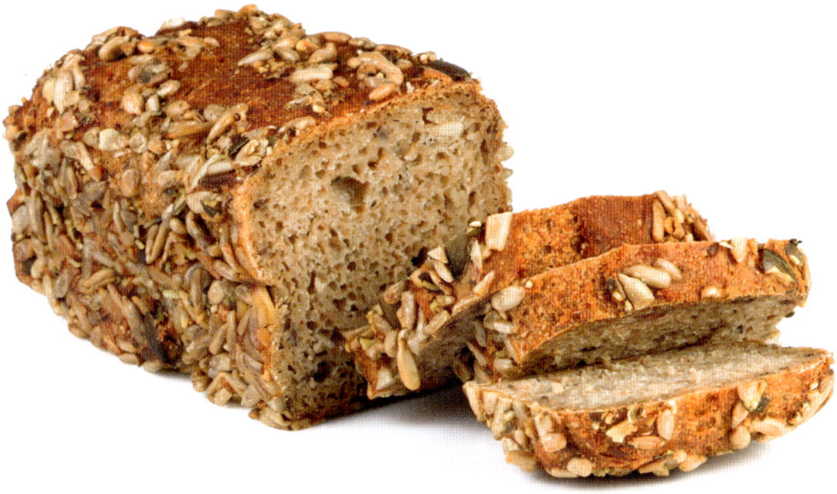

- Essen Sie nicht jeden Tag Brot. Setzen Sie mehr Salat, Suppen und Früchte auf Ihren Speiseplan.
- Wenn Sie schon Milchprodukte essen, dann reduzieren Sie die Häufigkeit. Und nehmen Sie statt Milch lieber Joghurt und Käse. An Ihrer Stelle würde ich gar keine Milch mehr trinken. Wenn Sie darauf allerdings nicht verzichten wollen, kaufen Sie am besten unbehandelte Milch direkt beim Bauern.
- Und verwenden Sie echte Butter. Produkte, die vorgeben, Butter zu sein, auf deren Etikett aber das Wort „Butter" nicht auftaucht, sind auch keine Butter. Schauen Sie sich die Zutatenliste auf der Butter-Verpackung einmal ganz genau an: Da stehen jede Menge Inhaltsstoffe drauf, die Sie lieber nicht zu sich nehmen sollten.
- Überlegen Sie sich gut, was auf Ihr Brot kommen soll. Wurstwaren enthalten fast ausnahmslos versteckten Zucker. Essen Sie weniger Käse, dafür aber qualitativ hochwertigen. Käse, der mit pflanzlichem Lab hergestellt wurde, ist solchem mit tierischem Lab vorzuziehen. Und er schmeckt außerdem sehr lecker.
- Wer weiterhin Brot essen möchte, belegt es am besten mit Rohkost, beispielsweise mit Salatblättern, Salatgurken- und Tomatenscheiben und Avocado.
- Reduzieren Sie auf jeden Fall deutlich Ihren Fleischkonsum. Die Liste von Gründen, die dafür sprechen, ist wirklich ellenlang. Wenn Sie doch einmal Fleisch kaufen, achten Sie bitte auf beste Qualität und machen Sie einen Bio-Metzger in Ihrer näheren Umgebung ausfindig. Fragen Sie Ihren Metzger, woher das Fleisch stammt, aber auch, mit welchem Futter und unter welchen Lebensbedingungen das Tier aufgezogen wurde. Und vergessen Sie nicht: 2,50 Euro für zwei Hühnerbrustfilets ist wirklich viel zu wenig Geld. Wie das Leben eines solchen Huhns ausgesehen hat, wollen Sie wahrscheinlich gar nicht wissen. Ganz zu schweigen vom Futter, dem Stress, der Enge und all den Medikamenten, die das Fleisch solcher Tiere enthält.
- Streichen Sie Kochsalz (auch unter „Tafelsalz" oder „Speisesalz" geläufig) von Ihrem Speiseplan. Entsorgen Sie Ihre Reste und verwenden Sie nur noch Meersalz, Sel Gris oder Himalaja-Salz.
- Kaufen Sie nur Eier von wirklich „glücklichen Hühnern". Informieren Sie sich, ob es in Ihrer Umgebung jemanden gibt, der Eier von eigenen Hühnern verkauft. Dann können Sie sicher sein, dass Sie Eier von echten Freilandhühnern haben, die mit gutem Futter versorgt wurden.
- Vermeiden Sie weiße Lebensmittel. Essen Sie also kein Weißbrot, Toastbrot, weiße (normale) Nudeln oder weißen Reis. Greifen Sie lieber zu der Vollkornvariante, die so wenig Zusätze wie möglich enthält.

- Verwenden Sie großzügig frische Kräuter, z. B. frische Basilikumblätter im Salat, frischen Dill zum Fisch, Rosmarin und Thymian zum Fleisch, um nur einige Beispiele zu nennen.
- Essen Sie weniger und gesünder. Natürlich ist es leicht, sich gesund zu ernähren, wenn Geld keine Rolle spielt. Dennoch möchte ich Ihnen dringend raten, beim Einkaufen kreativ zu sein und Gemüse sowie Obst beispielsweise auf dem Wochenmarkt zu kaufen und so viel wie möglich selbst zu kochen. Wenn Sie große Mengen kochen, können Sie die entsprechenden Tagesportionen auch einfrieren. Das spart zudem Geld, weil man nicht jeden Tag einkaufen gehen muss.
- Stellen Sie Ihr eigenes „Junkfood" her. Frikadellen sind vielleicht eher schwierig, aber Pizza, Hamburger und Pommes frites kann man auch zu Hause machen. Und es schmeckt dann auch gleich dreimal so gut!
- Wenn von einem großen Salat etwas übrig bleibt, können Sie daraus am nächsten Tag einen Brotbelag machen. Und noch ein Tipp für Ihren Geldbeutel: Werfen Sie Essensreste nicht einfach weg. Die meisten Speisen können auch am Tag danach noch verzehrt werden.
- Obst sollte möglichst auf nüchternen Magen gegessen werden. Damit haben Sie nicht nur einen gesunden Start in den Tag, die Inhaltsstoffe können so auch besser verdaut werden. Als Nachtisch sollte Obst hingegen komplett gestrichen werden. Es gärt ansonsten meistens im Magen auf einer großen Menge Speisen, deren Verdauung wesentlich länger dauert.
- Stellen Sie Ihre eigenen Frucht- und Gemüsesäfte her. Die sind viel gesünder als die Fertigsäfte aus dem Supermarkt. All das Zeug aus Fruchtsaftkonzentrat sollte keinen Platz mehr in Ihrem Kühlschrank haben.
- Entspannen Sie sich! Zu viel Stress beschert uns einen frühen Tod. Das sollten Sie nicht unterschätzen! Nehmen Sie sich die Zeit, sich bewusst zu entspannen.
- Informieren Sie sich bei seriösen Anbietern über Nahrungsergänzungsmittel. Angesichts der Tatsache, dass es nahezu unmöglich ist, alle benötigten Vitamine, Mineralstoffe und Spurenelemente aus der Nahrung zu beziehen, macht es Sinn, die Defizite durch entsprechend hochwertige Produkte zu ergänzen. Achten Sie dabei jedoch unbedingt darauf, dass es auch unter Nahrungsergänzungsmitteln mit Markennamen Qualitätsunterschiede gibt.
- Führen Sie mindestens einmal pro Jahr dieses Detox-Programm durch und legen Sie immer mal wieder einen Ausgleichstag (oder gleich eine Woche) ein.

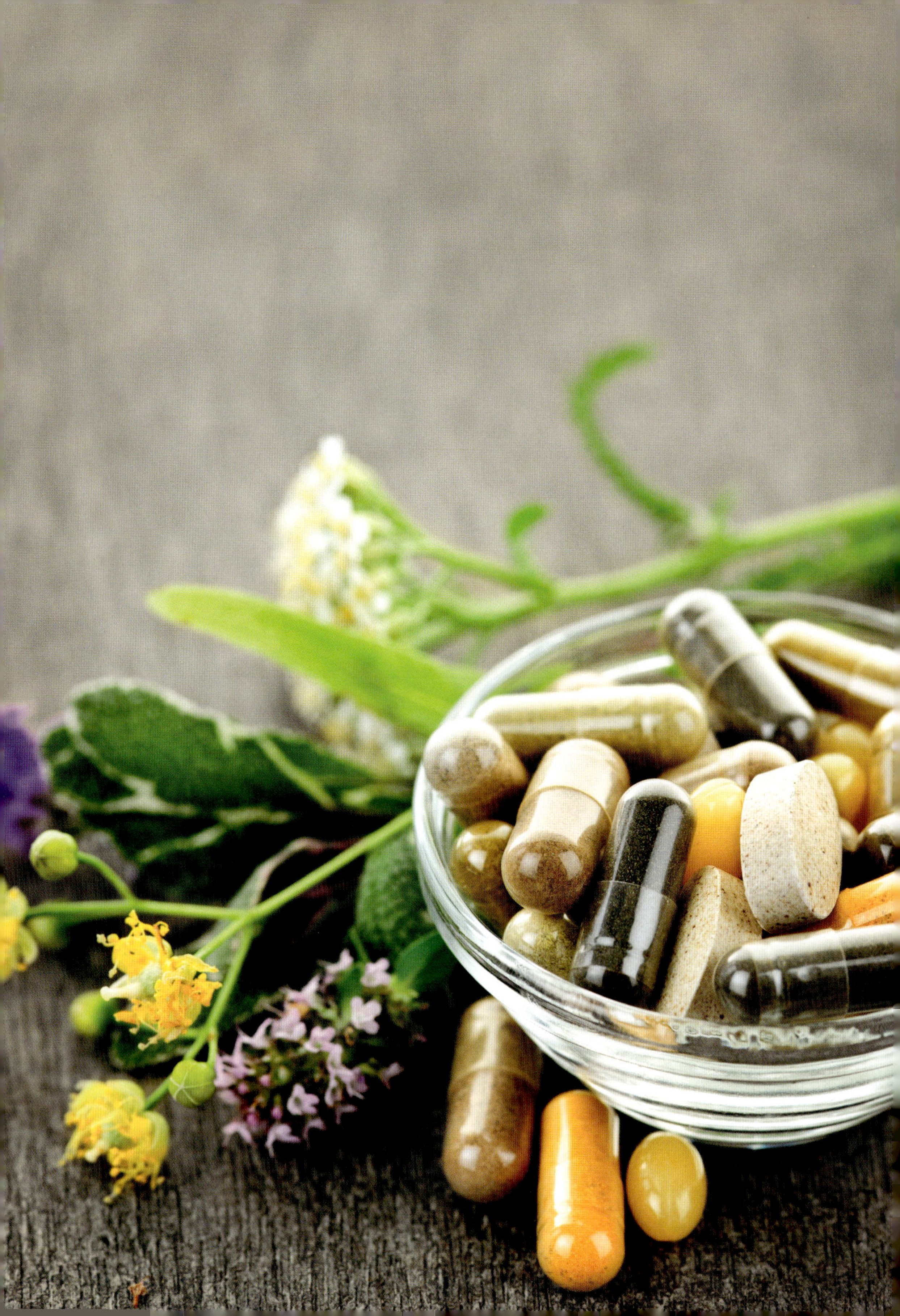

Anhang

Wissenswertes

Im Internet finden Sie unter dem Suchbegriff „Hydro Colon Therapeuten" ausführliche Informationen zu diesem Thema sowie zahlreiche Links, auch zu kompetenten Kliniken.

Die Darmreinigung nach Robert Gray (*www.robertgray.de*) oder das Clean-Me-Out-Programm sind anerkannte und bewährte Methoden zur Darmreinigung. Eine Anleitung zur Darmreinigung, zur Entwurmungskur sowie Informationen über Entschlackungsmethoden finden Sie beispielsweise bei *www.zentrum-der-gesundheit.de*.

Informationen zu Bürstenmassagen in Ausleitungsrichtung und über Basenbäder finden Sie beispielsweise in dem von Peter Jentschura und Josef Lohkämper veröffentlichten Buch *zivilisatoselos leben – frei von den Zivilisationskrankheiten unserer Zeit* (siehe Literaturverzeichnis, Seite 184 f.) oder unter dem Stichwort „Bürsten in Ausscheidungsrichtung" im Internet.

Bezugsquellen

Nahrungsergänzungsmittel mit natürlichen Inhaltsstoffen erhalten Sie beispielsweise bei: www.amrita.de; *www.cookislandsnoni.de* (Firma GSE); *www.heidelberger-chlorella.de*; *www.keimling.de*; *www.kräuterhaus.de* (Kräuterhaus Sanct Bernhard); *www.nutridoc.ch* oder bei *www.vitaminedesk.eu*.

Reines Jojobaöl bekommen Sie in Ihrem Naturkostladen oder im Bio-Supermarkt. Naturreine Körperöle und ätherische Öle werden beispielsweise von der Firma *Primavera Life* in hochwertiger Qualität angeboten. Diese Produkte sind vielen Bio-Supermärkten oder auch im Reformhaus erhältlich.

Den *Acala*-Wasserfilter oder den *Lotus One*-Wasserfilter können Sie beispielsweise beziehen über: *www.acalawasserfilter.de; www.amrita.de; www.rohkost-club.de*

Literaturempfehlungen, DVDs und hilfreiche Websites

Bücher rund um das Thema „Ernährung und Entschlackung"

Batmanghelidj, Fereydoon: *Wasser, die gesunde Lösung. Ein Umlernbuch.* VAK Verlag, Kirchzarten 2012

Boutenko, Victoria: *Grüne Smoothies: lecker, gesund & schnell zubereitet.* Hans-Nietsch-Verlag, Emmendingen 2010

Boutenko, Victoria: *Green for Live. Der Klassiker zum Thema Grüne Smoothies.* Aktualisierte Neuauflage. Hans-Nietsch-Verlag, Emmendingen 2014

Bräutigam, Gabriele L.: *Wilde grüne Smoothies. 50 Wildkräuter – 50 Rezepte.* Hans-Nietsch-Verlag, Emmendingen 2014

Calabrese, Karyn: *Das Detox-Programm zur Harmonisierung und Regeneration von Körper und Geist.* Hans-Nietsch-Verlag, Emmendingen 2012

Clement, Brian: *WunderLebensMittel. Mit dem bewährten Hippokrates-Programm Lebenskraft tanken – für Gesundheit und Vitalität bis ins hohe Alter.* Hans-Nietsch-Verlag, Emmendingen 2012

Cousens; Gabriel: *Die Kunst der Zubereitung lebendiger Nahrung.* Hans-Nietsch-Verlag, Emmendingen 2012

Cousens; Gabriel: *Vier Schritte zur bewussten Ernährung. Der Weg zu Gesundheit und Transformation.* Hans-Nietsch-Verlag, Emmendingen 2013

Emoto Masaru: *Die Botschaft des Wassers. Sensationelle Bilder von gefrorenen Wasserkristallen.* Koha Verlag, Burgrain 2010

Galchus, Rita: *Sprossen at Home. Das ganze Jahr zu Hause Sprossen, Keimpflanzen, Gräser, Mini-Blattgemüse sowie Grünkraut ernten und genießen.* Hans-Nietsch-Verlag, Emmendingen 2014

Hartmann, Milan: *Superfood-Smoothies. Power-Drinks mit den besten Zutaten für einen gesunden Energiekick.* Hans-Nietsch-Verlag, Emmendingen 2013

Jentschura, Peter und Lohkämper, Josef: *Gesundheit durch Entschlackung.* 16. Auflage. Verlag Peter Jentschura, Münster 1998

Jentschura, Peter und Lohkämper, Josef: *zivilisatoselos leben – frei von den Zivilisationskrankheiten unserer Zeit.* 5. Auflage. Verlag Peter Jentschura, Münster 2009

Kremer, Bruno P.: *Essbare und giftige Wildpflanzen. Über 200 Kräuter, Beeren und Nüsse.* Verlag Eugen Ulmer, Stuttgart 2010

Kirk, Mimi: *Rohköstlich leben. Eine praktische Einführung in die Rohkost-Küche mit 120 leckeren Rezepten für Gesundheit und zeitlose Schönheit.* Hans-Nietsch-Verlag, Emmendingen 2012

Mauz, Gabriele: *Rohköstlichkeiten mit Nüssen & Samen. 60 leckere Rezepte von Süß bis Herzhaft.* Hans-Nietsch-Verlag, Emmendingen 2013

Mauz, Gabriele: *Leicht & froh abnehmen in 40 Tagen. Der rohköstliche Fahrplan zu Ihrem Wohlfühlgewicht. Mit Einkaufsliste und Rezepten für jeden Tag.* Hans-Nietsch-Verlag, Emmendingen 2014

Pollan, Michael: *64 Grundregeln ESSEN. Essen Sie nichts, was ihre Großmutter nicht als Essen erkannt hätte.* Goldmann Verlag, München 2011

Pollan, Michael: *Lebens-Mittel. Eine Verteidigung gegen die industrielle Nahrung und den Diätenwahn.* Goldmann Verlag, München 2009

Pollan, Michael: *Das Omnivoren-Dilemma. Wie sich die Industrie der Lebensmittel bemächtigte und warum Essen so kompliziert wurde.* Goldmann Verlag, München 2011

Walker, Norman: *Frische Frucht- und Gemüsesäfte. Vitalstoffreiche Drinks für Fitness und Gesundheit.* Goldmann Verlag, München 1995

Wignall, Judita: *Going Raw – Wie Sie Ihre Ernährung erfolgreich auf Rohkost umstellen und damit Ihr Leben bereichern.* Hans-Nietsch-Verlag, Emmendingen 2012

Wignall, Judita: *Raw & Simple. Pfiffige Rohkostgerichte – einfach & schnell zubereitet und dabei unglaublich lecker.* Hans-Nietsch-Verlag, Emmendingen 2013

Wolfe, David: *Die Sonnen-Diät. Ein vegetarisches Programm für Vitalität und Superfitness.* Goldmann-Verlag, München 2001

Wroblewski, Doris: Basische Kost: *Gesundheit aus der Küche der Natur.* BoD, Norderstedt 2009

DVDs zum Thema „Ernährung"

Du bist, was Du isst, DVD
Food Inc., DVD
Super Size Me, DVD
Unser täglich Brot, DVD
We Feed the World, DVD

Websites

www.albert-schweitzer-stiftung.de oder *www.peta.de* – Bietet ausführliche Informationen über Massentierhaltung

www.gzl.com/sortiment – „Die Glutamat-Story", ein ausführlicher und sehr interessanter Beitrag zum Thema „Geschmacksverstärker"

www.lebensmittelwarnung.de – Offizielle Homepage des Deutschen Bundesamtes für Verbraucherschutz und Lebensmittelsicherheit mit aktuellen Warnungen über Rücknahmen oder Rückrufaktionen der Lebensmittelbranche

www.yaacool-bio.de – Deutschlands unabhängiges Verbraucher-Informations-Portal für Bio, Umweltschutz und Nachhaltigkeit mit Informationen und Tipps zur gesunden Ernährung und aktuellen Berichten über Klimaschutz, die neusten Lebensmittel-Skandale sowie unabhängige Produkt-Tests

www.zentrum-der-gesundheit.de – mit zahlreichen informativen Beiträgen zu Themen rund um die Gesundheit sowie mit einem Bericht über die wichtigsten Nahrungsergänzungsmittel

www.zusatzstoffe-online.de – Bietet eine detaillierte Beschreibung der in industriell produzierten Lebensmitteln enthaltenen Zusatzstoffe

Website der Autorin

Weitere Rezepte, Informationen, Tipps u. v. m. von Jacqueline van Lieshout finden Sie auf Facebook unter „Detox Coach - das 28 Tage Programm". Hier können Sie auch Ihre Lieblingsrezepte und Ihre Erfahrungen mit dem Detox-Programm mit anderen teilen und der Autorin Fragen stellen. Wenn Sie Jacqueline eine Mail schreiben wollen, können Sie das unter *info@detoxcoach.nl.* Außerdem finden Sie die Autorin (allerdings in niederländischer Sprache) unter:
www.detoxcoach.nl
https://twitter.com/detoxcoaching

Über die Autorin

Jacqueline van Lieshout (1974) fing schon früh an, sich mit dem Thema „Ernährung" zu beschäftigen. Während der letzten Jahre vor ihrer Hochschulreife arbeitete sie ab 1991 im Auftrag einer Castingagentur regelmäßig in Deutschland, wo sie eine der Darstellerinnen von „Frau Antje" – der Werbefigur des niederländischen Molkereiverbands – wurde. Damals konnte sie noch nicht wissen, dass sie fast zwanzig Jahre später ein Buch schreiben würde, in dem sie sich bewusst von Kuhmilchprodukten abwendet. Nach ihrem Schulabschluss ging sie für sechs Monate nach New York und entschied sich dann nach ihrer Rückkehr für ein englischsprachiges Wirtschaftsstudium, das sie im Jahr 2000 abschloss. Es folgten mehrere Anstellungen in verschiedenen Büros, doch Jacqueline van Lieshout merkte bald, dass diese Arbeit nicht ihre berufliche Erfüllung war. Ihr RSI-Syndrom (Tennisarm), unter dem sie an beiden Armen litt, bewegte sie schließlich zu einem vollständigen Umdenken. Nach einer Ausbildung zur therapeutischen Masseurin arbeitete sie in verschiedenen Wellness-Instituten, bis sie sich im Jahre 2004 mit „Stonenergy – Praxis und Lehre der Massage mit heißen und kalten Steinen" selbstständig machte. Mehrere Hundert Kursteilnehmer haben sich seitdem bei ihr ausbilden lassen. Darunter waren auch Alternativmediziner, durch die sie viel Wissenswertes über Ernährung und die Bedeutung eines gesunden Verdauungssystems erfuhr. In ihre Praxis kamen schließlich Fachleute und Dozenten aus aller Welt, darunter auch die Engländerin Jane Scrivner, die bereits mehrere Bücher über Detox geschrieben hatte. Sie inspirierte Jacqueline, sich intensiv mit dem Thema „Ernährung" zu beschäftigen. Im Laufe der Jahre entwickelte sie ihre eigene Detox-Methode. Seit dem Jahr 2007 hat Jacqueline van Lieshout als Detox-Coach eine Vielzahl von Klienten sehr erfolgreich auf ihrem individuellen Weg zu mehr Gesundheit und Lebensfreude begleitet.

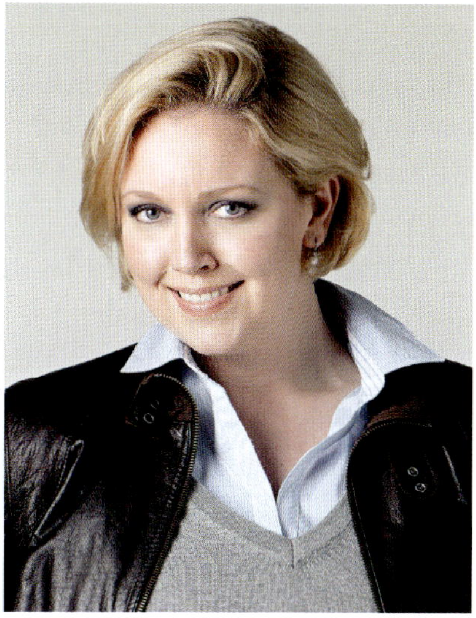

Verzeichnis der Rezepte